高等医药院校系列教材

中药制药辅料学

主　编　冯年平　张永太

科学出版社

北　京

内 容 简 介

本书对中药制药辅料的共性理论知识进行了系统介绍，详细介绍了天然来源中药制药辅料、化学合成来源的中药制药辅料、新型可生物降解中药制药辅料的来源、理化性质，以及功能化辅料在中药制药中的应用情况。

本书注重理论与应用相结合，适合作为中药学和药学等相关专业的教材及参考书，另可供药物研究专业人员和药品食品生产人员学习和参考。

图书在版编目（CIP）数据

中药制药辅料学 / 冯年平，张永太主编. —北京：科学出版社，2023.6
ISBN 978-7-03-075548-3

Ⅰ. ①中… Ⅱ. ①冯… ②张… Ⅲ. ①中草药–炮制–辅料–教材 Ⅳ. ①R283.2

中国国家版本馆 CIP 数据核字（2023）第 086209 号

责任编辑：李 杰 刘 亚 / 责任校对：刘 芳
责任印制：赵 博 / 封面设计：蓝正设计

版权所有，违者必究。未经本社许可，数字图书馆不得使用

科学出版社 出版
北京东黄城根北街 16 号
邮政编码：100717
http://www.sciencep.com

石家庄继文印刷有限公司 印刷
科学出版社发行 各地新华书店经销

*

2023 年 6 月第 一 版 开本：787×1092 1/16
2023 年 6 月第一次印刷 印张：15 1/4
字数：400 000

定价：68.00 元
（如有印装质量问题，我社负责调换）

编委会

主　编　冯年平　张永太
副主编　鲁　莹　史亚军　何　宁　郑杭生　李学涛　陈大全
编　委　（按姓氏笔画排序）

王　芳（广东药科大学）	邹俊波（陕西中医药大学）
王秀丽（北京中医药大学）	宋信莉（贵州中医药大学）
王福东（湖南中医药大学）	张永太（上海中医药大学）
仇　峰（首都医科大学）	张亚军（西北大学）
孔　亮（辽宁中医药大学）	陈大全（烟台大学　潍坊中医药
叶　勇（广西医科大学）	产业技术研究院）
史亚军（陕西中医药大学）	郑杭生（浙江中医药大学）
冯年平（上海中医药大学）	侯雪峰（皖南医学院）
刘改枝（河南中医药大学）	秦　晶（复旦大学）
严国俊（南京中医药大学）	郭　腾（上海中医药大学）
李学涛（辽宁中医药大学）	黄秋洁（广西中医药大学）
李春雷（济宁医学院）	董　岩（齐齐哈尔医学院）
杨珅珅（天津中医药大学）	喻　琳（福建中医药大学）
何　宁（安徽中医药大学）	鲁　莹（海军军医大学）
何泽慧（郑州大学）	黎　哲（上海中医药大学）

学术秘书　侯晓琳（上海中医药大学）

前 言

《中药制药辅料学》教材的编写适逢中国共产党第二十次全国代表大会胜利召开。在编写过程中，注重以党的二十大报告精神指导教材编写，助力培养造就德才兼备的高素质人才。

本教材综合介绍中药制药辅料的基础知识与应用，综合国内权威药用辅料领域专著，广泛参考英文原版文献和书籍，结合教材适用性与专业书籍特点进行编写。全书共分六章内容。第一章概述中药药用辅料，包括对中药制药辅料的历史沿革、发展现状的系统介绍；第二章阐述中药制药辅料的性质，包括传统制药辅料的组成与基础研究状况，低分子药用辅料及高分子药用辅料的结构与性质；第三章至第六章内容，分别介绍天然来源中药制药辅料、化学合成来源的中药制药辅料、新型可生物降解中药制药辅料、功能化辅料在中药制药中的应用。在每一类中药制药辅料中，分别介绍其代表性辅料的来源、组成、理化性质、应用特点和应用实例。通过理论知识结合应用实例的介绍，整合最新研究成果，体现本书的专业特色与实用价值。

本教材有如下特点：

1. 分类鲜明，便于阅读学习：从中药物料特性的分析介绍开始，承启中药传统制药辅料与新型制药辅料，系统介绍辅料的共性理论知识。详细介绍代表性中药制药辅料的来源、理化性质、相关法规规定、基础研究成果、在中药制药中的应用情况。围绕中药物料的特点，介绍辅料的相关理论与适用性，突出中药制药特色，同时突出重点，提高本教材作为中药制药领域参考书籍的专业性和实用性。

2. 深入浅出，理论联系应用实例：结合中药物料的特点，引用辅料在中药中的应用实例，综合分析辅料在中药制药中的适用性与应用特点，使读者学以致用，拓展思路与视野，提高运用教材知识解决实际问题的能力。

3. 定位明确，体现最新研究成果：全书围绕中药展开，突出中药特色。注重整理、吸纳国际最新研究成果，严格筛选应用实例，确保本书所呈现知识的新颖性，参考国内外最新权威著作，保证知识点的可靠性，同时展现本领域最新科研成果与研究开发进展。

另外，在各章前后分别设置学习要点和思考题，引导学生学习理解章节内容；在书后附有辅料中文名索引，便于查阅书中所载辅料。

本书为中药学和药学等相关专业学生的课程教材与参考书，还可作为中药学领域从业人员的参考专著。

作　者

2023 年 1 月

目 录

前言
第一章 绪论 ··· 1
  第一节 概述 ·· 1
  第二节 中药制药辅料的历史与发展 ·· 4
  第三节 制药辅料的管理法规 ·· 6
  参考文献 ·· 10
第二章 中药制药辅料的性质 ·· 11
  第一节 中药制药传统辅料 ·· 11
  第二节 低分子药用辅料 ·· 17
  第三节 高分子药用辅料 ·· 26
  参考文献 ·· 51
第三章 天然来源中药制药辅料 ·· 52
  第一节 中药制剂用传统辅料 ··· 52
  第二节 非聚合物类低分子药用辅料 ··· 69
  第三节 多糖类药用辅料 ·· 94
  第四节 蛋白类药用辅料 ··· 114
  第五节 氨基酸类药用辅料 ··· 118
  第六节 橡胶类药用辅料 ··· 124
  参考文献 ··· 127
第四章 化学合成来源的中药制药辅料 ··· 129
  第一节 非聚合物类低分子药用辅料 ·· 129
  第二节 丙烯酸类 ··· 138
  第三节 聚乙烯醇类 ··· 149
  第四节 聚维酮类 ··· 153
  第五节 环氧乙烷类 ··· 156
  第六节 其他药用高分子材料 ·· 169

参考文献 ·· 181
第五章　新型可生物降解中药制药辅料 ·· 183
　第一节　脂肪族聚酯类 ·· 183
　第二节　聚酸酐与聚 α-氰基丙烯酸酯类 ·· 188
　第三节　聚氨基酸 ·· 191
　　参考文献 ·· 197
第六章　功能化辅料在中药制药中的应用 ··· 198
　第一节　水凝胶类缓控释递药系统 ··· 198
　第二节　聚合物类纳米递药系统 ··· 211
　第三节　高分子前药 ··· 222
　　参考文献 ·· 230
辅料中文索引 ·· 233

第一章 绪 论

学习要点

※药用辅料的概念与分类;药用辅料在药物制剂中的作用。
※中药制药辅料的发展历史;制药辅料的管理法规。

中药制药辅料包括中药炮制用辅料和中药制剂用辅料两类。中药制剂用辅料属于药用辅料范畴。中药制药辅料既包括天然产物或经传统发酵工艺制作的传统辅料,也有经人工加工合成的以高分子材料为代表的各种辅料。传统辅料如蜂蜜、米糊、黄酒、米醋等应用历史悠久,主要应用于传统炮制和制剂,多具有"药辅合一"的应用特点,即既被视作处方药物组成,又兼具辅料功能,体现了古人的制药智慧;现代制剂用辅料一般要求与主药区分,辅料功能明确。

以传统辅料的应用理论和实践经验为指导,坚持"守正创新"的科研发展理念,通过分离纯化等现代技术和方法开发新辅料,是提高传统辅料质量水平的有效途径。例如,白及作为传统外用制剂的基质,通过提取纯化得到白及多糖,其中主要成分为葡甘聚糖,具有优良的增稠、悬浮、胶凝、生物黏附性和成膜等功能特性,可用于制备膜剂、凝胶贴膏、凝胶剂、生物黏附制剂和缓释制剂等现代剂型,还具有良好的促进伤口愈合、止血消炎等作用。白及多糖作为新型辅料,不仅可以替代白及的辅料功能,而且扩大了在中药制药领域的应用范围。

第一节 概 述

一、药用辅料的定义

药用辅料(pharmaceutical excipients)是除了主要药物活性成分以外一切物料的总称。在作为非活性物质时,药用辅料除了赋形、充当载体、提高稳定性外,还具有增溶、助溶、调节释放等重要功能,是可能影响制剂的质量、安全性和有效性的重要成分。

一般要求药用辅料理化性质相对稳定,不影响药效发挥,不干扰药效成分检验。优良的药用辅料不仅可以增强活性成分的稳定性,延长药品的有效期,还可以调控药物的释放行为。药用辅料可以影响药物在体内的吸收和分布,甚至改变药物的疗效,也可能导致不良反应的发生。20 世纪 60 年代发生在澳大利亚的"苯妥英钠胶囊事件"就是由于制剂辅料变更导致制剂生物药剂学性质的改变,从而发生了临床大面积中毒事件;另如异丙嗪注射液中抗氧化剂亚硫酸钠可能引起哮喘和呼吸困难等过敏反应;片剂中常用的辅料乳糖可能导致部分患者出现腹胀、腹痛、腹泻等消化系统症状;甘露醇可能引发水和电解质紊乱、寒战发热、排尿困难等不良反应;环糊精的不良反应主要为肾毒性,可引起肾小管远端空泡样病变,甚至肾小管细胞坏死,中至重度肾功能不全患者在使用伏立康唑或伊曲康唑注射液时,易引起环糊精蓄积,进一步加重肾毒性,因此在制剂安全性研究中,辅料因素也不容忽视。另外，部分药用辅料含有低水平的活性杂质，也可能与原料药或处方中的其他辅料发生反应。因此，确保制药辅料的合理应用，对于贯彻党的二十大报告中提出的"推进健康中国建设"的要求有重要意义。

随着新材料新技术的不断发展，药用辅料的种类和功能也更加多样化。例如，微晶纤维素是天然纤维素经稀酸水解至极限聚合度的可自由流动的极细微的短棒状或粉末状多孔颗粒，可用作吸附剂、助悬剂、稀释剂、崩解剂等，不仅可用于湿法制粒，也可用于干法直接压片，并且具有一定润滑和崩解作用，常用于制备传统片剂，也可用于制备缓释制剂。采用不同的制备方法生产的交联聚维酮在水中具有不同的溶胀能力，呈现软凝胶、白色粉末或多孔粒子等多种形态，可满足不同的制剂需求。新型药用辅料的开发与应用，为药物新剂型、新工艺的研究开发和药品质量的提升奠定了基础。

随着药剂学理论和应用的不断发展，新制剂、新剂型的不断涌现，药物制剂对药用辅料功能和质量的要求也在不断提高，药用辅料的研究也日益受到重视。

二、药用辅料的分类

（一）按药用辅料的用途分类

根据药用辅料的用途，可将药用辅料分为溶剂、抛射剂、增溶剂、助溶剂、乳化剂、着色剂、黏合剂、崩解剂、润滑剂、润湿剂、渗透压调节剂、稳定剂、助流剂、矫味剂、防腐剂、助悬剂、包衣材料、芳香剂、抗黏着剂、抗氧化剂、螯合剂、渗透促进剂、调节剂、缓冲剂、增塑剂、发泡剂、消泡剂、增稠剂、包合剂、保湿剂、吸收剂、稀释剂、絮凝剂、反絮凝剂、助滤剂、释放阻滞剂等几十个品类。此种分类方法较全面，可减少品种重复，有利于在设计剂型和筛选制剂处方时参考，但不能直接反映制剂和辅料的对应关系。

（二）按辅料来源分类

药用辅料按其来源可分为天然辅料、半合成辅料和全合成辅料。天然辅料如西黄蓍胶、壳聚糖、卵磷脂，半合成辅料如半合成椰油酯、半合成山苍子油酯等，全合成辅料如聚维酮、羟丙基纤维素、微晶纤维素等。

（三）按药物剂型和制剂物态分类

药用辅料可分为用于常规剂型的辅料和用于新剂型的辅料。这种分类方式便于在进行制剂研发时寻找相应辅料。

用于常规剂型的辅料按照剂型的物态可分为固体、半固体、液体、气体等剂型用辅料。固体剂型用辅料包括片剂用辅料、胶囊剂用辅料、颗粒剂用辅料、散剂用辅料、膜剂用辅料等；半固体剂型用辅料包括软膏剂用辅料、硬膏剂用辅料、栓剂用辅料、凝胶剂用辅料、内服膏滋用辅料、糊剂用辅料等；液体剂型用辅料包括合剂用辅料、酒剂用辅料、酊剂用辅料、露剂用辅料、搽剂用辅料、洗剂用辅料、涂膜剂用辅料、注射剂用辅料、滴眼剂用辅料等；气体剂型用辅料包括气雾剂用辅料、喷雾剂用辅料、烟剂用辅料等。

用于新剂型的辅料包括缓控释给药系统用辅料、速释给药系统用辅料、靶向或定位给药系统用辅料、经皮给药系统用辅料、黏膜给药系统用辅料、包合技术用辅料等。

（四）按给药途径分类

将辅料按照给药途径如口服给药、黏膜给药、经皮或局部给药、注射给药、经鼻或吸入给药、眼部给药等进行分类。相同的药用辅料可用于多种给药途径。

（五）按剂型分散系统分类

按剂型分散特性，可将药用辅料分为溶液型（芳香水剂、溶液剂、糖浆剂、甘油剂、醑剂、注射剂等）、胶体溶液型（胶浆剂、火棉胶剂、涂膜剂等）、乳剂型（口服乳剂、静脉注射乳剂、部分搽剂等）、混悬型（部分合剂与洗剂、混悬剂等）、气体分散型（气雾剂等）、微粒分散型（微球、微囊、纳米粒等）、固体分散型（片剂、散剂、颗粒剂、胶囊剂、丸剂等）等类型制剂的辅料。该分类方法便于阐释辅料对各类制剂的作用，但不能体现采用不同给药途径的制剂对辅料的要求。

三、药用辅料在药物制剂中的作用

药用辅料是药物制剂的基础材料和重要组成部分。开发疗效高，不良反应少，便于服用、携带，储藏方便，质量稳定的药物制剂，很大程度依赖于药用辅料。药用辅料质量的优劣，所选用辅料配方的科学性和合理性等，直接影响着制剂的安全性、有效性和稳定性。

（一）为制剂加工提供条件

应用不同的辅料，可以将药物制成不同剂型。辅料可直接或间接决定药物的剂型，如加入乳化剂可将药物制成乳剂；同时，药用辅料可作为药物的载体或基质，如外用膏剂中的凡士林、羊毛脂等混合后作为药物基质，纳米粒、脂质体中的脂质在处方中作为药物载体等。

（二）增加药物的稳定性

在制剂中加入抗氧化剂、络合剂、pH 调节剂、防腐剂、空气置换剂等不同作用的辅料，或者选用特定的辅料把药物制成前体药物制剂、包合物、固体分散体、微粒、纳米粒、脂质体等新制剂，能增强药物对光、热、氧的稳定性，延长制剂的有效期。喜树碱是从喜树的树皮中分离的天然化合物，能特异性地抑制 DNA 拓扑异构酶 I 的酶活性，从而抑制肿瘤生长，临床上常用于治疗卵巢癌、宫颈癌和小细胞肺癌，但喜树碱在体内不稳定，通过将喜树碱包封于聚乙二醇化的聚电解质纳米载体中，显著提高了其在体内的稳定性。

（三）降低药物不良反应

药用辅料可改善药物疗效，降低不良反应。将抗癌药物多柔比星以适宜的药用辅料制成磁性微球或脂质体，在获得靶向释放的同时，可显著降低毒性，提高疗效。对于一些剂量小的毒性药物，如马钱子、地高辛等，为减少剂量误差，提高用药安全性，常加入淀粉、蔗糖等稀释剂，将其制成倍散使用。

（四）提高患者依从性

对于一些有不良气味或易挥发、刺激性强的药物，通过加入矫味剂或选用适宜的药用辅料制成微囊、包合物、包衣制剂等，可有效掩盖药物的不良气味，减少挥发，降低刺激性，从而增加患者的依从性。例如，将鱼腥草挥发油以羟丙基-β 环糊精包合，可掩盖药物的不良气味并减少药物的损失。

（五）改变药物的给药途径，改善药物成药性

同一种药物，采用不同的辅料制成不同的药物制剂或剂型，可以改变药物的给药途径或作用方式及治疗效果。例如，将三七总皂苷制成脂质体后，经口服给药，其生物利用度有明显提高。对于某些水难溶性的药物，可选用适宜的辅料，将其制成盐、复盐、酯、络合物等前体药物制剂或固体分散体，以提高溶解度。例如，青蒿素的衍生物蒿甲醚是多种抗药性疟疾的特效药，由于其高亲脂性导致其水溶性较差，口服吸收差，利用甘油单硬脂酸酯和表面活性剂制备的包载蒿甲醚的固体脂质纳米粒，改善了药物的溶解性，提升了成药性。水飞蓟宾兼有疏水性和疏油性，口服经肝肠循环后只剩 20%～50%，将其制备成前体脂质体，绝对生物利用度提高约 3 倍，药物在体内平均滞留时间（MRT）延长约 2 倍，峰浓度（C_{max}）提高约 5 倍。

综上所述，通过药用辅料的合理、科学应用，可改变药物作用的方式、范围、强度及给药途径，降低药物的不良反应，实现药物定时、定位、定速地释放，发挥更为理想的疗效；还可以增强药物的稳定性，延长制剂稳定期，便于储存、使用等。

第二节　中药制药辅料的历史与发展

一、中药制药辅料的历史沿革

中药制药辅料包括炮制用辅料和制剂用辅料。其中，炮制用辅料主要沿用传统种类辅料，而制剂用辅料则随着制剂水平的提高而呈现快速发展态势。

（一）中药炮制用辅料

中药炮制辅料的应用，最早可追溯至春秋战国时期，始见于 1973 年在湖南长沙马王堆三号汉墓出土的《五十二病方》，书中记述的炮、炙、酒渍等炮制方法中就已出现炮制用辅料的记载。

雷敩著《雷公炮炙论》是历史上第一部炮制学专著，不仅记载了炮制的方法，还有酒、醋、盐、姜、蜜、米泔水、胆汁、动物油脂、灶心土、童便、米等辅料的应用，如"取商牢（陆）渍醯（醋）中"等。

金元时期的《汤液本草》中有"黄芩、黄连、黄檗、知母，病在头面及手梢皮肤者，须用酒炒之，借酒力以上腾也。咽之下、脐之上，须酒洗之，再下生用。大凡生升熟降，大黄须煨，恐寒则损胃气"的记载。明代缪希雍撰《炮炙大法》收载液体辅料 84 种、固体辅料 79 种，提及同种药物采用不同的辅料炮制则会产生不同的疗效，如黄连"赤痢用湿槐花拌炒……治上焦火，用酒炒；治中焦火，用姜汁炒；治下焦火，用盐水炒或朴硝炒"，可见当时医家已对辅料的应用有了较深的认识，已经发现了辅料对药物药效及功用的影响。

清代张叡编著的《修事指南》专论炮制，并总结常用辅料，其记载"有酥油炙者，麻油浸者，猪油浸者，有酒浸者，酒洗者，酒炒者，有蜜水润者，蜜炙者，蜜炒者，蜜蒸者，白糖拌炒者"等，较详细地记述了辅料的作用和用法。

在当代，科技工作者在整理和发掘传统中医药文化的同时，利用现代技术手段和方法对中药的炮制理论进行了深入研究，辅料在中药炮制中的特殊作用有的已被逐步证实，相信随着相关学科的发展，辅料在中药炮制中的应用将会更加科学规范。

（二）中药制剂用辅料

辅料的应用贯穿于整个中药制剂的历史。远在夏禹时期，就用酒浸渍中药材以制作药酒。用水煎煮中药制备汤剂最早见于商代，《史记·殷本纪》中有"伊开以滋味说汤"。在商代，动物胶、蜂蜜、淀粉、酒、醋、植物油（芝麻油）、动物油（羊脂、豚脂等）等辅料已被应用于中药制剂。马王堆汉墓出土的医方书《五十二病方》中不仅记载了膏、丹、丸、散、曲、油、药浆、胶等剂型，还记载了醋、酒和油脂等辅料的应用。

东汉末年，张仲景编著的《伤寒杂病论》和《金匮要略》中记载有汤剂、丸剂、散剂、洗剂、栓剂、熏剂等不同剂型，其中汤剂的溶媒有各类不同的水及酒、醋、蜜等特殊溶媒，并首次记载用动物胶汁、炼蜜及淀粉糊作为丸剂赋形剂，淀粉和胶汁可被认为是最早的天然高分子材料。

东汉时期的《神农本草经》是我国现存最早的本草专著，序录中记载："药性有宜丸者，宜散者，宜水煮者，宜酒渍者，宜膏煎者，亦有一物兼主者，亦有不可入汤、酒者，并随药性，不得违越。"体现了古代对有关辅料的选用已有一定针对性。

晋代葛洪编著的《肘后备急方》中记载了丰富的剂型，除汤剂外，还有丸、膏、散、酒、栓、洗、搽、含漱、滴耳、眼膏、灌肠、熨、熏、香囊及药枕等 10 多种。其中丸剂是记载使用品种最多的剂型，按其赋形剂分为蜜丸、鸡子白丸、苦酒丸、面糊丸、药汁丸等，其中以蜜丸最多，共 67 种，占本书所载丸剂总数的 53%，提示晋梁时期蜂蜜作为辅料使用已非常普遍。

唐代孙思邈在《备急千金要方》和《千金翼方》中记载了 20 多种剂型，以汤、丸、散为主要剂型，使用辅料达到 38 种，仅酒剂就有渍酒、煮酒、直接酿酒、复合酿酒等 4 种制法。《备急千金要方》中还设有制药总论专章，阐述了药物制剂理论、工艺和质量等，促进了中药制剂的发展。

宋代，由太医院颁布了我国历史上第一部制剂规范《太平惠民和剂局方》，系统地叙述了"处方""合药""服药食禁""服饵""药石炮制"等制剂规范，其中记载的辅料多达 90 多种。

金元时期，李杲（李东垣）在《汤液本草》中指出："大抵汤者，荡也，去大病用之；散者，散也，去急病用之；丸者，缓也，不能速去之，其用药之舒缓而治之意也。"他指出不同剂型对治疗效果的影响不同；"水丸取其易化，蜜丸取其缓化，糊丸取其迟化，蜡丸取其难化"，说明了不同辅料对药物释放和疗效发挥快慢的影响。

明代李时珍的《本草纲目》集我国 16 世纪之前药学之大成，载药 1892 种，收载剂型近 40 种，并设有专章论述制剂及辅料。例如，黄连项下总结了酒制、姜制、盐水制等制法，此外书中还记载了百余种丸剂辅料，按照辅料属性的不同，可分为植物类、动物类及水等，其中以植物类药物为辅料的丸剂包括药汁丸、蒜丸、枣丸、面丸、糊丸、饭丸、粥丸、蒸饼丸等，动物类辅料的丸剂包括蜜丸、蜡丸、胆汁丸、乳汁丸等，说明了不同丸剂辅料的应用，使丸剂产生不同的作用特点，影响了药物释放和疗效发挥的快慢。

清代在唐代蜡壳丸的基础上，进一步发展出了以蜡封作为丸剂的包装形式，并详细记述了蜡壳丸的制剂技术和服用方法。《外科证治全生集》中记载："阴干以黄蜡包裹珍藏，临用破蜡壳取丸，陈酒化服。"基于蜂蜡不溶于水及酸性胃液的特性，更是以川蜡为包衣材料，使制剂发挥缓释或肠溶作用。

二、中药制药辅料的发展

自鸦片战争到 20 世纪 40 年代，我国药剂学及制药辅料的发展几乎停滞。直至中华人民共和国成立以后，国家大力发展医药卫生事业，20 世纪 50 年代以来，药剂制备技术和生产水平有了较大提高，但由于早期存在的"重原料药、轻辅料"观念，相对于制药行业整体的高速发展，我国药用辅料行业的发展明显滞后，但自从"毒胶囊"等药用辅料质量安全事件发生后，对药用辅料的重视程度显著提高。常用药用辅料如明胶、淀粉、糖粉、糊精、硬脂酸镁等的质量逐步提高，聚丙烯酸树脂类高分子材料、羧甲基淀粉钠、聚乙二醇（PEG）类、β-环糊精等新型包衣控释用辅料不断面世。

2020年版《中华人民共和国药典》（简称《中国药典》）重点增加制剂生产常用药用辅料标准的收载，完善药用辅料自身安全性和功能性指标，逐步健全药用辅料国家标准体系，促进药用辅料质量提升，进一步保证制剂质量。

药用辅料的更新换代越来越引起重视，推动药用辅料产品不断向专、精、新方向发展。获得新辅料的方法除了合成新辅料或在现有辅料的基础上开发新规格，还可通过对现有辅料进行预混合或共处理获得。其中预混合辅料是将多种单一辅料按照一定的配方比例，以一定的生产工艺预先混合均匀，在制剂中作为一个辅料整体使用，发挥其独特的作用。而共处理辅料是通过共沉淀、共结晶和共干燥等特殊物理混合法，将两种或多种辅料在颗粒水平上相结合，进而提升辅料的功能性。用这些方法处理得到的辅料，既可以实现不同辅料之间的优势互补，还可以降低辅料用量，有助于满足国内医药市场不断增长的需求。

仿制药质量和疗效一致性评价的开展也有助于带动辅料的发展，对全面提升辅料质量有重要意义。仿制药质量和疗效一致性评价是指对已经批准上市的仿制药，按与原研药品质量和疗效一致的原则，分期分批进行质量一致性评价，而其中关键是性能优良的药用辅料的使用，其可以将药物选择性运送至特定组织部位，有目的地控制药物释放速度，优化生物利用度等，这些都对辅料的功能提出了更多、更高的标准。

国家对药用辅料行业的重视程度也在逐步提高，我国药品监督管理部门、相关行业组织也采取了一系列措施来促进药用辅料行业的快速健康发展。2016年3月，国务院办公厅下发了《关于促进医药产业健康发展的指导意见》，提出辅料包材等很多领域质量标准和质量水平亟待提高，产品质量升级任务紧迫，明确了药用辅料在药品发展领域的关键基础性作用。2016年8月，国家食品药品监督管理总局发布《关于药包材药用辅料与药品关联审评审批有关事项的公告》，合理界定药用辅料的行政审批范围，药用包装材料、药用辅料由单独审批改为在审批药品注册申请时一并审评审批。2021年12月，国家药品监督管理局网站发布了《"十四五"国家药品安全及促进高质量发展规划》，明确提出了"药用辅料和药包材标准紧跟国际标准""在中药、化学药品、生物制品、辅料包材等领域布局开展药品监管科学重点实验室建设"等规划要求。

近年来，我国制药辅料发展很快，辅料品种越来越多，但与发达国家相比还有较大的差距。例如，由于行业门槛低，有相当大比例的辅料生产企业由食品添加剂企业或化工企业转型而来，专门从事药用辅料生产的企业较少；与国外相关企业相比，产品质量和应用规范差异较大，且不同厂家生产的药用辅料质量差异大。另外，药用辅料质量标准体系不够完善。与欧美发达国家相比，我国现有辅料品种仍然较少，规格型号不齐，尚不能充分满足新剂型、新制剂的研发生产及提高药物品质和标准的需求。

第三节 制药辅料的管理法规

一、制药辅料管理法规研究的意义

药用辅料对药品的安全性、质量控制发挥着至关重要的作用，促使我国政府相关部门及社会加大了对药用辅料行业的关注和监管力度，形成加强药用辅料相关法律法规建设，尽快完善药用辅料标准体系的共识，响应党的二十大报告中提出的"坚持全面依法治国，推进法治中国建设"的要求。

针对我国目前药用辅料生产、经营、使用的现状，需对药用辅料生产、应用与发展高度重视，采取积极的措施，不断推动新型辅料研发，提高辅料产品质量，规范药用辅料市场秩序，依法对生产、经营、使用部门实施监督管理。只有强化对药用辅料的规范、科学、现代化管理，才能确保药品质量。

二、药用辅料及标准的研究现状

目前使用的药用辅料来源广泛，涉及动物、植物、矿物、合成、半合成和生物技术等领域；此外，辅料生产商同时为多个行业（如食品、化妆品、个人护理、工业、制药等行业）服务，完全以药用辅料为主营业务的大型辅料生产商较少。以上原因为制药辅料的监管带来一定的困难。

与需求巨大的原料药不同，由于药用辅料需求量少，但品类繁多，生产商通常不会专门为医药产品生产辅料。另外，专门为制药公司开发和生产的辅料通常细分为特殊级别或不同的等级，对制定辅料标准造成困难。由于同级别产品有多个供应商，也会造成产品性能方面的差异。在产品开发中，辅料的应用存在多样性，药典中收载的辅料性能检测方法也存在一定的局限性，导致辅料标准往往无法准确反映终端用户的需求。

目前，各国仍主要按相关标准对辅料进行管理。虽然药典中收集了各种测试方法和指标，但许多辅料性能方面的评价指标并不能完全满足制剂的需求，辅料标准的建立有时会比原料药标准的建立更为复杂。同一辅料可用于不同的制剂，往往由于用量相对较小，导致辅料标准的建立和运行成本较高。传统的辅料标准主要关注化学性质，而较少考虑与其功能性密切相关的物理化学性质，致使有些达到药典标准要求的辅料，不具备制剂生产用户所要求的功能性或"关键材料属性"。

三、《中国药典》中辅料收载情况

自1953年第一版颁布实施以来，《中国药典》历经近70载，已逐步确立了其国家药品标准的核心地位。药用辅料是药品的重要组成部分，近年来随着仿制药一致性评价工作的深入推进，药品生产企业和监管部门越发意识到药用辅料的标准体系、质控体系和评价体系的重要性。药用辅料标准是《中国药典》的重要组成部分，《中国药典》从1977年版开始收载药用辅料，该版药典仅收载石蜡、凡士林、白陶土、乳糖、淀粉、糊精等为数不多的品种。早期与药品标准合并收载于《中国药典》二部；自2005年版，改为在二部中单独列出，称为"正文品种 第二部分"，该版药典共收载73个药用辅料标准；2010年版新增62个药用辅料标准，总数扩增到132个；自2015年版，药用辅料标准与通用技术要求合并单独形成了《中国药典》四部，新增138个药用辅料标准，总数扩增到270个。2020年版《中国药典》四部收载药用辅料335种，其中新增65种、修订212种，更改了15种药用辅料名称。随着我国药用辅料研究和应用水平的不断进步，《中国药典》中收载的药用辅料品种持续增加，有效促进和保障了我国药物制剂的研究、开发和应用。

四、我国药用辅料其他法规

我国药品生产企业所用辅料标准繁多，除了药典标准、局颁标准及地方药品监督管理部门颁布的标准外,国家标准(GB 标准)、中国轻工业联合会的强制性标准(QB 标准)、行业标准、企业标准等广泛应用于制剂生产。但是,除了《中国药典》外,专门针对药用辅料生产、经营管理制定的法律法规较少。

2005 年 7 月,国家食品药品监督管理局颁布《药用辅料管理办法(试行)》,其中第三条规定:"生产、进口和使用的药用辅料,必须符合国家药用辅料标准。"2006 年 3 月 23 日颁布实施《药用辅料生产质量管理规范》,成为我国第一次由国家行政监管部门颁布的药用辅料生产质量管理规范。《药用辅料生产质量管理规范》规定了药用辅料生产企业实施药品生产质量管理规范(good manufacturing practice,GMP)的基本范围和要点。

2019 年 12 月 1 日生效的《中华人民共和国药品管理法》第二十五条规定:"国务院药品监督管理部门在审批药品时,对化学原料药一并审评审批,对相关辅料、直接接触药品的包装材料和容器一并审评,对药品的质量标准、生产工艺、标签和说明书一并核准。"另在第四十五条规定:"生产药品所需的原料、辅料,应当符合药用要求、药品生产质量管理规范的有关要求。生产药品,应当按照规定对供应原料、辅料等的供应商进行审核,保证购进、使用的原料、辅料等符合前款规定要求。"在第九十八条规定"擅自添加防腐剂、辅料的药品"为劣药。2019 年 4 月,国家药典委员会公示了《动物来源药用辅料生产和质量控制指导原则》草案,并在 2020 年版《中国药典》中新增"动物来源药用辅料指导原则""预混与共处理药用辅料质量控制指导原则"等药用辅料的通用技术要求。以上法律法规的制定与实施,标志着我国对辅料研究、生产、应用和监管达到了更高的水平。

五、国外药用辅料相关法规

(一)《美国药典》

《美国药典》(USP)作为美国法定的药用原辅料及药品的国家标准,每年制定和颁发 200 多种药品、原料及辅料的官方标准。除美国之外,USP 标准在世界上其他 130 多个国家均得到承认和使用。美国药典委员会已在上海张江设立了分支机构,为中国原料药企业提供认证。

以美国为代表的药用辅料管理模式,在全球医药行业中都具有指导和借鉴作用,特别是在 GMP 认证方面,美国大部分辅料由专业厂商按辅料要求生产,但美国食品药品监督管理局(FDA)并不强制要求 GMP 认证,FDA 监管的重点是辅料的用途、来源、供应链的长度及辅料是否参与药物释放过程等。辅料由具有 GMP 认证资格的专业生产企业生产,严格限制了制药行业以外的企业生产药用辅料,规范了药用辅料的生产、供应市场行为,既杜绝了药用辅料市场的无序竞争,又保证了药用辅料的品种、数量、质量和药品生产企业生产的需求。

(二)国际药用辅料协会标准

1995 年,国际药用辅料协会(International Pharmaceutical Excipients Council,IPEC)发布了《散装药用辅料的良好制造规范指南》(*Good Manufacturing Practices Guide for Bulk Pharmaceutical Excipients*),后经多次修订,形成了可被全球多数国家接受的原则,一般认为该指导原则可以保证辅料生产的安全并符合大部分国家药典的规定。IPEC 组织还将它的有关 GMP 生产辅料的指导原则报告世界卫生组织,建议发展中国家参照执行。

IPEC 大批量生产辅料的 GMP 指导原则虽然为国际上大多数的国家所接受,但是也有一些国家的辅料的质量研究机构提出更高的要求。例如，英国质量保证研究所（Institute of Quality Assurance）的药物质量委员会（Pharmaceutical Quality Group, PQG）提出了药用辅料应用的标准 PS 9000：2002，认为辅料的生产应有不同的质量标准，根据用药途径分三个水平，即最高级别（注射用）、中等级别和基本级别，一般认为 IPEC 大批量生产辅料的 GMP 标准相当于中等级别，这些标准执行起来涉及技术、投资和人员的素质，问题复杂，不易为辅料厂所接受。2006 年 IPEC 和 PQG 联合重新修改了药用辅料和药品包装 GMP 的指导原则。

（三）人用药品注册技术规范国际协调会标准

由于各国对药用高分子材料的检测标准不一致，经常会造成药用辅料在国际市场上的供货混乱。由美国、欧盟及日本的药品生产企业和政府监管部门共同组建了人用药品注册技术规范国际协调会（International Conference on Harmonization of Technical Requirement for Registration of Pharmaceuticals for Human Use, ICH），该协会主要开展对药品及药用辅料标准的协调工作。辅料标准的国际协调与药品标准一样，是一个很复杂的问题，因为标准不仅要具有科学性、技术性，而且要具有法律的约束力，因此，各国药典在方法、工艺及政策等方面的差异使得国际协调工作极为困难。同时，多数药用高分子辅料都不是单一的化学实体，往往是含有多种化学结构相似的化合物的混合物，来源既有天然的也有人工合成的，生产工艺也不尽相同，应用领域涵盖食品、化工、化妆品及农业等，因此，ICH 开展药用辅料标准的统一协调工作有利于全球范围药用辅料的研究和应用。

自 20 世纪 90 年代以来，ICH 已经协调了部分高分子辅料的标准依据，如以 USP 为蓝本的微晶纤维素、玉米淀粉、羧甲基纤维素钙、羧甲基纤维素钠、粉状纤维素、醋酸纤维素、醋酸纤维素酞酸单酯、羟丙基纤维素、低取代羟丙基纤维素；以欧洲药典为蓝本的乙基纤维素和羟乙基纤维素；以日本药典为蓝本的聚维酮、羟丙甲纤维素、甲基纤维素等。该组织发布的药用辅料手册标准实验法（HPE laboratory methods）包括有粉末压制特性，密度、松密度及摇实密度，流动性，平衡水分，颗粒脆碎度，粒度，扫描电镜，溶解度，吸水及脱水图像，吸附等温线，比表面积等粉体学及物理化学性能测定法，在欧美国家的辅料和制剂工业中被普遍采用。

六、《药用辅料注册申报资料要求》

为规范药用辅料注册申报，国家食品药品监督管理局注册司于 2005 年 6 月 21 日结合规定颁布了《药用辅料注册申报资料要求》。《药用辅料注册申报资料要求》包括六章内容，对新的药用辅料、进口药用辅料、已有国家标准的药用辅料、已有国家标准的药用空心胶囊、胶囊用明胶和药用明胶、药用辅料补充申请和药用辅料再注册申报资料要求作出了相关规定。

七、有关药用辅料的参考资料

Bugay 及 Findlay 编写的《药用辅料》，以精美的红外光谱、拉曼光谱及磁共振谱表征了微晶纤维素、淀粉、乙基纤维素、羟丙甲纤维素、甲基纤维素、PEG、预胶化淀粉等高分子辅料的特性。通过美国 Nicolet 公司的网站可以查到光谱图书馆（Spectral Laboratory Library）资料。美国药学会和英国药学会编写的《简明药物手册》中，收载了近年来有关药用高分子辅料的光谱图、物理化学性质、药物动力学参数及分析方法，极具参考价值。

药用高分子辅料应用于人体的安全评价及监管机构的许可是该辅料应用的前提。英国药学会与美国药学会合编的《药用辅料手册》,对每一品种均收载批准国家或地区有关安全性和许可应用的范围,其中对诸如毒性范围及动物源性辅料、色素的应用现状和限制等作出了明确的表述,并提供了充分依据。在药用辅料的研究开发及应用中严格遵循有关工作规范,参考国际通用的标准和权威资料,有助于使试验数据得到国际承认。

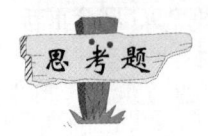

思考题

1. 阐述药用辅料在药物制剂中的作用。
2. 分析《中国药典》对于药用辅料的收载变化情况。
3. 简述中药制药辅料在中医药事业中的地位与作用。

参 考 文 献

蔡仲曦,干荣富. 2017. 药物一致性评价实施与药用辅料关联审评的探讨[J]. 上海医药,38(5):3-6.

陈蕾,宋宗华,胡淑君,等. 2020. 2020年版《中国药典》药用辅料标准体系及主要特点概述[J]. 中国药学杂志,55(14):1177-1183.

冯巧巧,谢纪珍,孙利民,等. 2018. 药用辅料行业发展现状分析与思考[J]. 中国药事,32(1):54-58.

高彩芳,夏加璇,朱颖,等. 2018. 纳米技术在改善中药有效成分成药性中的应用[J]. 中草药,49(12):2754-2762.

龚翔. 2006. 借鉴国际标准,参照企业实际——解读《药用辅料生产质量管理规范》[J]. 中国食品药品监管,(8):6-7.

何仲贵. 2018. 药用辅料在仿制药质量和疗效一致性评价中的作用[J]. 中国食品药品监管,(9):44-46.

王世宇,傅超美. 2008. 药用辅料学[M]. 北京:中国中医药出版社.

熊优,王雅琪,胡彦君,等. 2016. 论"药辅合一"的传统与现代应用研究[J]. 世界科学技术-中医药现代化,18(10):1765-1770.

杨明,宋民宪. 2014. 中药辅料全书[M]. 北京:人民卫生出版社.

张壮丽,王亚飞,荣晓哲,等. 2017. 鱼腥草挥发油羟丙基-β环糊精包合物的制备[J]. 中成药,39(5):926-933.

朱瑞娜,张象麟. 2017. 我国药用辅料产业发展的影响因素评价指标体系研究[J]. 中国新药杂志,26(7):726-732.

Bzowska M, Karabasz A, Szczepanowicz K. 2018. Encapsulation of camptothecin into pegylated polyelectrolyte nanocarriers[J]. Colloids Surf A-Physicochem Eng Asp, 557: 36-42.

Dwivedi A K, Dwivedi P, Khatik R, et al. 2014. Pharmacokinetics study of arteether loaded solid lipid nanoparticles: An improved oral bioavailability in rats[J]. Int J Pharm, 466(1-2): 321-327.

Kozarewicza P, Loftsson T. 2018. Novel excipients-Regulatory challenges and perspectives-The EU insight[J]. Int J Pharm, 546(1-2): 176-179.

Zhang K, Pellett J D, Narang A S, et al. 2018. Reactive impurities in large and small molecule pharmaceutical excipients-A review[J]. TrAC-Trend Anal Chem, 101: 34-42.

第二章 中药制药辅料的性质

学习要点

※ 低分子药用辅料的性质；高分子药用辅料的性质。
※ 中药制药传统辅料的性质。
※ 中药制药传统辅料的种类和应用。

中药是中医治疗疾病的重要载体，多数来源于天然植物、动物和矿物，具有性状、成分、性能和功效的多样化特征，需要采取制药工艺和使用特定辅料，使之适应临床的需求。不同制药阶段所选用的辅料发挥的效用各不相同，均具有鲜明而独特的性质。

第一节 中药制药传统辅料

中药制药传统辅料有着悠久的应用历史，历代中医药学家在中医药理论指导下，结合药物的性质，在临床实践中不断丰富和发展，形成了品种繁多、用途广泛、独具特色的辅料体系及其应用方法。按照辅料在中药制药过程中的用途，中药制药传统辅料可分为中药炮制用传统辅料和中药制剂用传统辅料。

一、中药制药传统辅料的特点

（一）天然来源，具有药食兼用特点

中药制药传统辅料大多数来自天然产物，其中许多来源于日常生活中常用的食品、调味品、饮品、药食两用品种等。这类辅料生物安全性较高，日常生活中普遍使用，容易获取。例如，糯米、面粉、麦麸、豆腐、动植物油脂、米泔水、动物骨髓等日常食品，米醋、酒、盐、蔗糖、生姜汁等常用调味品或饮品，蜂蜜、枣泥、甘草、山药等药食两用品种，均作为辅料广泛应用，具有"药食兼用"的特点。对于这些源自天然的辅料的挖掘、应用和发展，体现了党的二十大报告中提出的"经济社会发展绿色化、低碳化"的理念。

（二）应用表现为"药辅合一"的形式

除了上述"药食兼用"品种，部分用来治疗疾病的中药也作为制药辅料使用。与现代医药学对辅料的认识不同，中药制药传统辅料多具有药理活性，有着显著的"药辅合一"功能特征。这些中药的性能功效及形、色、气、味等理化特征，既以药物角色发挥增强疗效、引药归经、调和药性、减轻不良反应等作用，又以辅料角色发挥赋形、助溶、助悬、促渗透、矫味等功能。例如，质地呈

粉性、富含淀粉的白芷或川贝母直接打粉投料，兼具崩解剂、吸收剂作用；以阿胶、鹿角胶增强煎膏剂的黏性；以黄连、胆汁炮制改变吴茱萸、天南星的辛热燥烈药性；以蛤粉炒烫使阿胶的质地变得酥脆且滞腻之性降低。这种本身为常用中药且又作为辅料使用的现象在中药传统制药中极为普遍，充分体现了传统辅料的来源具有"药辅兼用"特点。

中药制药传统辅料的"药辅合一"应用形式，是由中医药理论、中药来源多样性、物料性质复杂性及制剂工艺特殊性决定的。因此，"药辅合一"的运用要遵循中医药理论，结合传统中药制药经验，分析方剂与辅料的配伍关系，合理选择辅料品种。例如，蜂蜜既是蜜丸剂塑形的黏合剂，又是补中益气、润肺止咳方药的协同药味，在乌鸡白凤丸、二母宁嗽丸中可增强原方的补虚、润肺之功，而对于治疗暑湿感冒、呕吐泄泻的藿香正气丸，蜂蜜不利于散表邪、祛湿浊，则不适宜选用。

二、中药制药传统辅料的作用

（一）改变中药的药性或功效

中药原料（中药材）多数为来源于自然界的植物、动物和矿物，这些中药的性味功效的改进需要通过相应的炮制技术和辅料处理来实现，以适应防治疾病的需要或发挥增效减毒作用，保障用药的安全有效。

（二）改善中药的物理性质

中药原料的物理性质多样，包括不同的物理形态和物理属性等，需要选用适宜的辅料加以改善，以便于制剂成形和药效的充分发挥。例如，固体饮片的提取和溶解，液体饮片和鲜药榨汁液的固体化；改变原料的黏性、引湿性及流动性等物理属性；使质地坚硬的药材变得疏松酥脆等。

（三）提高临床应用依从性和制剂稳定性

中药含有挥发油、多糖、生物碱、黄酮等多种化学成分，大多具有苦涩腥膻等患者不易接受的气味，难以口服或服后令人出现恶心呕吐、心烦等反应，因此常会加入辅料以改善中药的气味和口感，使患者更加易于接受。此外，为了避免制剂储存过程中微生物的污染和繁殖，可选择性地加入适量辅料增强制剂的稳定性。

（四）满足不同剂型制备要求

疾病有虚实、寒热、表里、缓急、轻重、上下之分，不同的病种、病情和病位用药时要求使用不同剂型，如丸、散、膏、丹、酒、露、汤，以及腔道用栓剂、条剂、线剂、钉剂等。在中药制剂生产过程中加入适宜辅料，赋予药物一定的形状和释药特性，以获取临床治疗的最佳效果。

三、中药制药传统辅料的种类和应用

（一）中药炮制用传统辅料

中药炮制用辅料是指中药炮制生产过程中具有辅助作用的附加物料，是中药传统制药的重要组成部分。中药炮制用辅料的种类繁多，按照其自然形态不同可分为液体（含半固体）辅料与固体辅料，液体辅料主要有黄酒、米醋、盐水、蜂蜜、生姜汁、甘草汁、黑豆汁、胆汁（牛、猪、羊胆汁）、食用油脂（菜油、麻油、羊脂油）、米泔水等，固体辅料主要有麦麸、土（灶心土、黄土、赤石脂）、砂、蛤粉、滑石粉、白矾、大米、面粉、豆腐、萝卜等。这些辅料适用于不同的炮制工艺，对主药产生多种多样的影响，可发挥增效减毒、影响主药的理化性质等作用，对中药饮片的有效性、安全性、稳定性、可控性和患者依从性发挥重要作用。

1. 炒（烫）制辅料

常用土、麸皮、稻米、蛤粉、滑石粉、河砂等固体辅料。这些辅料不仅起到导热介质的作用，而且多数在饮片生产过程中与药物发生相互作用。例如，麦麸既用作导热介质，又能和中益胃，麦麸炒白术能减轻白术的苦燥之性、增强健脾和胃作用；砂作为中间传热体，能使药物受热面积增大、受热均匀，砂烫骨碎补既可除去药体表面的毛，又能使形体膨胀而质地变酥脆，便于粉碎或易于煎出有效成分。

2. 炙、煮或蒸法用辅料

常用黄酒、米醋、盐水、蜂蜜、生姜汁、甘草汁、黑豆汁、白矾等辅料。这些辅料可渗入药物内部，改变药物的性能，增强疗效或降低不良反应。例如，酒味辛性热，有通血脉、散寒邪、行药势、矫臭矫味等作用，酒炙大黄能减缓大黄苦寒之性和泻下作用，增强其活血化瘀的效果，酒炙蕲蛇、乌梢蛇则能祛除腥气。醋能引药入肝，增强活血化瘀、止痛作用，醋炙延胡索能显著提高延胡索的散瘀止痛功效。盐性寒，能引药入肾，盐炙泽泻能增强泽泻的利水渗湿和泻相火功效。生姜和白矾为辅料与半夏共煮，可减轻半夏毒性，增强燥湿化痰、降逆止呕之功。

3. 煅淬用辅料

常用水、酒、醋、药汁等液体辅料。利用液体辅料使质地坚硬的矿物类药物变酥脆。例如，醋淬磁石，在煅淬过程中醋与磁石（四氧化三铁）发生化学反应生成乙酸亚铁，乙酸亚铁比四氧化三铁的水溶性好。

4. 煨制辅料

常用面粉、麸皮、滑石粉等辅料。例如，麸皮煨制肉豆蔻，麸皮能减少饮片中脂肪油的含量，以避免肉豆蔻"滑肠之弊"。

（二）中药制剂用传统辅料

中药制剂用传统辅料包括各种赋形剂和附加剂。辅料在药剂制备中有的只起单一作用，有的起到双重甚至多重作用，有的则以其独特的药理活性发挥"药辅合一"功能。

1. 溶剂

水、酒和植物油是中药传统制剂的常用溶剂。水价廉易得，极性大、溶解范围广，是中药传统制剂最常用的溶剂。以水为溶剂浸出饮片中有效成分而制得汤剂、熏洗剂、糖浆剂、煎膏剂等液体制剂，可以内服和外用。酒对中药多种成分有良好的溶解作用，又因酒能通血脉、行药势、散寒邪等，故用于祛风活血、散寒止痛的方剂中，以增强药力，以酒为溶剂浸出药材中的有效成分而制得药酒、搽剂等含醇制剂，可以内服和外用。植物油常温下为液体，通过冷浸或加热浸提药材中脂溶性成分，又可作为传统外用膏剂的成形基质。

2. 润湿剂

润湿剂用于中药固体制剂，使中药粉末或固态提取物润湿而便于成形，常用水、酒和稀药汁（药材提取物）等。水本身无黏性，但能润湿、溶解药粉中的胶质、糖、黏液质、淀粉等，诱发物料产生黏性，如中药水丸、浓缩丸的制备中常用水作为润湿剂。酒的种类包括黄酒和白酒，润湿药粉产生黏性的能力较水弱，当物料以水为润湿剂黏性太强或药物在水中溶解度过大时可用酒代替。药汁作为辅料兼顾了特殊性质药材的前处理、药效保持和成形要求，对于处方中某些纤维性强、体积过大，或质地坚硬、不易粉碎，或浸膏类、树脂类、可溶性盐类、液体类饮片，部分水煎液等通过提取、溶解或稀释后可作为润湿剂使用，对于新鲜药材则榨汁为用。

3. 黏合剂

对于自身没有黏性或黏性较弱的中药粉末，需要加入黏合剂方能满足制剂需要，常用品种包括蜂蜜、米糊、面糊、蜂蜡、动物胶质、药液浸膏等。古人有"水丸取其易化，蜜丸取其缓化，糊丸取其迟化，蜡丸取其难化"之说，即体现了不同黏合剂的选用对药物制剂释药性能的影响。

蜂蜜是常用的黏合剂，有嫩蜜、中蜜和老蜜三种黏度不同的炼蜜规格，黏合力较强，可根据药材粉末固有黏性的不同加以选用。例如，蜜丸就是用蜂蜜与药粉混合后获得可塑性较好的软材，制成圆整、光洁、滋润、含水量少、崩解缓慢、作用持久的丸粒，同时蜂蜜能够发挥益气补中、缓急止痛、缓和药性等作用。米糊和面糊等黏合剂黏性较强，制成的糊丸质地坚硬，在胃中溶散缓慢，延长作用时间，可降低毒性或金石类药物对胃肠道的刺激，减弱药物对机体的副作用；还有以神曲糊或山药糊为黏合剂制备糊丸，又能发挥消食或健脾收涩功效。以蜂蜡为黏合剂制备蜡丸，蜂蜡在胃肠道缓慢溶蚀释放药物，可延长药效，减轻药物毒性和对胃肠道的强烈刺激。

传统剂型锭剂、钉剂以米粉为黏合剂和药粉混合塑形制成，如紫金锭即以糯米糊为黏合剂；糕剂则用药粉和米粉混合蒸制而成，米粉发挥黏合作用。动物胶质（如阿胶）或药物浸膏质地黏稠，作为浓缩丸的黏合剂兼能发挥自身药效。

4. 增稠剂和助悬剂

蔗糖、饴糖、蜂蜜或动物胶质等作为增稠剂使煎膏剂易于成形，呈现稠厚状半流体形态；粳米作为增稠剂和助悬剂，能增加白虎汤煎煮液中石膏钙离子的溶出和悬浮，提高患者钙离子的摄入量。

5. 包衣或衣壳材料

中药传统丸剂有时会以处方中的药物的粉末包裹在丸粒表面，可以隔绝空气、水分、光线等，在提高稳定性、减少刺激性、增加美观和便于吞服的同时，发挥包衣材料的自身药效。例如，梅花点舌丹包朱砂衣，六神丸包百草霜衣，防风通圣丸包滑石粉衣，化虫丸包雄黄衣等。防风通圣丸治疗外寒内热、表里俱实证，采用处方中的滑石粉包衣，防止处方中薄荷、荆芥等所含的挥发性成分散失，既发挥滑石粉利水湿、解暑热药效，又无须添加其他包衣辅料；梅花点舌丹治疗疔毒恶疮，其素丸显深黄色至黄棕色，包裹朱砂衣后成为朱红色丸粒，增加了颜色标识，同时朱砂又能够协同解毒消肿功效。

蜡壳是中药大蜜丸的传统包装材料，利用蜂蜡加热熔化特性制备蜡壳，直接包裹在丸药表面，隔绝空气、光线、水分等，防止丸剂氧化、霉变、吸潮、虫蛀及芳香类中药的挥发，实现了制剂的密封保存，如苏合香丸外包蜡壳可有效地防止丸粒中苏合香、冰片等挥发性成分的损失。

6. 矫味剂和防腐剂

许多中药因自身具有苦味、涩味、酸味等味道，给患者造成了口感差等不适感受，可添加矫味剂用以改善或掩盖药物不良味道和气味，从而增强患者服药的依从性。具有甘甜口感的甜味物质是最直接的矫味剂，如蔗糖、蜂蜜作为矫味剂在中药糖浆剂、煎膏剂、蜜丸剂中广泛应用。大枣、甘草等甘味中药也能够调和药味，如许多处方中以甘草为使药，不但取其调和药性的作用，也发挥了矫味作用。现代研究表明，甘草所含甘草甜素的甜度远高于蔗糖，是一种优良的天然矫味剂。酒也是传统中药制剂常用的矫味剂，如活血止痛散、跌打活血散中都含有土鳖虫等有腥膻气味的药材，采用黄酒送服可矫正气味。胶剂常加入糖和酒等辅料，兼具矫味及成形作用。

蔗糖或蜂蜜在中药糖浆剂、煎膏剂中均能起到防腐剂作用，高浓度的蔗糖、蜂蜜溶液渗透压大，可抑制微生物的生长繁殖；白酒、部分中药挥发油等亦有一定的防腐作用。

7. 外用制剂基质

传统外用膏剂常用动、植物油脂为基质成形。软膏多用猪脂、羊脂等动物油脂，也有用花生油、大豆油、麻油等植物油与蜂蜡混合获得适当稠度；硬膏多用植物油和铅丹或宫粉炼制膏料，或以树脂（松香）、加热熔合的树脂与植物油、动物胶质（如骨胶）为基质制备，铅丹、宫粉和松香外用还具有生肌止痛功效。

一些可形成凝胶或富含糖分的中药被用作外用制剂的基质。例如，白及遇水可得到黏稠的胶状液体，用来制备外用糊剂，《太平惠民和剂局方》中所载的白及散，将白及、柏仁、防风、细辛研磨细末，用乳汁调涂，就是利用了白及的成胶增黏能力，使复方药粉涂敷于人体皮肤局部。《中藏经》记载的外用治疗疮痈的"麝香圆"，所述"麝香、乳香、巴豆碾为末……入枣肉和成剂"，即用枣泥为辅料塑形。蜂蜜作为外用糊剂的基质，与药粉混合制成半固体形态的外用制剂；还有用蜂蜜制备传统栓剂，如张仲景《伤寒论》中记载的用于通便的蜜煎导栓。

8. 其他

冰片在经皮给药制剂中有透皮促进作用。胶剂制备过程中用明矾沉淀胶液中的泥土等杂质，以保证胶块成形后具有洁净的澄明度。

四、中药制药传统辅料的研究

（一）中药炮制用传统辅料

1. 辅料的增效机制

（1）提高药效成分的水溶性和溶出率。有的药材质地坚硬或有效成分难溶于水，选用合适的炮制辅料能增加有效成分的水溶性和溶出率，进而促进其在人体的吸收，提高生物利用度。例如，延胡索镇痛的有效成分为生物碱，但游离生物碱难溶于水，醋制可使生物碱生成较易溶解的乙酸盐而水溶性增高，四氢帕马汀、四氢小檗碱等有效成分的溶出率显著提高，与传统认为醋制增强其止痛作用相吻合。

（2）改变药效成分的含量和体内过程。炮制过程中辅料影响主药的组分结构或者组分配伍，使主药的物质基础或体内过程发生改变，从而发挥提高疗效、缓和药性、改变药物治疗趋向等作用。例如，盐炙泽泻，泽泻三萜类组分结构发生变化，5个主要的三萜类成分（23-乙酰泽泻醇B、泽泻醇B、24-乙酰泽泻醇A、泽泻醇A、23-乙酰泽泻醇C）组成比例接近最佳药效比例，从而发挥更好的利尿作用；酒炙大黄中结合型蒽醌类组分转化成游离型蒽醌类组分，泻下作用减弱，而抗菌、抗炎、抗肿瘤作用增强；醋炙柴胡中皂苷类组分在大鼠体内的药动学有明显变化，超高效液相色谱法-质谱/质谱（UPLC-MS/MS）技术检测到有2个成分的峰浓度和生物利用度显著提高，另有3个成分的峰浓度和生物利用度显著降低；酒炙黄芩中黄酮类化合物在肺和心分布增加，在肝、脾和肾的分布降低，从有效成分的分布角度解释了酒炙增强黄芩清上焦热的作用机制。

2. 辅料的减毒机制

辅料可通过分解、吸附、结合或中和主药的有毒成分，降低或消除药物的不良反应，保证用药安全。砂烫马钱子中所含总生物碱、士的宁、马钱子碱含量下降，其中毒性大而疗效较低的马钱子碱下降幅度最大，同时生成一些毒性较小且有生理活性的马钱子氮氧化物、士的宁氮氧化物及少量异士的宁和异马钱子碱，在减轻药物毒性的同时保留了药理作用；米泔水含大量的混悬淀粉，用以炮制苍术，可吸附苍术挥发油使其含量降低，从而缓和苍术的燥烈之性；白矾水煮半夏，白矾溶液中的三价铝离子可络合半夏所含草酸钙针晶中的草酸，形成单配体络合物使草酸钙溶解，针晶的刚性结构破坏，同时白矾溶液可降解针晶中的凝集素蛋白，从而使针晶的物理刺激和凝集素蛋白的化学刺激双重降低，达到减毒目的；豆腐煮藤黄，豆腐中的碱性蛋白质与藤黄毒性成分藤黄酸发生酸碱中和而减轻毒性。

（二）中药制剂用传统辅料

1. 辅料对制剂药效的影响

（1）调节药物的释放度。例如，糊丸在消化道内的溶散速度较蜜丸慢，且米糊还能引起消化管内容物的黏度增高，阻滞药物向消化管壁扩散，延缓药物进入血液循环的速度；蜡丸以蜂蜡为赋形剂，蜂蜡的主要成分软脂酸蜂脂，极性小，不溶于水及胃液，遇到碱性肠液缓慢溶解，蜡丸所含水溶性药物成分通过内部细孔溶解、扩散释放，难溶性成分随蜡质骨架溶蚀释放，具有缓慢持久释放特征。

（2）增加药物的经皮渗透性。克服皮肤屏障作用、促进药物在一定时间内透皮渗透达到治疗量，是保证外用制剂疗效的关键。黑膏药的基质为植物油和红丹（主要成分为 Pb_3O_4）在高温下生成的铅皂，是一种阴离子型表面活性剂，可影响皮肤角质层结构而具有促渗作用；外用中药制剂常含有富含挥发油或芳香成分的中药，能够发挥促渗剂的作用而促进药物的吸收与转运。例如，薄荷挥发性成分薄荷醇能直接作用于角质层细胞脂质屏障，破坏角化细胞，打开角质层极性孔道，促使细胞间隙扩大，降低皮肤角质层的屏障作用，同时又能改变细胞内钙离子平衡而影响细胞膜流动性及膜电位，增加皮肤活性表皮通透性，发挥促渗透效果。

（3）发挥协同效应。辅料自身的生物活性与制剂的治疗意图相一致，能够增强制剂的治疗效果。冰片可增加局部用药的渗透性，其促透作用与改变角质层脂质分子的排列和增加其流动性有关，单独使用或联合使用效果都较好；另外，冰片在体内还能增加血脑屏障的通透性，利于药物向脑内转运而发挥协同增效作用。川芎茶调散在服用时"以清茶调下"，利用茶叶的苦凉之性以清利头目，改剂型成通天口服液后，在处方中加入茶汤，实验发现茶汤的加入能明显减轻热刺激和化学刺激所造成的疼痛程度，缩短持续时间，同时对脑缺血有积极的改善作用。蜂蜜主含果糖、葡萄糖及少量蔗糖、蛋白质、氨基酸、维生素、矿物质等，营养成分丰富，常作为辅料应用于治疗慢性病、需要滋补的中药制剂，蜂蜜改善便秘的机制也与其富含果糖有关，特别是果糖的不完全吸收使肠内渗透压增高，同时果糖在结肠内被分解产生低分子有机酸刺激肠蠕动，加快粪便的排泄，增强润下类中成药的通便作用。

2. 辅料的质量控制和品质提升

天然辅料的变异性对制剂质量有很大影响，导致应用制剂辅料时对操作者经验依赖较强，难以保持产品质量的稳定。通过表征传统辅料的物理特性，制订相应的功能性指标，提高质量可控性，使之更适应大批量生产。例如，蜂蜜作为辅料应用时有嫩蜜、中蜜和老蜜三种规格，以水分含量、相对密度和黏度等物理性状参数进行表征，更有助于制剂工艺和产品质量的可控及稳定，保证制剂的质量。

五、中药制药传统辅料的发展

中药制药传统辅料存在成形能力弱、质量不稳定和质量标准缺失等问题，不能满足当代医药行业的发展和临床要求，亟待在传承的基础上进行创新发展。

中药制药传统辅料在标准制订方面取得了一定的进步，但仍然存在一些不足之处，如"药辅兼用"品种多"借用"《中国药典》标准，"食辅兼用"品种基本上沿用饮品、调味剂、食品卫生标准或地方性炮制规范，缺乏专门的通用性技术要求，还有许多辅料品种尚无标准遵循，需尽快建立、完善辅料的国家标准，形成更加科学、合理的辅料标准体系，满足制药需要。

另外，大多数传统辅料品种受历史条件所限，存在应用定位宽泛、组成复杂、质量变异大等问题，有必要结合自身优势和中医药特色，加强对传统辅料的二次开发。针对传统辅料的"药辅合一"应用特点，应探寻传统制药用辅料与现代辅料的异同，并以此为突破，揭示"药辅合一"传统辅料的独特作用，阐释其科学内涵。

第二节 低分子药用辅料

一、低分子药用辅料的含义及特点

低分子药用辅料是指药用辅料中的一类低分子化合物，其分子量通常低于1000。低分子药用辅料在制剂制备过程中应用极为广泛。

低分子药用辅料具备一般药用辅料的基本特点：①自身理化性质稳定，且对主药性质无明显影响；②无毒、无刺激性；③价廉易得，易于工业化推广。同时，低分子辅料还具有自身鲜明的特点：①分子量小；②制备工艺成熟，使用成本相对较低，各国药典或相关法规收载比例高；③易受制剂体系环境影响，如酸碱类辅料，既需要考虑其pH对主药理化性质的影响，还需考虑制剂环境对其自身稳定性的影响。

二、低分子药用辅料的分类

除可依第一章中"药用辅料的分类"方法进行分类外，低分子药用辅料还可按化学结构分为酸类、碱类、盐类、醇类、酯类、醚类、单糖类、双糖类等。

三、不同用途低分子药用辅料的特点

（一）低分子溶剂

1. 分类特点

溶剂一般情况下是低分子辅料，其分类特点如下。

（1）按化学性质分类。可分为极性、半极性和非极性三类，此种分类方法有利于在"相似者相溶"的指导原则下选择合适的溶剂。

（2）按组成分类。可分为：①水性溶剂，包括纯化水及以其为主体的混合溶剂（一定浓度的乙醇溶液、甘油溶液等）；②非水溶剂，常见的包括乙醇、甘油、丙酮、乙醚、苯甲醇、丁醇等。能与水相互混溶的该类溶剂如乙醇、甘油、丙二醇、低分子量聚乙二醇（PEG）等可与水体系构成潜溶剂，用于增加某些难溶性药物的溶解度。

（3）按毒性强弱分类。可分为四类：①第一类毒性最强，对人体或环境危害大，如苯、四氯化

碳等，仅在极少数特殊情况下使用；②第二类溶剂为限制使用的非遗传毒性的溶剂，可能产生致癌、致畸及神经毒性等不可逆的危害，制药过程中尽量不使用，如不可避免，则需做残留量限度控制；③第三类为低毒性溶剂，此类溶剂安全性较高，在中药、天然药物领域广泛用于提取等工艺环节，主要包括乙醇、丙酮、正丁醇、正戊醇、甲乙酮、甲酸、乙酸、乙酸乙酯、乙酸丙酯、乙酸丁酯、乙酸异丙酯、甲酸乙酯、四氢呋喃、二甲基亚砜、戊烷等；④第四类溶剂是无明确毒性资料的辅料种类，可用于中药、天然药物提取、分离纯化等环节，但需进行中间体含量研究，必要时进行制剂残留量检查。

（4）按液体制剂的给药途径分类。可分为口服、外用、注射等给药溶剂。外用制剂如搽剂、洗剂、滴耳剂等常用的辅料有纯水、乙醇、甘油等，它们也是溶液剂、合剂、糖浆剂等口服制剂的常用辅料，其中注射剂溶剂要求最为严格，包括：①注射用水；②醇类，如乙醇、丙二醇、甘油、PEG 200、PEG 300、PEG 400、PEG 600等，该类溶剂大多可与水混溶；③二氧戊环类，如甲醛缩甘油、5-羟基-1,3-二氧戊环等，可与水、乙醇、酯类等混溶；④醚类，如二乙二醇二甲基醚；⑤酰胺类，如二甲基甲酰胺、N,N-二乙基乳酰胺等，能与水混溶，易溶于乙醇中；⑥亚砜类，如二甲基亚砜，可与水、乙醇混溶；⑦酯类，如乙酸乙酯、碳酸乙酯、乳酸乙酯、乙酰丙酸丁酯、肉豆蔻酸异丙酯等，可溶于脂肪油，常用于油溶液注射剂的制备。

2. 溶剂的选用

溶剂选用时应注意以下几点。

（1）选用时需进行综合和全面的评价，除了关注其本身的毒性、潜在活性，还需考虑其物理性质如密度、黏度、极性、分子量、油水分配系数等对制剂本身或药效的影响。

（2）对于用于提取、纯化等环节的溶剂，需结合中药有效成分的种类、理化性质等，在"相似者相溶"原则的指导下，合理选用相应极性的溶剂。通常情况下，极性大的药物成分选用极性溶剂，如水、乙醇等；药物成分极性小则选用非极性溶剂，如乙醚、石油醚等；极性居中的选用半极性溶剂，如丙酮、丙二醇、丁酮等。

（3）根据给药途径、剂型等选择适宜溶剂。外用制剂的溶剂需注意刺激性和过敏性，常用品种包括纯化水、乙醇、甘油、丙酮、乙酸异戊酯、二甲基亚砜等。口服制剂常选用纯化水、一定浓度的乙醇、甘油等溶剂。注射剂应选用符合注射用标准的溶剂，如注射用水、乙醇、甘油等，其中注射用水最为常用，药物水溶性差时使用复合溶剂，药物易水解或氧化可使用无水乙醇、甘油、PEG及其复合溶剂；对于大输液和粉针剂，应选用注射用水，当药物溶解性差时，可添加适当的增溶剂或助溶剂，还可以使用潜溶剂作为溶剂。对于滴眼剂，选用符合注射用标准的、无眼刺激性的溶剂，最常选用注射用水，其次是甘油、二甲基亚砜等（使用时需要注意控制浓度）。

（二）低分子增溶剂与助溶剂

1. 增溶剂的分类

增溶指溶剂中加入的表面活性剂形成胶束后，使药物溶解度增大的现象，加入的这种起增溶作用的表面活性剂称为增溶剂。阳离子型表面活性剂不良反应较大，极少用于增溶，用于药物增溶的低分子增溶剂主要包括阴离子型增溶剂和非离子型增溶剂。

（1）阴离子型增溶剂。包括肥皂类、磺酸化物（如二辛基丁二酸酯磺酸钠、阿洛索）等，此类增溶剂主要用于外用制剂。

（2）非离子型增溶剂。此类增溶剂可广泛用于口服、外用、注射等途径，主要包括：①聚氧乙烯脱水山梨醇脂肪酸类（又称为聚山梨酯类），即吐温类，如吐温-20、吐温-40、吐温-80等；②聚氧乙烯脂肪酸酯类，即卖泽类；③聚氧乙烯脂肪醇醚类，如平平加 O、平平加 A 等；④烷基多苷（APG）、槐糖脂、鼠李糖脂和海藻糖脂等生物基表面活性剂。

2. 增溶剂的选用

在选择合适的增溶剂时，应充分考虑以下因素。

（1）增溶剂的性质。一般而言，随着表面活性剂碳链的增长，在形成胶束时，烃核中心区的容量大，对于难溶性药物的增溶量一般增加。例如，吐温-20 与吐温-80，虽然其临界胶束浓度（critical micelle concentration，CMC）接近，但由于后者疏水基为 C_{17} 的单油酸酯，长于前者 C_{12} 的月桂酸酯，对于苯巴比妥的增溶量即可提高 24%；根据亲水亲油平衡值（hydrophilic-lipophilic balance，HLB）选择，增溶剂的 HLB 选择范围为 15~18，亦有资料报道为 16~18 或 15~40，需结合实际情况进行筛选。

（2）增溶剂的用量。可用增溶相图确定。增溶相图是增溶剂、溶质、溶剂三者之间随着百分比组成改变而引起体系相变的一种图解。其不仅可确定增溶剂的最低用量，还可对溶质可被增溶的最大浓度、可稀释浓度等进行直观反映，对于制剂处方的设计和调配实践具有重要作用。

（3）增溶剂的不良反应。增溶剂的不良反应与其种类、性质及结构有关，一般而言，以不良反应从大到小排序为阳离子型＞阴离子型＞非离子型。给药途径不同，增溶剂不良反应的表现也有较大差异，一般以不良反应从大到小排序为静脉注射＞口服＞外用。实际应用中增溶剂多用于注射剂和液体药剂中，应特别注意其毒性、刺激性和溶血性等。

（4）增溶剂的使用方法。一般情况下，需先将增溶剂与溶质混合，必要时可加入少量水，再加其他附加剂与溶剂，可达到相对较大的增溶量。若先将增溶剂溶于水再加溶质常达不到理想的增溶效果。例如，以吐温-80 增溶维生素 A，若先将吐温-80 溶于水，再加入维生素 A，几乎无增溶效果。温度也是影响增溶剂增溶效果的重要因素，通常温度升高可增加溶解度，但需注意一些聚氧乙烯类非离子表面活性剂的起昙现象对药物溶解度的影响。

3. 助溶剂的分类

助溶剂是为增加难溶性药物的溶解度而加入的一类物质，它能使药物在特定溶剂（通常为水）中的溶解度增大。助溶剂主要通过络合、形成复合物（复盐）、分子缔合及形成可溶性盐而实现增溶效果。根据化学结构可将助溶剂分为三类。

（1）有机酸及其盐类，如苯甲酸、水杨酸及其盐类、甘草酸等。

（2）酰胺或胺类化合物，如烟酰胺、乙酰胺、二乙胺、乙醇胺等。

（3）其他类，包括无机盐（碘化钾等）、酯类（甘氨酸酯、乙基琥珀酰酯等）、多元醇、丙二醇等。

4. 助溶剂的选用

助溶剂在制剂中主要用于增加难溶性药物的溶解度，满足液体制剂的质量要求。除此之外，助溶剂还可增加难溶性药物的稳定性，改善理化性质及体内过程，调节药物的吸收、降低刺激性、矫味矫臭等。在选择助溶剂时应充分考虑药物的结构及理化性质。一般而言，助溶剂的浓度与所形成复合物的溶解度成正比。助溶剂的选用应满足以下质量要求：①尽可能用较低的助溶剂浓度使难溶性药物达到较大的溶解度；②不影响药物的疗效和稳定性；③本身无刺激性，无毒副作用。

（三）浸出辅助剂

浸出辅助剂是指为了提高浸出率或提取率，根据目标成分或部位的性质，添加于溶剂中的其他物质。浸出辅助剂主要发挥三种作用，一是增加目标成分或部位在溶剂中的溶解度；二是增加有效成分或部位的稳定性，减少有效成分的氧化、水解等；三是尽可能减少无效成分或有害成分的溶出。必要时可采用混合辅助剂，以同时产生上述作用。浸出辅助剂一般分为酸碱类、稳定剂和表面活性剂三类，均为低分子辅料。

1. 酸碱类

酸碱类包括盐酸、硫酸、乙酸、柠檬酸（又称枸橼酸）、氢氧化钠、氢氧化钾、浓氨、氨水等。结合目标成分的理化性质，选择适宜浓度的酸或碱，调节至适宜 pH 使成盐，进而增加溶解度以提高有效成分的浸出率。例如，使用稀酸溶液提取乌头的总生物碱，以稀氨水溶液浸提甘草中的甘草酸等。

2. 稳定剂

稳定剂包括抗氧化剂和抗水解剂等，如蛋氨酸、依地酸二钠（EDTA-2Na）、维生素 C（又称抗坏血酸）、枸橼酸等，如乙醇浸提银杏叶有效成分时，加入适量枸橼酸可防止黄酮氧化和萜类内酯成分的水解，提高有效成分的提取率。

3. 表面活性剂

表面活性剂可通过促进浸润过程，加速有效成分或部位的浸出，多用于富含油脂类的中药、天然药物，如吐温类、卖泽类等表面活性剂。

（四）乳化剂

将两种互不相溶的液体制成均匀分散的多相稳定体系，需加入第三种物质起乳化作用，加入的第三种物质称为乳化剂。乳化剂发挥乳化作用的原理包括降低表面张力、形成界面膜、形成电屏障三种作用，乳化剂可单独或同时发挥上述作用，但通常同时发挥作用时所得乳剂更加稳定。

1. 乳化剂的分类

乳化剂一般分为天然高分子材料、半合成乳化剂、合成乳化剂和固体粉末乳化剂，其中后两者以低分子化合物为主。

（1）合成乳化剂。合成乳化剂是近代发展最快、品种最多、应用最广的一类乳化剂，此类乳化剂通过化学合成手段，在分子结构中引入各种不同的亲水或亲油基团，从而得到不同性能的品种。合成乳化剂按表面活性剂的分类，亦可分为阳离子型、阴离子型、两性离子型和非离子型等类别，其中以阴离子型和非离子型乳化剂应用最多。

阴离子型乳化剂主要包括：①碱金属肥皂，如硬脂酸钠、油酸钠和油酸钾；②多价金属皂，如油酸钙、双硬脂酸铝等；③有机胺肥皂，如三乙醇胺与硬脂酸形成的肥皂；④脂肪醇硫酸酯盐，如十二烷基硫酸钠、十六烷基硫酸钠等；⑤烷基磺酸盐，如丁二酸二辛基磺酸钠（阿洛索 OT）；⑥烷基苯磺酸盐，如烷基苯磺酸钠。

非离子型乳化剂主要包括多元醇型和聚氧乙烯型，前者常用品种有甘油脂肪酸酯、蔗糖脂肪酸酯、去水山梨醇脂肪酸酯等，后者常用的有吐温类、卖泽类、聚氧乙烯脂肪油缩合物及聚氧乙烯聚丙烯共聚物等。

（2）固体粉末乳化剂。固体粉末乳化剂通过对两相的润湿作用，在两相界面形成膜层，避免分散相彼此接触而稳定乳浊液，其溶解度小，颗粒微细，接触角决定形成何种类型的乳剂。此类乳化剂均为低分子辅料，主要包括：①水包油型（O/W 型）乳化剂，如氧化镁、氢氧化镁、氢氧化铝、皂土等；②油包水型（W/O 型）乳化剂，如炭黑、氢氧化钙、硬脂酸镁以及氢氧化锌等。

2. 乳化剂的选用

乳化剂主要分为 O/W 型和 W/O 型两大类，需根据拟制备的乳化剂的类型选用适宜的乳化剂。

HLB 是乳化剂选择的重要依据，一般情况下，HLB 为 8～18 的乳化剂可形成 O/W 乳剂，HLB 为 3～8 的乳化剂可形成 W/O 乳剂。但值得注意的是，由于相体积比、盐浓度及其他辅料品种和量的影响，可改变上述一般情况，如 HLB 小于 8 的乳化剂亦可制成稳定的 O/W 乳剂。乳化剂的亲和性与乳剂类型密切相关，也是乳化剂选择的参考依据，一般情况下，亲水性乳化剂形成 O/W 乳剂，亲油性乳化剂形成 W/O 乳剂。

（五）润湿剂

使疏水性药物易于被润湿的辅料称为润湿剂。润湿剂在中药、天然药物的浸提中应用广泛，不易被水润湿的富含脂质的药材，在浸提过程中加入表面活性剂可达到促进润湿、加速有效成分或部位浸出的效果。

1. 润湿剂的分类

根据作用强弱，润湿剂可分为两类，其一是表面张力小并能与水混溶的溶剂，包括乙醇、丙二醇、甘油、二甲基亚砜等；另一类是表面活性剂，如阴离子型表面活性剂、多元醇型表面活性剂（司盘类）、聚氧乙烯型表面活性剂（吐温类）。

根据给药途径，润湿剂可分为三类：一是用于外用制剂的润湿剂，包括表面活性剂和表面张力小并能与水混溶的醇类；二是口服制剂使用的润湿剂，包括与水混溶的表面张力小的醇类及吐温类；三是注射给药使用的润湿剂，包括乙醇、丙二醇、甘油、PEG 200～400 及吐温类等低分子辅料。

2. 润湿剂的选用

一般情况下，对疏水性不是很强的药物常用乙醇、丙二醇、甘油等即可使之润湿，但对于强疏水性药物，一般需要选用 HLB 为 6～15 的表面活性剂。评价润湿性能的指标主要包括以下几个。

（1）接触角：接触角是液滴和铺展表面间的夹角，接触角为 0°表示物料可完全润湿，接触角大于 0°小于 90°表明能润湿，为亲水性药物，接触角大于 90°小于 180°时不能润湿，为 180°时则完全不能润湿，为疏水性药物。

（2）界面张力：界面张力的降低有利于润湿过程的进行，因此，通过测定界面张力的变化可筛选出适宜的润湿剂。

（3）润湿点：润湿点指使 100 g 疏水性药物恰好润湿所需溶剂的量，加入润湿剂可降低溶剂的用量，从而降低润湿点。因此，可以根据润湿点的下降程度选择合适的润湿剂。

（六）絮凝剂与反絮凝剂

混悬剂中混悬微粒因本身电离、吸附分散介质中的杂质或表面活性剂粒子而带电，微粒表面电荷与分散介质中的相反离子间可形成双电层，即 Zeta 电位，电位的大小与混悬剂的稳定性密切相关。在混悬剂中加入某些辅料，使混悬剂 Zeta 电位降低而使部分微粒絮凝的电解质称为絮凝剂，通过增加混悬剂的 Zeta 电位防止微粒发生絮凝的电解质称为反絮凝剂。

1. 絮凝剂与反絮凝剂的分类

絮凝剂与反絮凝剂主要为电解质类成分，主要包括枸橼酸盐、枸橼酸氢盐、酒石酸盐、酒石酸氢盐、磷酸盐及氯化物等。

2. 絮凝剂与反絮凝剂的选用

应从用药目的、混悬剂的综合质量及絮凝剂与反絮凝剂的作用特点来选择。大多数需长期储存的混悬剂一般加入絮凝剂，控制 Zeta 电位在 –25～25 mV，使其恰能产生絮凝作用，形成质地疏松、不易结块、易于分散的絮凝物。根据絮凝剂的絮凝能力确定品种和用量，同一种电解质因用量不同，可作为絮凝剂，也可作为反絮凝剂。不同电解质对 Zeta 电位的改变程度不同，一般而言，阴离子的絮凝作用强于阳离子；离子价数越高，絮凝或反絮凝作用就越强。同时，絮凝剂与反絮凝剂的种类、性能、用量、混悬剂所带电荷及其他附加剂等均会对絮凝或反絮凝效果带来影响。

（七）矫味剂

为掩盖药物的不良气味而添加的辅料称为矫味剂，可提高患者依从性。

1. 矫味剂的分类

（1）甜味剂。以矫味为主，分为天然品和合成品两种，其中后者多为低分子化合物，包括糖精钠、阿斯巴甜（也译为阿司帕坦）等。

（2）芳香剂。以矫臭为主，分为天然品和合成品，后者多为低分子化合物，包括由醇、醛、酮、酸、酯、醚、萜等组成的各种香精，如香蕉香精、菠萝香精、西瓜香精、柠檬香精、玫瑰香精等。

（3）泡腾剂。通过碳酸氢钠与有机酸反应生成二氧化碳气体，溶解在水中呈酸性，达到矫味的目的。

2. 矫味剂的选用

（1）矫正咸味。卤族盐类药物多具有咸味，合成芳香剂对其有较好的掩盖作用，如香蕉香精、柠檬香精等。

（2）矫正苦味。某些中药提取液因其含有生物碱、苷类等成分，一般较苦，可使用甜味剂进行矫正，如糖精钠、阿斯巴甜等。

（3）涩味、酸味与刺激性药物通常选择可增加黏度的胶浆剂和甜味剂进行矫正。

（4）对某些治疗特殊疾病如糖尿病的制剂，使用甜味剂时不能添加蔗糖，可使用糖精钠、木糖醇、甜菊糖苷、麦芽糖醇等甜味剂。

（八）防腐剂

可防止或抑制微生物生长发育的辅料称为防腐剂。防腐剂可通过防止外源微生物的污染而提升制剂稳定性。防腐剂应具备一定的溶解性，可达到有效的抑菌浓度；抑菌力强，抗菌谱广，可耐受较广的 pH 范围，在使用浓度下应无毒、无刺激，化学稳定性良好，不与其他成分发生反应。绝大多数的防腐剂为低分子化合物。

1. 防腐剂的分类

可根据化学结构和性质分类，也可以根据防腐机制进行分类。

（1）根据防腐机制分类，主要包括：①使病原微生物蛋白变性、沉淀或凝固的防腐剂，如醇类、酚类及有机汞类等；②与病原微生物相关酶结合，阻断其新陈代谢过程的防腐剂，如苯甲酸、尼泊金类等；③增加菌体胞质膜通透性，使微生物细胞破裂、溶解的防腐剂，如阳离子型表面活性剂（苯扎氯铵、苯扎溴铵等）。

（2）根据化学结构分类，主要包括：①醇类，如苯甲醇、三氯叔丁醇等；②醛类，如甲醛、桂皮醛等；③酸类，如苯甲酸、山梨酸、丙酸、硼酸、脱氧乙酸等；④酯类，如羟苯甲酯（又称尼泊金甲酯）、羟苯乙酯（又称尼泊金乙酯）、羟苯丙酯（又称尼泊金丙酯）、羟苯丁酯（又称尼泊金丁酯）等；⑤有机汞类，如硫柳汞、硝甲酸汞、硝酸苯汞等；⑥酚类，如甲酚、氯甲酚、苯酚、邻苯基苯酚等；⑦季铵类化合物，如氯化苯甲烃铵、溴化十六烷胺等；⑧复合碘类，如聚维酮碘、氯己定碘等；⑨盐类，如苯甲酸钠、山梨酸钾、硼砂等；⑩芳香油类，如紫苏油、桉叶油等。

2. 防腐剂的选用

（1）应根据剂型特点合理选择防腐剂。密封保存的一次使用的灭菌制剂不应使用防腐剂；多次使用的无菌制剂、口服制剂和外用制剂中应加入适宜的防腐剂；滴眼剂、注射剂使用抑菌剂应慎重，多剂量包装的非静脉给药的注射剂和滴眼剂应加入适宜的抑菌剂，无菌操作生产的非静脉给药注射剂，单剂量包装者最好不添加防腐剂，静脉和脊椎腔给药的注射剂严禁使用抑菌剂。

（2）防腐剂的选用应考虑制剂的 pH。有些防腐剂的防腐效果受 pH 影响明显，如苯甲酸、山梨酸等弱有机酸类防腐剂随着 pH 增加，其防腐效果下降。

（3）需考虑制剂中其他辅料对防腐剂效果的影响。例如，表面活性剂、亲水性高分子化合物等通常都会降低防腐作用，又如皂土类助悬剂吸附防腐剂而减弱防腐效果。吐温、PEG 等能与尼泊金类防腐剂产生络合作用，增加尼泊金类的溶解度，减弱其防腐效能，应避免配伍使用。

（4）选择复合防腐剂。复合防腐剂有利于增强抑菌活力，扩大抑菌范围。例如，尼泊金甲酯与丁酯复合使用，抑菌效果增强；季铵盐类防腐剂与三氯叔丁醇、尼铂金类合用，抑菌范围增加或抑菌作用增强。

（5）在使用防腐剂时，应时刻关注药剂的安全性，严格控制防腐剂的使用浓度及使用时间，如使用复合防腐剂，各单一防腐剂的浓度可考虑适当减小，以防止不良反应的发生，提高其安全性。

（九）抗氧化剂

在药物制剂中加入还原性辅料，以延缓或防止药物制剂发生氧化反应，这类辅料称为抗氧化剂。抗氧化剂应具有较强的还原性，其还原电位应低于药剂中易氧化物的还原电位，抗氧化剂较之药物先于被氧化而消耗，从而确保药物不被氧化。

1. 抗氧化剂的分类

抗氧化剂可按溶解性能、化学结构、给药途径进行分类。

（1）按溶解性能，抗氧化剂可分为水溶性抗氧化剂和油溶性抗氧化剂。水溶性抗氧化剂主要包括亚硫酸盐类、氨基酸类、硫代化合物类、抗坏血酸类、有机酸类等；油溶性抗氧化剂主要包括抗坏血酸棕榈酸酯、没食子酸丙酯、维生素 E（又称生育酚）、叔丁基对羟基茴香醚等。

（2）按化学结构，抗氧化剂主要分为：①无机硫化物，如亚硫酸盐类等；②有机硫化物，如硫代甘油、巯基乙酸、硫脲、硫代乳酸、2-巯基乙醇、3-巯基丙酸、二巯丙醇、硫代山梨糖醇、硫代草酰胺、单硫代葡萄糖、硫代苹果酸、硫代乙酸、巯基丙酰甘氨酸、硫代丙二酸、硫代水杨酸等；③氨基酸类，如 L-盐酸半胱氨酸、L-蛋氨酸、L-赖氨酸、L-缬氨酸、L-精氨酸等；④有机酸类，如富马酸、马来酸、焦性没食子酸、二乙三胺五乙酸等；⑤酚类，如苯酚、8-羟基喹啉、去甲双氢愈创木酚等；⑥胺类，如盐酸吡哆胺、N-苯基萘胺等；⑦酯类，如抗坏血酸棕榈酸酯、生育酚等；⑧其他类，如硼酸等。

（3）按给药途径，分为外用、口服和注射用抗氧化剂，其中用于注射剂的抗氧化剂需要选用注射规格。

2. 抗氧化剂的选用

（1）水溶性药物制剂应使用水溶性抗氧化剂，油溶性药物制剂应使用油溶性抗氧化剂。抗氧化剂应不影响药物制剂的质量，对药物制剂的鉴别、检查和含量测定应无干扰。

（2）应结合药物制剂的给药途径选用高效、安全的抗氧化剂。对注射给药，尤其是静脉给药的抗氧化剂应谨慎选用。

（3）应注意抗氧化剂用量的筛选。在密闭容器中，抗氧化剂基本能消耗全部存在的氧而保护药物，而在开放环境中，需要加入比密闭系统更多的抗氧化剂。

（4）应注意抗氧化剂的联合使用。抗氧化剂合并（复配）使用，可产生协同作用或反协同作用，前者能有效提高抗氧化效果，增加药物稳定性和减少单一抗氧化剂用量。例如，两种位阻不同（羟基的邻位取代基不同）的酚类抗氧化剂并用，或抗氧化活性不同的胺类和酚类抗氧化剂复合使用时均具有协同作用，酚类抗氧化剂与亚磷酸酯复配时也存在协同效应。乳剂中可同时加入水溶性和油溶性抗氧化剂。

（5）应注意抗氧化剂与药物的相互作用。各种抗氧化剂中，特别是广泛应用的亚硫酸盐类，其化学活性强，可与某些烯烃、卤代烷烃及芳香硝基和羧基化合物发生化学反应，甚至与某些药物反应生成无效的物质，本身也可产生酸性硫酸盐使药液pH下降。

（6）应注意抗氧化剂的性质。抗氧化剂的毒性、抗氧能力、配伍变化、显色性、溶解度、稳定性、臭味、刺激性等都会对抗氧化性能产生影响，应该根据抗氧化剂的特性来设计合理的制剂处方。

（7）关注使用方法。抗氧化剂必须在药物溶解前加入一部分，以除去溶剂中溶解的氧而防止连锁反应的发生，最后加入全部抗氧化剂，确保在较低温度下快速操作以保证储藏过程中抗氧化剂的有效浓度。

（8）采用其他综合措施。有限的抗氧化剂，并不能完全防止药物氧化，必须在药品生产过程中，根据各种药物特性采取其他有效措施和操作。例如，选择最佳pH范围，减少药物与氧气的接触，缩短配制时间，采用密闭包装，容器上部空间通入惰性气体（氮气、二氧化碳），避免受热和接触金属，采取避光操作和包装，以及低温避光储藏等。

（十）pH调节剂

液体制剂如注射剂、滴眼剂及口服液的pH均需要控制在一定的范围内，目的在于维持制剂的稳定性，减少局部刺激性或加速药物的吸收等。绝大多数pH调节剂均为低分子化合物。

1. pH调节剂的分类

pH调节剂可按性质分为酸、碱及缓冲液三类。

（1）酸类，如盐酸、酒石酸、硫酸、乙酸、枸橼酸、磷酸、硼酸、苹果酸、磷酸二氢钠等。

（2）碱类，如氢氧化钠、硼砂、有机胺类、碳酸氢钠、氨水、磷酸氢二钠、枸橼酸钠、碱性氨基酸类等。

（3）缓冲液，如吉斐缓冲液（硼酸碳酸钠缓冲液）、巴氏缓冲液（硼酸盐缓冲液）、乙酸盐缓冲液等。

pH调节剂按化学组成可分为有机和无机两大类。按给药途径可分为外用（滴眼液用）、口服和注射给药（注射液）用pH调节剂。

2. pH调节剂的选用

（1）依据给药途径选用pH调节剂，如硼酸盐、磷酸盐缓冲液优先用于滴眼液，硼酸、硼砂等不得作为注射液的pH调节剂，注射剂宜选用盐酸、氢氧化钠、枸橼酸等符合注射用标准的种类。

（2）应根据药物的理化性质选用，如某些药物在碱性或酸性环境中易水解，应选择使用适宜的pH调节剂。

（3）应注意pH调节剂对制剂鉴别、检查和含量测定的影响，如灯盏花素注射液不宜选用盐酸作pH调节剂，否则影响含量测定的可靠性。

（十一）等渗调节剂

在制备注射液时，加入适宜的辅料调节药液的渗透压，使其与血浆或体液的渗透压相等，这类辅料称为等渗调节剂。

1. 等渗调节剂的分类

等渗调节剂按给药途径分为外用（滴眼剂）和注射（注射液）等渗调节剂，按化学组成分为无机和有机等渗调节剂。

氯化钠、硝酸钠、硼酸、硼砂、葡萄糖、果糖、甘油、甘露醇、山梨醇、木糖醇等是常用于滴眼剂的等渗调节剂。用于注射液的等渗调节剂主要有氯化钠、葡萄糖、甘油等。

2. 等渗调节剂的选用

（1）所用等渗调节剂应符合注射用标准。

（2）所用等渗调节剂不应与主药发生反应，不应影响制剂的鉴别、检查和含量测定。

（3）选用等渗调节剂时应考虑药液的 pH，如葡萄糖在 pH 6.0 以上时易分解产生 5-羟甲基糠醛，如药液的 pH 在 6.0 以上主药才稳定，则不应选用葡萄糖作等渗调节剂，可选用氯化钠、甘油、甘露醇等。

（十二）稀释剂与吸收剂

在制备药物制剂时，由于主药用量较小而不利于成形和分装时，需要加入某些辅料以增加药物的重量或体积，这类辅料称为稀释剂。在制备片剂、胶囊剂、颗粒剂等固体制剂时，如处方中含有挥发油或含有液体物料时，需要加入某些辅料吸收挥发油等液体以便于成形，这类辅料称为吸收剂。稀释剂和吸收剂统称为填充剂。填充剂在固体制剂中具有广泛的应用。

1. 稀释剂和吸收剂的分类

按溶解性稀释剂可分为水溶性稀释剂和水不溶性稀释剂。水溶性稀释剂通常为低分子化合物，包括乳糖、蔗糖、可压糖、葡萄糖、甘露醇、山梨醇、速溶山梨醇、木糖醇、麦芽糖醇等。水不溶性稀释剂有微晶纤维素、淀粉、磷酸氢钙、硫酸钙等。

根据化学组成稀释剂分为无机和有机两类稀释剂，无机稀释剂多为低分子化合物，包括硫酸钙、磷酸氢钙等。常用有机稀释剂有淀粉、蔗糖、甘露醇等。

低分子吸收剂主要为无机化合物，常作为挥发油类的吸收剂，具有容纳量大、吸收后不易浸出、吸湿性小等优点，常用品种有硫酸钙、磷酸氢钠、甘油磷酸钙、氢氧化铝、硅藻土、皂土等。

2. 稀释剂和吸收剂的选用

（1）注意主药的吸湿性和填充剂本身的吸湿性。主药吸湿性强的应选择吸湿性小的填充剂，最好选择有抗潮作用的填充剂，常用的低分子辅料主要有硫酸钙、交联聚维酮等。

（2）根据剂型的特点和要求选择。浸膏剂一般易于吸湿，应选择不吸湿或吸湿性小的填充剂，并经干燥除去所含水分，否则会造成回潮、结块，使浸膏不易粉碎、混合。以中药浸膏制备的颗粒剂所用辅料主要起吸收剂作用，存在用量过大、成形难、易吸湿潮解、单剂量大等问题，在辅料选用时应考虑"容纳量"大、临界相对湿度大的水溶性填充剂或吸湿性小的非水溶性填充剂。需要制成倍散的散剂选用的稀释剂要求吸湿性小，相对密度亦须与主药相近，否则会因密度差异大而致分层。散剂选用吸收剂的量应以成品不显潮湿为度，胶囊剂使用填充剂与散剂有类似之处。小剂量药物的片剂中填充剂占较大比例，对其物理特性有特殊要求，尤其在全粉末直接压片中，一般宜选用流动性好、可压性高、"容纳量"大的填充剂。溶液片的填充剂，还应具有良好的溶解性能。

此外，低分子药用辅料还包括着色剂、吸附剂、助滤剂、止痛剂、澄清剂、崩解剂、润滑剂、增塑剂、固体分散体载体、滴丸基质、透皮促进剂、抛射剂、缓控释材料、微囊微球、脂质体、包合物、磁性材料等。

第三节　高分子药用辅料

一、高分子的基本概念

（一）高分子的定义

高分子指的是分子量在 10^4 以上的大分子化合物，一般是由一种或多种小分子通过共价键连接而成的链状或网状大分子。通常将生成高分子的小分子原料称为单体，一个大分子往往是由许多简单的重复结构单元通过共价键连接而成的。

英文中"高分子"常用的有两个词，即 polymer 和 macromolecule。前者可译作聚合物或高聚物，后者可译为大分子。这两个词虽然常常相互混用，但严格地讲，两者仍有区别。聚合物（polymer）是指由多个重复单元以共价键连接而成的链状或网状大分子，其分子链包含很多简单、重复的结构单元。高分子化合物不一定是聚合物，如蛋白质是天然高分子，分子量很大，但它是由许多不同的氨基酸残基按一定顺序链接而成，不具备聚合物特有的重复性，因此蛋白质不是聚合物。

（二）基本概念

在高分子化学中，通常将生成高分子的小分子原料称为单体。高分子链由许多重复的简单结构单元通过共价键连接而成，通常将分子链上化学组成和结构均可重复的最小单位称为重复结构单元（简称重复单元），或称为链节。而由一种单体分子通过聚合反应进入聚合物重复单元的部分被称为结构单元，通常形成结构单元的分子就是单体。还有一类结构单元的化学组成与单体完全相同，只是化学结构不同，称为单体单元。在聚合物分子中，单体单元的数目称为聚合度，是衡量分子量大小的一个指标。因为高分子化合物由许多长短不一的大分子组成，所以为混合物，因此聚合度为平均值。聚合度常用符号 X 表示（如数均聚合度为 $\overline{X_n}$）。

下面以一些聚合物为例，解释以上的基本概念。例如，聚乙烯的缩写式为

$$\text{─}[\text{CH}_2\text{─}\text{CH}_2]_n\text{─}$$
|←结构单元→|
|←重复单元→|
|←单体单元→|

乙烯是合成高聚物聚乙烯的单体，—CH_2—CH_2— 为结构单元，也可称为重复单元。除聚乙烯外，类似情况如丙烯聚合得到聚丙烯、氯乙烯聚合得到聚氯乙烯等，这类高分子是由一种单体聚合而成的，其单体单元、结构单元和重复单元均相同，聚合度为 n。

如果高分子是由两种或两种以上的单体缩聚而成的，则其重复单元由不同的结构单元组成。例如，尼龙-66（聚己二酰己二胺）的单体分别为己二酸和己二胺，重复单元是 —NH$\text{─}(\text{CH}_2)_6\text{─}$NH—$\overset{\text{O}}{\text{C}}$—$(\text{CH}_2)_4$—$\overset{\text{O}}{\text{C}}$—，结构单元分别为 —NH$\text{─}(\text{CH}_2)_6\text{─}$NH— 和 —$\overset{\text{O}}{\text{C}}$—$(\text{CH}_2)_4$—$\overset{\text{O}}{\text{C}}$—，无单体单元。

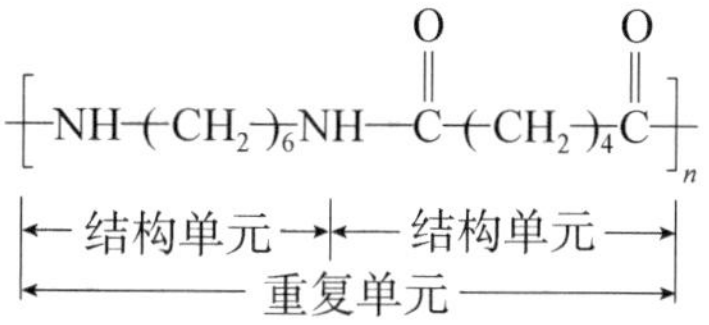

$$\left[NH-(CH_2)_6-NH-\overset{O}{\underset{}{C}}-(CH_2)_4-\overset{O}{\underset{}{C}} \right]_n$$

←结构单元→←结构单元→
←——重复单元——→

由一种单体聚合而成的聚合物称为均聚物，如聚乙烯。由两种或两种以上单体共聚而成的聚合物称为共聚物，如乙烯和丙烯共聚，此类共聚物分子中的单体单元存在多种排列方式，所得的聚合物一般不写成 $\left[CH_2-CH_2-CH_2-\underset{CH_3}{CH} \right]_n$，而是写成 $\left[CH_2-CH_2 \right]_n \left[CH_2-\underset{CH_3}{CH} \right]_m$。

二、高分子的分类与命名

（一）分类

高分子的种类很多，性质也各不相同，因此有多种分类方法。通常可根据结构、性能、来源等对高分子来进行分类。

1. 按高分子主链结构分类

按高分子主链结构可分为碳链高分子、杂链高分子、元素有机高分子和无机高分子。碳链高分子的主链完全由碳原子组成；杂链高分子的主链除碳原子以外，还含有氧、氮、硫等杂原子；元素有机高分子的主链上没有碳原子，如硅橡胶；无机高分子中则完全没有碳原子，如聚二硫化硅。

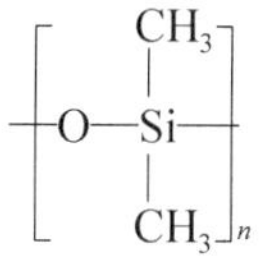

硅橡胶 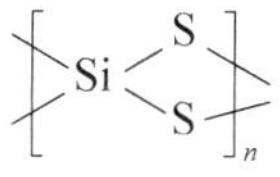　　聚二硫化硅

2. 按性能分类

根据高分子材料的性能和用途，可分为塑料、橡胶和纤维三大类，再加上黏合剂、涂料和功能高分子则有六大类。以下简单介绍三大主要合成材料。

（1）塑料：以天然或合成高分子为原料，配以各种添加剂一起成形，得到的常温下保持形状不变的材料。塑料按其受热性能可分为热塑性塑料和热固性塑料。热塑性塑料受热能软化或熔化，冷却变硬，在一定条件下可以反复加工成形，具有可塑性，这类塑料一般韧性较好，但刚性、耐热性和尺寸稳定性较差。热固性塑料受热直至分解也不会软化，不能反复加工，这类塑料刚性和耐热性高，不易变形。

（2）橡胶：是具有可逆形变的高弹性的高分子材料，在外力作用下，橡胶能产生较大的形变，当外力解除后能迅速恢复原有形状。当外力超过一定限度时，材料可能被破坏。橡胶和塑料的区别是前者在较宽的温度范围内（-50～150℃）处于高弹态。

（3）纤维：是具有一定强度的线状或丝状高分子材料的总称，其直径仅为长度的1‰或更低，受力产生的形变小于20%，其机械强度可以在较宽的温度范围内保持不变。纤维分为天然纤维和化学纤维两大类。天然纤维直接从自然界得到，化学纤维包括人造纤维和合成纤维。人造纤维是由天然纤维素经过化学处理后再加工制成，如黏胶纤维、硝化纤维等。合成纤维则是由小分子物质通过聚合反应合成得到，如尼龙-66、聚酯纤维等。

塑料、纤维和橡胶三大类聚合物之间并没有严格的界限。有的高分子既可作纤维，也可作塑料，如聚氯乙烯是典型的塑料，也可制成纤维（氯纶）；若将聚氯乙烯配入适量增塑剂，可制成类似橡胶制品，橡胶在较低温度下也可作为塑料使用。

3. 按来源分类

高分子按其来源可分为三类：①天然高分子，如淀粉、蛋白质、纤维素等；②半合成高分子（或称改性的天然高分子），是天然高分子经化学处理后的产物，如纤维素分别与乙酸酐和硝酸反应得到的醋酸纤维素和硝化纤维素等；③合成高分子，如乙烯聚合得到聚乙烯，苯乙烯聚合得到聚苯乙烯等。

（二）命名

高分子的命名方法很多，往往一种化合物有几个名称，1973年国际纯粹与应用化学联合会（IUPAC）提出了以化学结构为基础的系统命名法，此法系统、严谨，但由于冗长烦琐，多用于新聚合物的命名及学术交流，在高分子材料领域中尚未普遍采用。下面介绍几种常见的命名方法。

1. 系统命名法

IUPAC提出了以重复单元为基础的系统命名法。首先确定重复单元结构，然后排好重复单元中次级单元的顺序（规定主链上带取代基的碳原子写在前，含原子最少的基团先写），再给重复单元命名（按小分子有机化合物的 IUPAC 命名规则），最后在重复单元前加前缀"聚"字。如聚-1,1-二甲基乙烯、聚-1-甲基-1-甲氧羰基乙烯

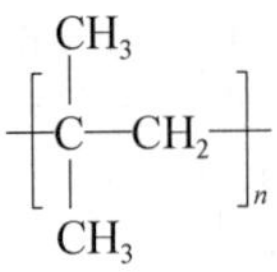

聚-1，1-二甲基乙烯 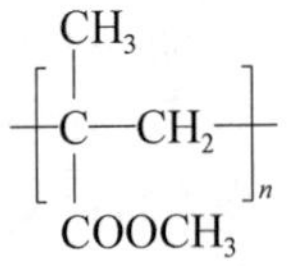　　　聚-1-甲基-1-甲氧羰基乙烯

2. 习惯命名法

习惯命名法并没有统一规定，是沿用已久的习惯叫法。天然高分子化合物都有俗名，如淀粉、纤维素、蛋白质等。大多天然高分子的俗名与其最初或主要来源有关，如甲壳素、阿拉伯胶和海藻酸等；改性天然高分子的命名与其衍生化的基团有关，一般是在原天然高分子名称前加上引入基团的名称作前缀，如羧甲基淀粉和羟丙基纤维素等。

合成高分子化合物的命名依据来源于单体的名称，这种命名在一定程度上反映了高分子的结构特征，比较简便，也最为常用。由一种单体合成的高分子，在单体或假想的单体名称前冠以"聚"字，如聚苯乙烯、聚乙烯醇：

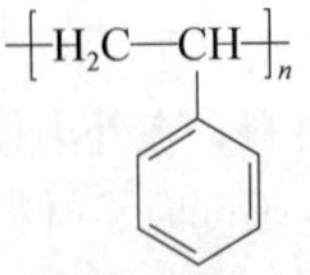

聚苯乙烯 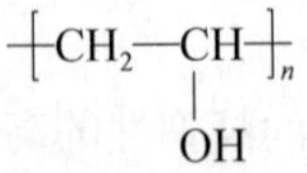　　　聚乙烯醇

由两种单体通过缩聚反应合成的高分子可在两种单体形成的重复单元名称前冠以"聚"字，如己二酸和己二胺的缩聚产物称为"聚己二酰己二胺"，对苯二甲酸和乙二醇的缩聚产物命名为"聚对苯二甲酸乙二（醇）酯"。由两种单体通过链式聚合反应合成的共聚物则习惯在两单体名称后加"共聚物"，如乙烯和乙酸乙烯酯的共聚产物叫"乙烯-乙酸乙烯酯共聚物"。杂链高聚物则根据聚合物中

所共有的特征结构单元来命名，如聚酯、聚酰胺、聚醚、环氧树脂等，其具体品种有更详细的名称。

习惯命名法一般是根据单体来源命名，虽然简单，但不严格，有时还会引起混乱，如将 $+\text{O}—\text{CH}_2—\text{CH}_2+_n$ 称为聚环氧乙烷便不太确切，虽然它主要来自环氧乙烷开环聚合，但也可通过其他单体如乙二醇聚合获得，因此也可称为 PEG。若按系统命名法命名则可避免这种混乱。

3. 商品名称

常用聚合物一般都有商品名称，商品名简洁，使用方便，有的是根据应用领域，有的则是译名，有的还能反映聚合物的结构特征。合成纤维在我国称为"纶"（来自-lon 的译音），如"涤纶"是聚对苯二甲酸乙二醇酯的商品名，"腈纶"是聚丙烯腈的商品名。聚酰胺常用其商品名的译名尼龙（nylon），如聚己二酰己二胺的商品名为"尼龙-66"，还反映了其结构特点。其他商品名还有特氟龙（teflon，聚四氟乙烯），卡波姆（carbomer，羧基乙烯共聚物）等。同一高聚物产品，不同国家或厂商可能有不同的商品名称，我国把涤纶称为"的确良"，把尼龙称为"锦纶"等。

对于专业人员而言，常以英文缩写字母来表示聚合物，如用 PE 表示聚乙烯，用 PVC 表示聚氯乙烯，PMA 代表聚丙烯酸甲酯等。

三、高分子材料的结构

高分子材料由许多高分子链聚集而成，且每条分子链都很长，因此其结构非常复杂。高分子的结构可分为高分子链结构与高分子聚集态结构两部分。链结构是指单个高分子的结构和形态，又分为近程结构和远程结构。近程结构是指单条高分子链内与基本结构单元有关的结构，包括高分子链结构单元的化学组成、键接方式、空间构型、序列结构及高分子链的几何形状。远程结构指的是整条分子链的结构状态，包括分子的大小与形态。聚集态结构指的是高分子链之间的排列和堆砌结构，包括晶态结构、非晶态结构、液晶态结构、取向态结构和织态结构。

（一）高分子近程结构——一级结构

近程结构是高分子最基本的结构，是在单体聚合过程或大分子化学反应过程中形成的，无法通过物理方法改变。高分子链的近程结构常称为一级结构，也称为高分子的化学结构。

1. 结构单元的键接方式

高分子链是由许多结构单元通过共价键连接起来的。在缩聚过程中，结构单元的键接方式一般都是明确的，但在加聚过程中，不对称结构的单体聚合时可能出现两种键接方式：一种是头—头（或尾—尾）键接，另一种是头—尾键接，这里把有取代基的碳端称作"头"，另一端为"尾"。例如，聚氯乙烯（PVC）可能存在以下键接方式：

头—头（或尾—尾）键接：

$$\sim\sim\text{CH}_2-\underset{\text{Cl}}{\text{CH}}-\underset{\text{Cl}}{\text{CH}}-\text{CH}_2-\text{CH}_2-\underset{\text{Cl}}{\text{CH}}-\underset{\text{Cl}}{\text{CH}}-\text{CH}_2\sim\sim$$

头—尾键接：

$$\sim\sim\text{CH}_2-\underset{\text{Cl}}{\text{CH}}-\text{CH}_2-\underset{\text{Cl}}{\text{CH}}-\text{CH}_2-\underset{\text{Cl}}{\text{CH}}-\text{CH}_2-\underset{\text{Cl}}{\text{CH}}\sim\sim$$

以上两种键接方式可同时存在于一个分子链中形成无规键接。但是单体不是完全任意链接的，由于取代基的电性和空间位阻而使键接方式受到限制，大多数采取头—尾键接方式。例如，聚氯乙烯中有86%的结构单元按头—尾键接。

键接方式的不同可对高分子材料的性能产生明显的影响。例如，用作合成维尼纶的聚乙烯醇，只有头—尾键接时其羟基才可与甲醛缩合生成聚乙烯醇缩甲醛；当为头—头键接时，羟基不易缩醛化，使其链上保留过多的羟基，这是造成维尼纶缩水性强、强度差的主要原因。

2. 结构单元的构型

构型是指分子中原子或基团在空间的排列方式。这种排列是稳定的，要改变构型，必须经过化学键的断裂和重组。构型异构可分为旋光异构和几何异构两种。

（1）旋光异构：旋光异构一般是指由于手性碳上所连的原子或基团在空间的排列方式不同而产生的异构现象，手性碳是指连有4个不同原子或基团的碳原子。结构单元为 —CH$_2$CH— 的高分子
$\qquad\qquad\qquad\qquad\qquad\qquad\qquad\qquad\qquad\qquad\qquad\quad\ |$
$\qquad\qquad\qquad\qquad\qquad\qquad\qquad\qquad\qquad\qquad\qquad\quad R$

中，每个结构单元都含有1个手性碳原子，因此每个链节就有 D 型和 L 型两种旋光异构体。随着高分子链中旋光异构单元的排列方式不同，将会出现三种构型。如果高分子链中的手性碳原子的立体构型全部为 D 型或 L 型，即 $DDDDDD$ 或 LLLLLL，这种构型称为全同立构；若高分子链中立体构型交替出现，即 D 型与 L 型相间连接，则称为间同立构；若高分子链中立体构型无规分布，则称为无规立构。三种不同的旋光异构体如下图所示：

全同立构：

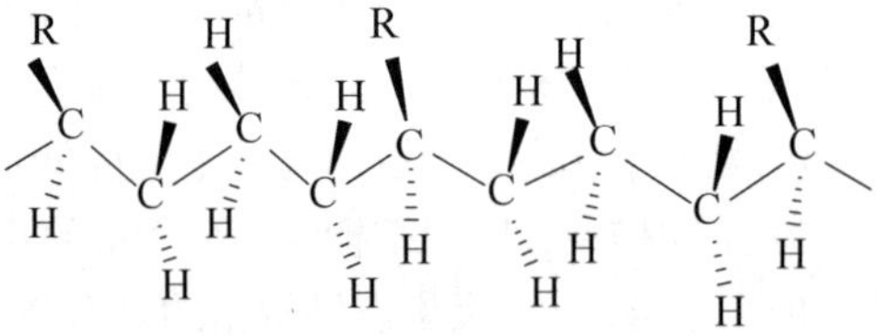

间同立构：

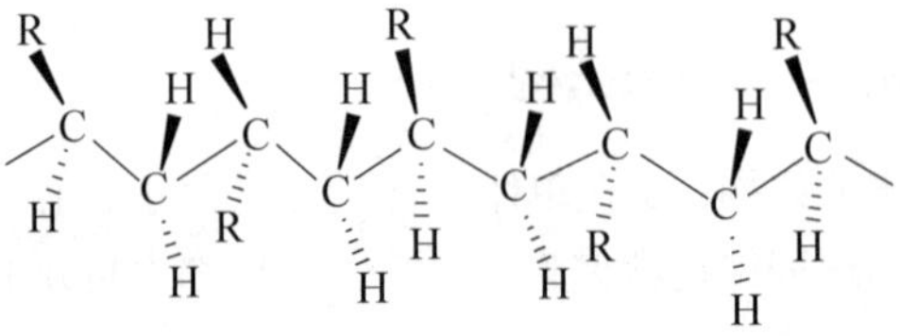

无规立构：

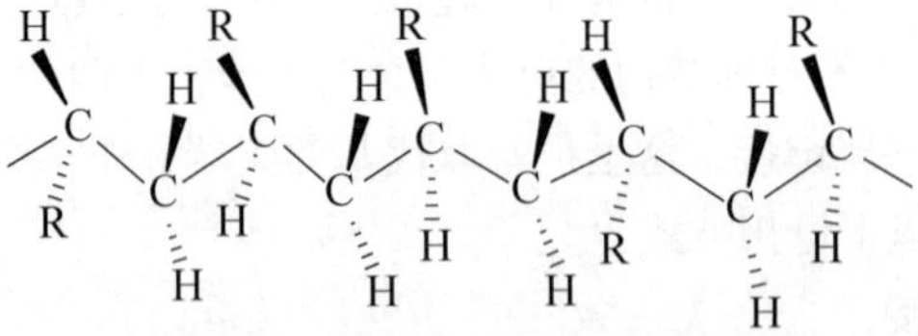

若将高分子中碳链放在一个平面上，全同立构中手性碳原子上的取代基 R 位于平面的同一侧，间同立构中手性碳原子上的取代基 R 则交替地分布在平面的两侧，而取代基 R 不规则地分布在平面两侧的则为无规立构。全同立构和间同立构统称为有规立构，实际上大多数高分子不可能达到100%的规整性，它们的规整程度可以用等规度来表示，等规度指的是有规立构体在高分子中的百分数。

对于小分子而言，不同的空间构型常有不同的旋光性。但对于高分子，虽然高分子链含有许多的手性碳原子，但由于内消旋和外消旋的作用，一般显示不出旋光性。

高分子的立体构型将会对材料的性能产生极大的影响。有规立构的高分子由于结构规整性高，大多能结晶，强度和软化点也较高。例如，有规立构的聚丙烯，易于结晶，可以纺丝制成纤维，而

无规聚丙烯呈稀软的橡胶状,力学性能差。

(2) 几何异构:双烯类单体采取 1,4-加成的连接方式时,高分子主链上的双键不能自由旋转,因此双键上的基团在双键两侧排列的方式不同而有顺式和反式构型之分。以 1,4-聚丁二烯为例,可能出现以下两种构型:

顺式结构:

反式结构:

顺式结构重复周期为 0.91 nm,不易整齐排列而结晶,在室温下是弹性很好的橡胶;反式结构重复周期为 0.51 nm,比较规整,易于结晶,在室温下是弹性很差的塑料。可见顺反异构对聚合物的性能也有很大影响。再如顺式 1,4-聚异戊二烯和反式 1,4-聚异戊二烯,由于结构不同,两者性能迥异,前者是具有高弹性的天然橡胶的主要成分,后者易结晶,无弹性。

3. 高分子链的几何形状

高分子链的骨架形状主要可分为三种:线型、支链型和体型。支链型高分子又称支化高分子,可以是长链支化高分子、梳型支化高分子和星型支化高分子,如图 2-1 所示。

线型高分子　长链支化高分子　梳型支化高分子　星型支化高分子　交联网络高分子

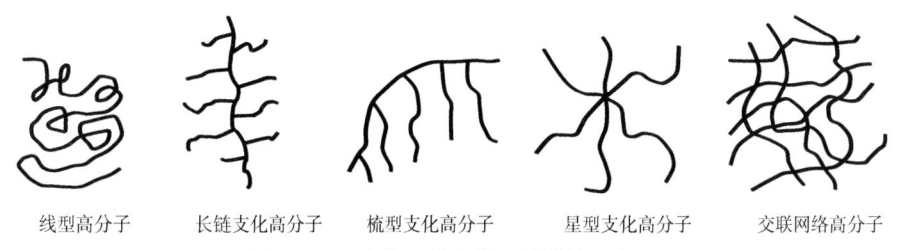

图 2-1　几种典型的高分子链结构示意图

线型高分子的分子间没有化学键结合,在受热或受力时可以互相移动,因此,线型高分子在适当的溶剂中可溶解,加热时可以熔融,易于加工成形。

支化高分子,是指分子链上带有一些支链。产生支链的原因与单体的种类、聚合反应类型或反应条件有关。由于支化结构破坏了分子的规整性,支链对高分子的结晶性、高分子溶液和熔体的流动性等性能有较大影响。例如,带支链的高分子比线型高分子难结晶。同时,支化结构对高分子的生物活性也有影响,如天然直链多糖和纤维素没有生物活性,而带有支链的香菇多糖和云芝多糖则具有抗肿瘤的活性。支化高分子的性质取决于支化程度,用支化度来表征。支化度可用单位体积中支化点的数目或支化点间的平均分子量来表征,但这两个参数的测定比较困难,因此也可用具有相同平均分子量的支化高分子同线型高分子的特性黏数之比(g^b)来表征,见式(2-1),支化度是统计平均值。

$$g^b = \frac{[\eta]_{支化}}{[\eta]_{线型}} \quad g^b < 1 \quad (2-1)$$

许多实验结果表明,多数支化高分子的 $b = 1/2$;对于梳型支化分子,$b = 3/2$。

体型高分子是高分子链之间通过化学键相互连接而成的三维空间网状大分子。这种交联聚合物的特点是不溶解也不熔融,当交联度不大时,在一些溶剂中能发生一定程度的溶胀,即溶剂分子进入网状结构内导致体积胀大。例如,聚异戊二烯橡胶可溶于汽油,经过硫化后,在线型聚异戊二烯分子链之间产生硫桥交联而成的橡胶,则不溶于汽油。交联度小的橡胶(含硫量小于 5%)有较好的弹性,交联度较大的橡胶(含硫量大于 30%)则变成硬而脆的物质,几乎无弹性。此类交联结构的交联度可用单位体积内交联点的数目或相邻交联点之间的平均分子量来进行表征。

热塑性塑料一般是线型高分子,少数是支化高分子;热固性塑料是交联高分子;橡胶是轻度交联的高分子。

4. 共聚物的序列结构

由两种或两种以上单体合成得到的共聚物都有一定的序列结构。序列结构是指各个不同结构单元在高分子中的排列顺序。以 A、B 两种单体的共聚物为例,有无规共聚物、交替共聚物、嵌段共聚物和接枝共聚物四类,如下所示:

```
—A—B—B—A—A—A—B—A—B—A—        无规共聚物
—A—B—A—B—A—B—A—B—A—B—        交替共聚物
—A—A—A—A—B—B—B—B—A—A—        嵌段共聚物
—A—A—A—A—A—A—A—A—A—A—        接枝共聚物
   |        |          |
   B—B—    B—B—      B—B—
```

共聚物的性质一般是均聚物的综合,如丙烯腈-苯乙烯-丁二烯共聚物(ABS),既能体现出韧性,又能显示出一定的硬度和刚性;有时却有很大的差异,如聚乙烯和聚丙烯都是塑料,但乙丙无规共聚物却是橡胶(称乙丙橡胶)。

(二)高分子远程结构——二级结构

高分子远程结构也称为二级结构,它包括高分子的大小即分子量及分子量分布和高分子链的结构形态(构象)即高分子链的柔性。柔性反映的是高分子链的构象转变行为,因此,柔性对聚合物的物理性能和力学性能有重大影响。

1. 高分子的分子量及分子量分布

高分子的分子量有两个基本特点,一是分子量大;二是分子量具有多分散性。高分子的分子量可达数十万乃至数百万,其链长可达 $10^2 \sim 10^3$ nm。分子量上的巨大差异导致小分子与高分子之间在性质上存在显著的不同。

(1)分子量:除少数天然高分子(如蛋白质、DNA 等)外,高分子化合物实际上是一系列同系物组成的混合物,其分子量是不均一的,这种性质称为多分散性。因此,其分子量实质上都是指平均分子量,只具有统计平均的意义。由于统计平均方法的不同,可以有四种不同的表示方法,即

数均分子量 $\overline{M}_n$、重均分子量 $\overline{M}_w$、黏均分子量 $\overline{M}_\eta$、Z均分子量 $\overline{M}_z$。

数均分子量是以高分子的分子数为统计单元，若体系中分子量分别为 M_1、M_2、M_3、⋯、M_n 的同系物的分子数为 N_1、N_2、N_3、⋯、N_n，则数均分子量可以式（2-2）计算：

$$\overline{M}_n = \frac{N_1M_1 + N_2M_2 + N_3M_3 + \cdots + N_nM_n}{N_1 + N_2 + N_3 + \cdots + N_n} = \frac{\sum_i N_i M_i}{\sum_i N_i} \quad (2\text{-}2)$$

如果以高分子的质量作为统计单元，可以得到重均分子量，计算式如式（2-3）：

$$\overline{M}_w = \frac{W_1M_1 + W_2M_2 + W_3M_3 + \cdots + W_nM_n}{W_1 + W_2 + W_3 + \cdots + W_n} = \frac{\sum_i W_i M_i}{\sum_i W_i} \quad (2\text{-}3)$$

由于 $W_i = N_i M_i$，则有 $\overline{M}_w = \dfrac{\sum_i N_i M_i^2}{\sum_i N_i M_i}$

Z均分子量是以 $N_i M_i^2$ 为统计单元，计算式如式（2-4）：

$$\overline{M}_z = \frac{N_1M_1^2 M_1 + N_2M_2^2 M_2 + N_3M_3^2 M_3 + \cdots + N_nM_n^2 M_n}{N_1M_1^2 + N_2M_2^2 + N_3M_3^2 + \cdots + N_nM_n^2} = \frac{\sum_i N_i M_i^3}{\sum_i N_i M_i^2} \quad (2\text{-}4)$$

根据稀溶液的黏度性质测得的黏均分子量 $\overline{M}_\eta$，其计算式为式（2-5）：

$$\overline{M}_\eta = \left(\sum_i W_i M_i^\alpha\right)^{1/\alpha} \quad (2\text{-}5)$$

式中，α 为参数，即马丁-侯（Mark-Houwink）方程 $[\eta] = KM^\alpha$ 中的指数，通常在 0.5～1，在一定的分子量范围内 α 为常数。

对于同一聚合物，各种统计分子量之间有下列关系：

$$\overline{M}_z \geqslant \overline{M}_w \geqslant \overline{M}_\eta \geqslant \overline{M}_n$$

等号只适用于分子量为单分散性即高分子的分子量完全均一的情况。

聚合物中低分子量部分对 $\overline{M}_n$ 影响较大，而高分子量部分对 $\overline{M}_w$ 影响较大。一般情况下，聚合物用 $\overline{M}_w$ 表征更恰当，因为其性能更多地依赖于较大的分子。

（2）分子量分布：聚合物分子量的多分散性可采用多分散性系数 d 表征，见式（2-6），当分子量完全均一时 $d=1$，分子量分布越宽，d 值越大。

$$d = \frac{\overline{M}_w}{\overline{M}_n} \quad (2\text{-}6)$$

多分散性亦可用分子量分布函数来完整描述，以各级分子量的摩尔分数 N_i 对分子量 M_i 作图（图 2-2），所得的分子量分布曲线更直观地体现多分散性。图中可见曲线 1 的聚合物分子量的分布较宽，表明分子量分布不均一程度越高，即多分散性越大；而曲线 3 则相反。

分子量分布宽度是聚合物中各个分子量与平均分子

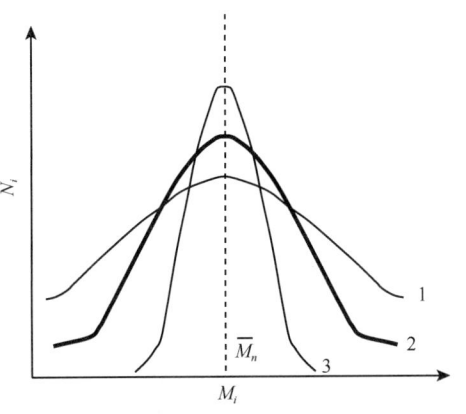

图 2-2 三种不同多分散性的聚合物的分子量分布曲线

量之间差值的平方的平均值,也可简明地描述聚合物分子量的多分散性。

数均分布宽度指数:$\sigma_n^2 \equiv \overline{[(M-\overline{M}_n)^2]_n} = \overline{M}_n \cdot \overline{M}_w - \overline{M}_n^2 = \overline{M}_n^2 \left(\dfrac{\overline{M}_w}{\overline{M}_n} - 1\right)$

重均分布宽度指数:$\sigma_w^2 \equiv \overline{[(M-\overline{M}_w)^2]_n} = \overline{M}_w \cdot \overline{M}_z - \overline{M}_w^2 = \overline{M}_w^2 \left(\dfrac{\overline{M}_z}{\overline{M}_w} - 1\right)$

假如分子量分布均一,则 $\sigma_n^2 = \sigma_w^2 = 0$,$\overline{M}_w = \overline{M}_n = \overline{M}_z$。

平均分子量大小和分子量分布是控制聚合物性能的重要指标。一般而言,聚合物的物理性能如黏度、弯曲强度等随分子量的增大而提高。例如,橡胶的一般分子量较高,熔体黏度太大,流动性差,为了便于加工成形,要预先进行炼胶以减少分子量;合成纤维的分子量通常为几万,否则不易流出喷丝孔;塑料的分子量一般介于橡胶和纤维之间。分子量分布对不同材料和成形方法也有不同的要求,如合成纤维要窄一些,而吹塑成形的塑料宜宽一些。

2. 高分子链的形态

高分子链由于单键内旋转而产生的分子在空间的不同形态称为构象,如图2-3所示。构象与构型的区别在于,构象可通过单键的内旋转改变,而构型无法通过内旋转改变,只能通过破坏化学键才能实现。热运动促使单键内旋转,内旋转使分子处于卷曲状态,最终呈现出多种构象。构象越多,分子链的熵值越大。除熵值之外,能量也决定了高分子链的形态,吉布斯能最小的形态越稳定。高分子链的最终形态由这两个因素共同决定,在不同条件下,两个因素的相对重要性不同,导致高分子链的不同形态(图2-4)。常见的大分子链形态有以下四种基本类型。

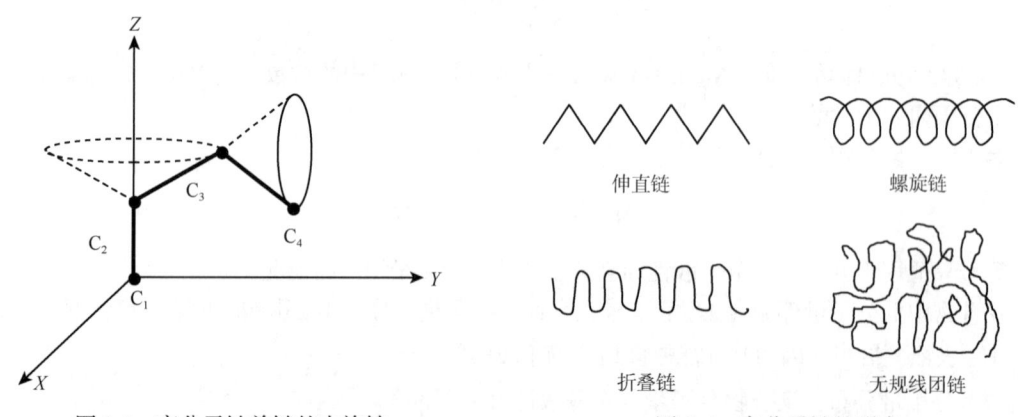

图2-3 高分子链单键的内旋转   图2-4 高分子链的形态

(1)**伸直链**:高分子链充分伸展呈锯齿状,每个链节都采用能量最低的反式链接,多见于完全刚性的线型高分子,如拉伸取向的聚乙烯分子链所呈现的就是该种构象。

(2)**螺旋链**:为了减小分子势能而形成的一种形态。这种形态相邻的非键合原子基团间距较大,斥能较小,或有利于形成稳定的分子内氢键,如蛋白质、核酸或全同立构的聚丙烯高分子。

(3)**折叠链**:高分子材料在成形过程中为了有利于形成晶体结构,高分子链采取折叠方式形成有序排列构象,如聚乙烯单晶中某些高分子链、聚甲醛晶体中大分子链等。

(4)**无规线团链**:绝大多数线型高分子在溶液中或熔融状态下,高分子链都呈无规线团状,这是较为典型的高分子链形态。

前三种链可形成晶体结构材料,无规线团链可以形成非晶体结构材料。晶体材料和非晶体材料的强度、溶解性、物质透过性等物理化学性质都具有显著差异。

3. 高分子链的柔性

高分子链通过热运动自发改变自身构象的性质称为柔顺性（简称柔性）。能够在各个层次上任意自由运动，获得最多构象的高分子链称为完全柔性链；只有一种伸直状态的构象，不能改变成其他构象的高分子链则称为完全刚性链。高分子链形成的构象越多，柔性越大，或者说刚性越小。实际上，绝大多数高分子链介于这两种极端情况。高分子链的柔性对材料的许多物理性质和性能如耐热性、高弹性、强度等具有很大的影响。

分子的内旋转是导致分子链柔性的根本原因，而高分子链的内旋转又主要受其分子结构的制约。一般来说，凡是有利于单键旋转的因素，都会使链的柔顺性提高，因此高分子链柔性的大小主要取决于结构因素。

（1）主链结构：全部由单键构成的主链，柔顺性较好，如聚乙烯。不同的单键，柔顺性也不同，一般键长越长，σ键越易旋转，柔性越大。主链中含有 C—O、C—N 和 Si—O 键，其内旋转比 C—C 键容易，故聚醚、聚氨酯分子链均为柔性链。Si—O—Si 的键角和键长均大于 C—C 键，所以聚二甲基硅氧烷（硅橡胶）分子链柔性很大，在低温下仍具有良好的弹性。含有孤立双键的主链，双键旁的单键旋转容易，链的柔顺性也较好，如聚丁二烯。但如果主链含有共轭双键或芳环结构，由于不能旋转而呈现刚性，如聚乙炔、芳香族尼龙等分子链均为刚性链。

（2）取代基：取代基的极性越强，数量越多，相互作用就越大，分子内旋转受阻越严重，链的柔性也越差。常见分子链的柔顺性从大到小有如下顺序：

聚丙烯＞聚氯乙烯＞聚丙烯腈

聚乙烯＞聚氯乙烯＞聚-1，2-二氯乙烯

取代基的分布对柔顺性也有影响，如聚偏二氯乙烯的柔顺性大于聚氯乙烯，这是由于前者取代基对称排列，分子极性减小，旋转变易。

非极性侧链体积越大，空间位阻就越大，阻碍链的旋转，柔顺性下降，如聚苯乙烯的柔性比聚丙烯、聚乙烯差。

（3）分子链的规整性：分子链越规整，结晶能力越强，柔顺性越差。一旦高分子结晶，链的柔顺性就表现不出来，从而呈现刚性。例如，聚乙烯，分子链是柔顺的，但由于结构规整很容易结晶，所以聚乙烯具有塑料的性质。

（4）氢键：一些在分子内或分子间能够形成强氢键的高分子也趋向于转变成刚性链，如纤维素分子链就是因为大量的氢键作用而成为刚性链。

（5）交联：对于交联结构，当交联程度不大时，对链的柔顺性影响不大，如含硫 2%～3% 的橡胶；当交联程度较高时，则大大影响链的柔顺性，甚至可能成为体型高分子而失去柔性，如含硫 30% 以上的橡胶。

（6）温度：温度对高分子链的柔顺性具有重要影响。温度越高，分子热运动能量越大，分子链内旋转越自由，链的柔性越大。例如，顺式-1，4-聚丁二烯，室温下可用作橡胶，冷却至 –120℃ 时，其柔性消失，变得脆硬。但是高度交联的聚合物和氢键等相互作用很强的聚合物，在高温下柔性也很差。

此外，柔顺性还与外力、溶剂等因素有关。

（三）高分子的聚集态结构——三级结构

高分子的聚集态结构是指在单个高分子二级结构基础上，许多高分子链排列和堆砌而成的结构，也称为超分子结构。三级结构包括晶态结构、非晶态结构、液晶态结构、取向态结构和织态结构。聚集态结构是分子链特有构象的宏观体现，因此聚集态结构是决定聚合物性能的主要因素。对于实际应用中的高聚物材料,其使用性能直接取决于加工成形过程中形成的聚集态结构。因此,研究高分子聚集态结构具有重要的理论和实际意义。

高分子聚集态结构的形成是高分子链之间相互作用的结果,因此在讨论高分子的各种聚集态结构之前,首先要了解高分子间的相互作用力。高分子间的相互作用力包括范德瓦耳斯力和氢键,范德瓦耳斯力又包括色散力、诱导力和取向力。色散力是高分子间最主要的相互作用力,存在于一切分子中。特别是在非极性或极性小的高分子中,色散力占分子间作用力总值的80%~100%。色散力的大小与分子量有关,由于高聚物的分子量很大,分子间相互作用力是很大的,再加上氢键作用,远远超过了组成它的化学键键能,因此,高分子只有凝聚态而没有气态。在高聚物中,分子间作用力是解释高分子的聚集状态、堆砌方式及各种物理性质的重要依据。

高分子之间作用力的大小通常采用内聚能或内聚能密度来表示。内聚能定义为克服分子间作用力,把1 mol液体或固体气化所需要的能量。内聚能密度(CED)即为单位体积的内聚能。由于高分子不能气化,所以不能直接测定它的内聚能和内聚能密度,只能通过测定其在不同溶剂中的溶液黏度或交联后的平衡溶胀来间接估算内聚能密度。内聚能密度在290 J/mL以下的聚合物,分子间作用力较小,分子链较柔韧,可作橡胶使用;内聚能密度在420 J/mL以上的聚合物,分子间作用力强,其制品有较高强度,常作纤维应用;内聚能密度介于二者之间的聚合物,具有中等强度的分子间作用力,既有一定的强度,又易于加工,可作塑料应用。

1. 非晶态结构

非晶态结构是高聚物中普遍存在的结构,可以是玻璃态、高弹态、黏流态(或熔融态)及结晶高分子中非晶区的结构。

对于高聚物的非晶态结构,目前主要存在着两种有争议的观点。一种观点认为高分子的非晶态结构是完全无序的,如弗洛里(Flory)于1949年提出的无规线团模型(图2-5),根据此模型,非晶态的自由体积应占35%,而事实上非晶态只占约10%的自由体积;因此提出另一种观点,认为高分子的非晶态结构有可能存在局部有序区域,其中有代表性的是Yeh在1972年所提出的折叠链缨状胶束粒子模型(图2-6),该观点认为非晶态聚合物中具有3~10 nm的局部有序性。此模型包含有序和无序两个部分,因此称为两相球粒模型。

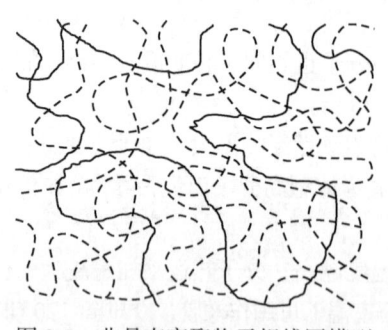

图2-5 非晶态高聚物无规线团模型

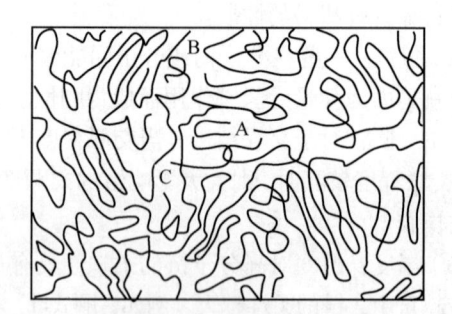

图2-6 非晶态高聚物折叠链缨状胶束粒子模型
A. 有序区;B. 粒界区;C. 粒间相

2. 晶态结构

分子链结构规整的大分子,在适宜的条件下可以形成晶体。高分子的结晶能力与高分子链的结构有密切的关系,聚合物链的规整度越高,结晶能力越强,如全同立构的聚丙烯比间同立构的聚丙烯更易结晶,而无规聚丙烯不能结晶。共聚破坏了链的规整性,所以无规共聚物通常也不能结晶。柔顺性越好的聚合物越易结晶,如柔性很好的聚乙烯易结晶,而柔性差的聚碳酸酯通常不结晶。分子间作用力很强时，如尼龙的分子间有大量氢键，有利于结晶的形成。

与一般小分子晶体相比，高聚物的晶体具有不完善、无完全确定的熔点及结晶速度较快的特点。在多数结晶聚合物中，结晶部分和非晶部分共存，并且结晶的比例受结晶条件影响，在一定范围内变化。聚合物中的晶相比例用结晶度（X_c）来表示，结晶度的测定方法有很多，如密度法、红外光谱法、X射线衍射法等，但所得结果往往不一致。因此，高分子结晶度没有明确的物理意义，仅被用作工艺指标。

通过对结晶高聚物的深入研究，已经建立了多种结构模型，如20世纪40年代Bryant的缨状微束模型，50年代凯勒（Keller）提出的折叠链模型及60年代Flory提出的插线板模型等，目前相关的研究仍在继续进行中。

（1）缨状微束模型：如图2-7所示，也称为两相结构模型，该模型假设聚合物具有晶区和非晶区两相并存的结构，并且每一个高分子链可以贯穿好几个晶区和非晶区。在晶区中分子链互相平行排列形成规整的结构；非晶区中，分子链的堆砌是完全无序的。这一结构模型合理地解释了晶区尺寸小于高分子链长及X射线衍射图像中的结晶点阵及衍射环现象，但无法解释聚合物单晶的形成及晶区和非晶区可以独立存在的现象。

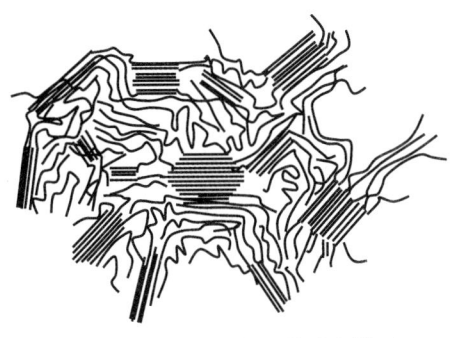

图 2-7 晶态高聚物缨状微束模型

（2）折叠链模型：分子量为70 000的聚乙烯完全伸展的长度可达600 nm，而实验所得其单层薄片状晶体的厚度仅约10 nm，因此，Keller认为晶区中分子链在片晶内呈规则折叠，夹在片晶之间的不规则排列链段形成非晶区，如图2-8所示。

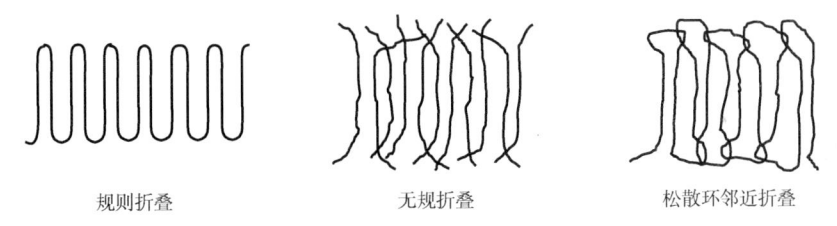

规则折叠　　　　无规折叠　　　　松散环邻近折叠

图 2-8 晶态高聚物折叠链的三种可能情况

（3）插线板模型：Flory认为从一个片晶出发的分子链并不在其邻位处折回到同一片晶，而是在进入非晶区后，在非邻位以无规方式再回到同一片晶或者进入另一个晶片（图2-9）。非晶区中，分子链段或无规地排列或相互有所缠绕。因此，高分子结晶只要链单元相互有规则地堆砌就可以结晶，从而解释了大多数高聚物结晶速度较快的现象。

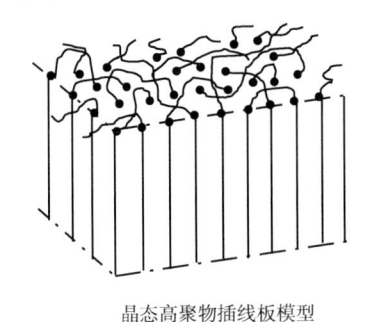

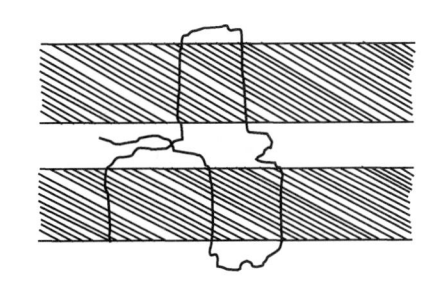

晶态高聚物插线板模型　　　　分子链在晶片中的构象

图 2-9 晶态高聚物插线板模型和分子链在晶片中的构象

聚合物的结晶会对其性能产生较大影响。聚合物结晶度越大，其熔点、密度增加，抗张强度、硬度、耐溶剂性增强，这是高分子链之间紧密聚集、分子间作用力增强的结果。另外，由于结晶后的分子链运动受限，聚合物的高弹性、断裂伸长、抗冲击强度等均有所下降。聚合物性能的改变直接影响其使用价值，研究结晶的规律及影响因素有利于材料的加工和应用。

3. 取向态结构

聚合物在外力作用下，分子链沿外力方向平行排列形成的结构，称为聚合物的取向态结构，包括分子链、链段、晶片等择优排列。取向态与晶态虽然都与有序性有关，但有序程度不同，晶态是三维有序，而取向态是一维或二维有序。很多聚合物产品如合成纤维、薄膜等都是在一定条件下经过不同的拉伸工艺制成，因此，研究取向态结构有着重要的实际意义。未取向的高分子材料，其链段是随机取向的，是各向同性的。取向后材料呈各向异性，取向方向的力学强度增加，垂直于取向方向的强度下降。

按照外力作用方式的不同，取向可分为单轴取向和双轴取向两类，如图 2-10 所示。单轴取向是指材料只沿一个方向拉伸，长度增加，厚度和宽度减小，高分子链或链段沿拉伸方向排列。双轴取向是指材料沿两个相互垂直的方向拉伸，面积增加，厚度减小，分子链平行于拉伸平面的任意方向。

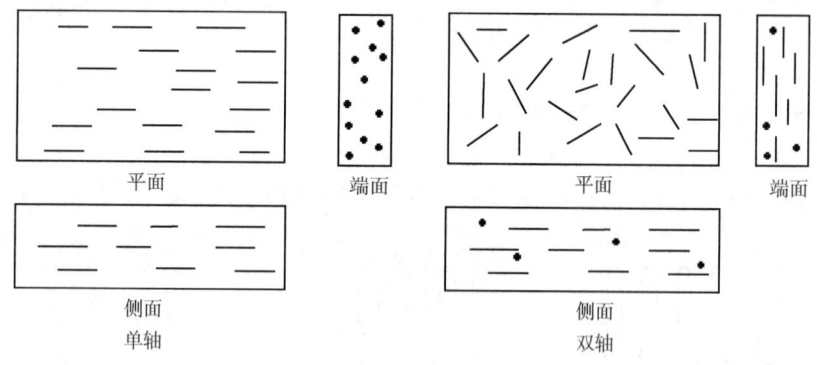

图 2-10 取向聚合物中分子排列示意图

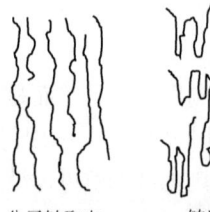

图 2-11 分子链和链段取向示意图

非晶态聚合物的取向按取向单元不同分成整链取向和链段取向，前者是指整个分子链沿受力方向排列，其局部链段不一定取向，故又称大尺寸取向；后者则与之相反，仅有链段取向，而大分子链排列处于无规状态，故又称为小尺寸取向，如图 2-11 所示。

结晶高聚物的取向是结晶形变过程，除了非晶区中可能发生链段或整链取向外，还可能有晶区的取向。由于结晶高聚物的结构模型存在争论，因此，关于结晶高聚物的取向过程也有两种不同的看法，主要围绕的是在非晶区和晶区两个区域内，哪个区域先发生取向。

聚合物的取向程度可以用取向度表示，通常可以采用 X 射线衍射、光双折射、红外二向色性等方法测定取向度。取向的结果是高分子材料的性能也会发生显著变化。抗张强度在取向方向上显著增加，垂直于取向方向的强度下降。取向高分子材料上发生光的折射，呈现光学各向异性。取向通常还使材料的玻璃化转变温度升高，对于结晶高聚物，则密度和结晶度也会升高，因而提高了材料的耐受温度。

4. 液晶态结构

液晶态被称为物质的第四态或中介相，是介于液态和晶态之间的中间状态。它既具有液态物质的流动性,又保持着晶态物质分子的有序排列,是一种兼有晶体和液体的部分性质的过渡状态,处于这种状态下的物质称为液晶。

液晶的分类方式很多。根据液晶内部分子排列方式和有序状况的不同,可分为近晶型、向列型和胆甾型(图2-12)。近晶型液晶中,液晶分子依靠分子间作用力形成层状结构,分子轴向与层平面垂直,或有一定的角度,层内分子的排列保持着大量的二维有序性。向列型液晶中分子仅仅平行排列,不形成层状结构,分子在一个方向取向,而与其垂直方向则完全无序,向列型液晶只有一维有序,具有非常好的流动性。胆甾型液晶是分子层重叠形成的,每一分子层内分子统一取向,同时围绕与分子层垂直的轴逐次扭转呈一定的角度。胆甾型液晶和近晶型液晶均为二维有序结构。

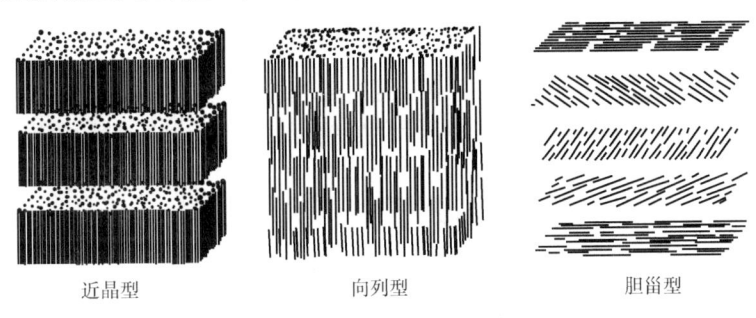

图 2-12 三类液晶结构示意图

按照液晶的生成方式是受热熔融还是溶于溶剂,可将液晶分为热致型液晶和溶致型液晶;若按照液晶基元所处的位置,又可将液晶分为主链型和侧链型两种,后者主要用作显示和信息存储材料。

5. 织态结构

织态结构是指不同聚合物之间或聚合物与其他成分之间的堆砌排列结构。两种或两种以上高分子混合在一起称为高分子共混物。共混的目的是取长补短,改善材料的性能。高分子共混物可以用两类方法来制备,一类为物理共混,包括机械共混、溶液共混和乳液共混等;另一类为化学共混,包括接枝共聚物、嵌段共聚物、聚合物互穿网络等。

高分子共混物的织态结构取决于组分间的相容性,若两组分完全不相容,混合后会发生宏观的分离,没有应用价值;若两组分完全相容,则形成微观上的均相体系,这种材料显示不出预期的某些特性;若两组分部分相容,则形成微观或亚微观非均相体系,这种材料呈现出某些优异的性能(常超过两种单组分),具有很大的实用价值。

在多数情况下,共混的高分子很难达到分子水平的混合,而只能得到表观均匀的共混物。在混合过程中,只有异种分子间的相互作用大于同种分子间的相互作用,二者才可能完全相容。聚合物分子间内聚能越接近,完全混合的可能性越大;而聚合物的用量比例越接近,则越不容易共混。结晶聚合物共混需要克服晶格能,更难形成单相共混物。所以,大多数高分子共混物都是非均相体系。这些非均相体系在储存和使用过程中不发生相分离是因为高分子的黏性、相界面分子链段的相互扩散及共混过程中共聚物或交联键的生成等因素的综合作用。

高分子共混物各组分的混合情况、形态及其精细结构可通过电子显微镜观察。根据共混组分比例及聚集态结构的不同,对A、B两组分的非均相高分子共混物的形态结构,提出了如图2-13的理想模型。开始时A组分含量较少,成球状分散在B组分中,随着A组分含量逐渐增加,分散相从球状转变成棒状,当两个组分含量相近时,则成层状结构;A组分含量继续增加,则B组分成分散相。实际上高分子的织态结构比理想模型要复杂得多,可能会出现图中结构间的过渡形态或几种结构形态共存。

A球　　　A棒　　　AB层　　　B棒　　　B球

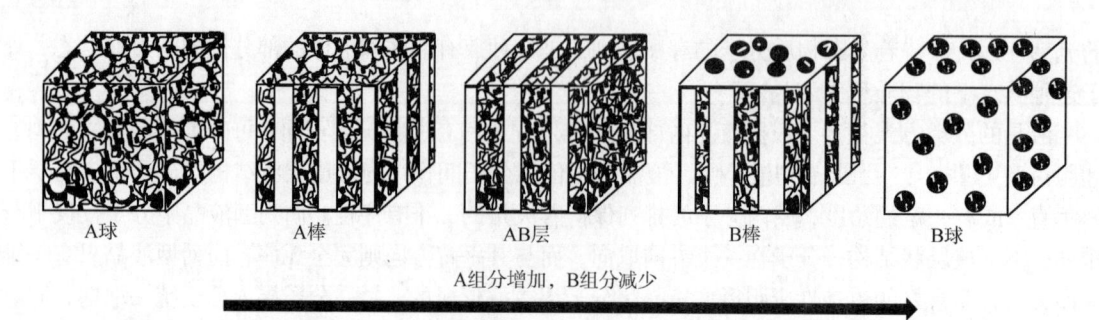

A组分增加，B组分减少

图2-13　非均相双组分高分子共混物的织态结构模型
A组分为白色；B组分为黑色

共混是对高分子材料进行改性的常用手段，通过合理设计和巧妙的制作工艺，可以得到理想的功能性材料，在药物的缓控释制剂、靶向制剂及智能给药等研究上具有重大的应用价值。

四、高分子材料的性质

高分子的性能与其结构密切相关，了解高聚物结构与其性质之间的关系，可用以正确地选择和使用药用高分子材料，并通过各种有效途径改变高聚物的结构以满足特定的性能要求。由于高分子的分子量很大，所以其溶解性、热性质、力学性能和化学性质等与小分子相比存在巨大差异。

（一）高分子溶液的性质

1. 高分子溶液的特征

高分子稀溶液是热力学稳定体系，大多较稳定；高分子浓溶液通常黏度大，稳定性随浓度增大而下降。由于高分子本身巨大的长链分子，使得高分子溶液与小分子溶液之间存在很大差异。小分子溶液中的两组分的分子尺寸接近，更易接近理想溶液的状态，而高分子的体积却比溶剂分子大得多，不符合理想溶液的条件。理想的小分子溶液中，相同分子和不同分子与溶剂分子之间的分子间作用力均相近，混合后无热量变化。而高分子间、溶剂分子间及高分子与溶剂分子间的作用力存在巨大差异，所以混合热 $\Delta H_m \neq 0$。高分子溶解时由聚集态到分子链在溶剂中舒展开，其构象数增加，熵值增大，所以混合熵比理想溶液要大得多。高分子溶液的另一个主要特征是在外场作用下表现出光学的各向异性，如产生双折射和双色性等。

2. 高分子的溶解

（1）高分子的溶解过程：由于高分子的结构复杂、分子量巨大，以及体系黏度等影响因素，其溶解过程比小分子复杂。高分子的溶解是一个缓慢过程，可分为溶胀和溶解两个阶段。

溶胀是指溶剂分子扩散进入高分子内部，使其体积增大的现象。它是高分子化合物特有的现象，其原因在于溶剂分子与高分子尺寸相差悬殊，分子运动速度相差很大，溶剂小分子扩散速度较快，高分子向溶剂中的扩散速度很慢。溶剂的不断渗入，削弱聚合物分子链间作用力（称为溶剂化），使得分子链段可摆脱其他链段的相互作用而逐渐舒展，宏观表现为高聚物发生胀大。溶胀是溶解的必经阶段，当溶剂量充足时，溶胀的聚合物则可继续进入溶解阶段，随着溶剂分子不断渗入，溶胀的聚合物逐渐分散成真溶液。交联高聚物在与溶剂接触时也可发生溶胀，但由于交联化学键的束缚，不能进一步分散到溶液中，只能停留在最高溶胀阶段，称为溶胀平衡。

相比于晶态聚合物，非晶态聚合物分子间堆砌比较松散，分子间相互作用力较弱，溶剂分子比较容易渗入聚合物内部使之发生溶胀或溶解。线型非晶态聚合物的分子量越大，溶解度越小；分子量相同的同种类型聚合物，支化高分子比线型高分子更易溶解。交联聚合物由于三维交联网的存在而不会发生溶解，其溶胀程度部分取决于聚合物的交联度，交联度增大，溶解度（溶胀后体积除以溶胀前体积）变小。

对于晶态聚合物，由于聚合物分子间排列规整，堆砌紧密，分子间相互作用力较强，溶剂分子较难渗入晶相，因此，晶态聚合物的溶解要比非晶态聚合物困难。但是一般聚合物结晶是不完全的，结构中存在非晶态部分，溶胀仍是其溶解的必经过程，在晶格未被破坏前，聚合物只能溶胀而不能溶解。对于极性晶态聚合物，选择适宜的强极性溶剂，在室温下即可溶解，原因在于极性晶态聚合物的非晶态部分与强极性溶剂发生溶剂化作用，产生放热效应，破坏晶格，使之溶解，如聚酰胺可溶于甲酸、苯酚等强极性溶剂中。而对于非极性晶态聚合物的溶解，一般要升高温度甚至接近其熔点，经过晶相的熔融，然后方可溶解，如高密度聚乙烯的熔点为 135℃，在溶剂四氢萘中，加热到 120℃左右才能溶解。

（2）高分子溶解过程的热力学：高分子的溶解过程是溶质分子和溶剂分子相互混合的过程，恒温恒压条件下，该过程能自发进行的必要条件是吉布斯自由能（ΔG_m）小于零，见式（2-7）。

$$\Delta G_m = \Delta H_m - T\Delta S_m < 0 \tag{2-7}$$

式中，ΔH_m 为混合热，ΔS_m 为混合熵，T 为溶解时的热力学温度。

由高分子溶液特征可知，高分子的溶解是熵值增大的过程，即 $\Delta S_m > 0$，因此，ΔG_m 的正负取决于 ΔH_m 的正负和大小。

极性高分子溶于极性溶剂中时，由于高分子溶解是放热的，即 $\Delta H_m < 0$，则 $\Delta G_m < 0$，高分子可以溶解。非极性高分子溶解过程一般是吸热的，即 $\Delta H_m > 0$，此时必须满足 $|\Delta H_m| < T|\Delta S_m|$，也就是升高温度 T 或减小 ΔH_m，高分子才有可能溶解。

根据希尔德布兰德（Hildebrand）溶度公式，混合热 ΔH_m 如下：

$$\Delta H_m \approx V_{1,2} (\delta_1 - \delta_2)^2 \varphi_1 \varphi_2 \tag{2-8}$$

式中，$V_{1,2}$ 为溶液的总体积（cm³），δ 为溶度参数（J/cm³）$^{1/2}$，φ 为体积分数，下标 1 和 2 分别表示溶剂和溶质，此式只适用于非极性的溶质和溶剂的相互混合。由溶度公式可知，混合热 ΔH_m 总是为正值，且溶质和溶剂的溶度参数越接近，则 ΔH_m 越小，也越能满足自发进行的条件，一般 δ_1 和 δ_2 的差值不宜超过 ± 1.5。

由于分子间作用力的大小是影响聚合物溶解过程的关键内在因素，所以讨论分子之间作用力的大小尤为重要。分子间作用力的强弱除了可以用内聚能来衡量，另一个更常用的物理量就是公式中的溶度参数。溶度参数 δ 定义为内聚能密度的平方根，即

$$\delta_1 = \left(\Delta E_1 / V_1\right)^{1/2} ; \quad \delta_2 = \left(\Delta E_2 / V_2\right)^{1/2} \tag{2-9}$$

式中，ΔE 为内聚能（J）；V 为体积（cm³）。可用黏度法和溶胀度法测定聚合物的溶度参数。黏度法是将聚合物溶解在一系列不同 δ 的溶剂中，在相同浓度和温度下测定聚合物溶液的特性黏度，当聚合物在良溶剂中舒展最好时，特性黏度最大，故把特性黏度最大时所用溶剂的 δ 值作为聚合物的溶度参数。溶胀法是用交联聚合物在不同 δ 的溶剂中达到溶胀平衡后，测定溶胀度，当溶剂的溶度参数与聚合物溶度参数相等时，溶胀最好，溶胀度最大，因此可把溶胀度最大的溶剂的溶度参数作

为该聚合物的溶度参数。表 2-1 和表 2-2 分别是一些高分子和溶剂的溶度参数。

表 2-1　一些高分子的溶度参数

高分子名称	δ [(J/cm³)^{1/2}]	高分子名称	δ [(J/cm³)^{1/2}]
聚二甲基硅氧烷	14.9	聚甲醛	20.7~22.5
聚乙烯	16.5	聚甲基丙烯酸	21.8
聚丙烯	16.6	聚对苯二甲酸乙二酯	21.9
聚丁二烯	17.6	醋酸纤维素	22.3
聚苯乙烯	18.6	聚偏二氯乙烯	25
聚乙酸乙烯酯	19.2	尼龙-66	27.3
聚氯乙烯	19.6	聚丙烯腈	25.6~31.5
聚氨基甲酸酯	20.5	聚乙烯醇	25.8~39.0

表 2-2　一些溶剂的溶度参数

溶剂	δ [(J/cm³)^{1/2}]	溶剂	δ [(J/cm³)^{1/2}]	溶剂	δ [(J/cm³)^{1/2}]
正己烷	14.9	乙醚	15.1	甲酸	27.6
环己烷	16.8	正丙醇	24.4	乙醇	26.0
四氯化碳	17.6	四氢呋喃	18.6	乙腈	24.5
甲苯	18.2	乙酸乙酯	17.5	甲醇	29.6
苯	18.8	异丙醇	23.1	乙二醇	32.1
三氯甲烷	19.0	环己酮	20.3	甘油	36.2
二氯甲烷	19.8	丙酮	20.5	二甲基亚砜	27.4
二硫化碳	20.5	乙酸	25.0	水	47.8

3. 溶剂的选择

溶解高分子需要选用合适的溶剂，溶剂的选择遵循三个原则，即相似相溶原则、溶度参数相近原则和溶剂化作用原则。

（1）相似相溶原则：相似相溶原则是小分子溶解的规律，在一定程度上也适用于聚合物。极性高分子化合物可溶于极性的溶剂中，非极性高分子则可能溶于非极性的溶剂中，两者的极性越接近，相溶的可能性越大。例如，极性大的聚乙烯醇能够溶于水和乙醇，非极性的聚苯乙烯和天然橡胶可溶解于苯和甲苯中。

（2）溶度参数相近原则：由 Hildebrand 溶度公式可知，对于非极性非晶态聚合物，选择溶度参数与聚合物相近的溶剂，聚合物能很好地溶解，一般聚合物与溶剂间的溶度参数差值在 ±1.5 以内可以溶解。例如，天然橡胶 [δ = 17.0（J/cm³）^{1/2}] 可溶于甲苯[δ = 18.2（J/cm³）^{1/2}]和四氯化碳[δ = 17.6（J/cm³）^{1/2}]，但不溶于乙醇[δ = 26.0（J/cm³）^{1/2}]。有时聚合物在单一溶剂中不能溶解，可以通过调节混合溶剂的溶度参数，使其与聚合物相近，达到良好的溶解性能，混合溶剂的溶度参数 δ 可由式（2-10）计算。

$$\delta_{混} = \varphi_1 \delta_1 + \varphi_2 \delta_2 \tag{2-10}$$

式中，δ_1 和 δ_2 分别为两种纯溶剂的溶度参数，φ_1 和 φ_2 分别为两种纯溶剂的体积分数。

（3）溶剂化作用原则：溶剂化作用是溶剂分子通过与高分子链的相互作用，使链分离而发生溶胀，直到溶解。发生溶剂化作用的前提是在聚合物和溶剂分子间有强的偶极作用，即一方是电子受体，另一方是电子给体。高分子按官能团可分为给电子性高分子、弱亲电子性高分子和强亲电子性高分子（表2-3）。溶剂按其极性不同也可分成给电子性溶剂、弱亲电子性溶剂和强亲电子性溶剂（表2-4）。给电子性高分子能和亲电子性溶剂发生溶剂化而易于溶解，亲电子性高分子也因能被给电子性溶剂溶剂化而易于溶解。若高分子基团与溶剂之间能形成氢键，也有利于溶解。例如，聚氯乙烯的 δ 与二氯甲烷及环己酮均相近，但聚氯乙烯可溶于环己酮而不溶于二氯甲烷，这是因为聚氯乙烯是弱的亲电体，而环己酮是给电体。

由于高分子溶解的影响因素较多，以上原则只可作为选择溶剂时的参考，在实际操作中需要通过实验，结合使用目的、安全性、工艺要求和成本等多方面因素选择确定适宜的溶剂。

表 2-3　一些高分子的极性分类

给电子性高分子	弱亲电子性高分子	强亲电子性高分子
聚乳酸	聚氯乙烯	聚丙烯酰胺
聚乙氧醚	聚乙烯	聚丙烯酸
环氧树脂	聚丙烯	聚丙烯腈
聚酰胺	聚四氟乙烯	聚乙烯醇
聚对苯二甲酸乙二醇酯		蛋白质
聚碳酸酯		葡聚糖

表 2-4　一些溶剂的极性分类

给电子性溶剂	弱亲电子性溶剂	强亲电子性溶剂
丁酮	二氯甲烷	水
环己酮	三氯甲烷	乙醇
乙醛	四氯化碳	乙腈
乙醚	正己烷	乙酸
乙酸乙酯	环己烷	甲酸
四氢呋喃	甲苯	正丁醇
二甲基甲酰胺	二硫化碳	苯酚

4. 凝胶

在一定条件下，线型聚合物分子间相互连接，形成空间网状结构，而在网状结构的空隙中填充了液体介质（在干凝胶中介质可以是气体），此种特殊的分散体系称为凝胶。

（1）凝胶的分类：根据高分子交联键性质的不同，凝胶分为化学凝胶和物理凝胶。大分子通过共价键连接形成网状结构的凝胶为化学凝胶，这类化学键交联的凝胶不能熔融也不会溶解，结构非常稳定，称为不可逆凝胶（或刚性凝胶），大多数合成凝胶属于这一类型。大分子间通过非共价键（通常为氢键或范德瓦耳斯力）相互连接形成的凝胶为物理凝胶，这类凝胶由于分子间的物理交联使其具有可逆性，即随温度等外界条件的改变，物理链被破坏，凝胶可重新溶解于溶剂中形成溶液，因此，物理凝胶又称为可逆凝胶（或弹性凝胶）。例如，多糖类、蛋白质凝胶等，分子间氢键会因加热、搅拌而被破坏，使凝胶变成溶胶，冷却或停止搅拌后，溶胶又可变回凝胶。

另外，根据凝胶中液体介质含量的多少又分为冻胶和干凝胶两类。含液量在90%以上的凝胶称为冻胶。冻胶多数由柔性大分子构成，具有一定的柔顺性，网状结构中的溶剂不能自由流动，呈弹性半固体状态，通常所说的凝胶即为冻胶。液体含量少的凝胶称为干凝胶，其主要成分是固体，干凝胶在吸收适宜的液体溶胀后即可转变为冻胶。

（2）凝胶的形成及其影响因素：高分子溶液在适当条件下转变为凝胶的过程称为胶凝作用。影响胶凝作用的因素主要有浓度、温度和电解质。每种高分子溶液都有一个形成凝胶的最低浓度，低于此浓度则不能形成凝胶，高于此浓度可加速胶凝。分子形状越不对称，越容易在低浓度下发生胶凝。溶液温度越低越利于实现胶凝。电解质对胶凝作用的影响比较复杂，有促凝作用，也有阻凝作用，其中阴离子起主要作用，当盐的浓度较大时，Cl^- 和 SO_4^{2-} 一般会加速胶凝，而 I^- 和 SCN^- 则阻滞胶凝作用。

（3）凝胶的性质：凝胶的结构决定了其具有溶胀性、触变性、脱水收缩性和透过性，这些性质使凝胶在控释给药及药物的递送等方面呈现出一定的智能化。

1）溶胀性是指凝胶吸收液体或蒸气使体积明显增加的现象，是凝胶最显著的特征。溶胀后其自身重量、体积明显增加。例如，高吸水树脂吸水以后体积膨胀几百倍乃至上千倍。日常生活中也有凝胶溶胀的现象，如木耳和冻豆腐在水中体积变大。凝胶吸收液体后，网状结构被撑开，体积膨胀，随着越来越多的液体被吸收，网状结构最终解体并完全溶于液体形成溶液，称为无限溶胀。若凝胶只吸收有限的液体，凝胶的网状结构只被撑开而不解体，这种溶胀称为有限溶胀。溶胀性的大小可用溶胀度来衡量，溶胀度指在一定温度下，单位质量或体积的凝胶所能吸收液体的最大量。

影响溶胀度的主要因素有液体的性质、温度、电解质及 pH。液体的性质不同，溶胀度有很大差异；升高温度可加速溶胀速度，还可能使有限溶胀转化为无限溶胀；电解质对溶胀的影响主要是阴离子部分，其影响作用与影响胶凝的作用正好相反，各种阴离子对溶胀作用的影响由大到小的次序：$CNS^->I^->Br^->NO_3^->Cl^->Ac^->SO_4^{2-}$；介质的 pH 对蛋白质的溶胀作用影响较大，当介质的 pH 等于蛋白质等电点时，其溶胀程度最小。此外，凝胶的溶胀程度还取决于高分子化合物的交联度，交联度越大，溶胀度越小。

2）物理凝胶受外力作用变成流体（溶胶），当外部作用停止后，又恢复成半固体，这种凝胶与溶胶相互转化的过程，称为触变性。具有触变性的原因是凝胶的网状结构不稳定，在振摇、搅拌或其他机械力的作用下，易被破坏，线状链段互相离散，体系出现流动性，静止时又重新形成网状结构。凝胶的触变性被广泛应用于药物制剂，具有触变性的凝胶药物，只需振摇几下，可立即由凝胶变成液体，使用方便。例如，某些滴眼液，使用时呈溶胶状而易滴出，滴入眼睑后呈凝胶状，延长了药物在眼内的滞留时间。

3）脱水收缩性是指高分子溶液胶凝后，凝胶的结构并没有完全固定，液体自发缓慢地从凝胶中分离出来的现象。这种现象的发生是因为凝胶的结构形成后，分子链段间的相互作用还在继续进行，链段运动相互靠近，挤出网孔中的液体使网状结构更为紧密（图 2-14）。一般来说，可逆凝胶的脱水作用是可逆过程，即是溶胀作用的逆过程；但是不可逆凝胶的脱水收缩作用是不可逆的。

4）凝胶的网状结构可以允许一些小分子或离子透过，因此，凝胶具有与液体相似的性质，可以作为扩散介质。凝胶的浓度及交联度对其透过性影响很大。当凝胶浓度较低时，水分子或离子是可以自由通过的，其扩散行为与在溶液中相似。但当凝胶浓度增大或交联度增大时，物质的扩散速度都将变小。交联度增大使凝胶骨架孔隙变小，物质透过凝胶骨架时要通过迂回曲折的孔道，孔隙越小，受阻程度越大，扩散速度降低越明显。凝胶中溶剂的性质和含量也会影响凝胶的透过性，溶胀度高的凝

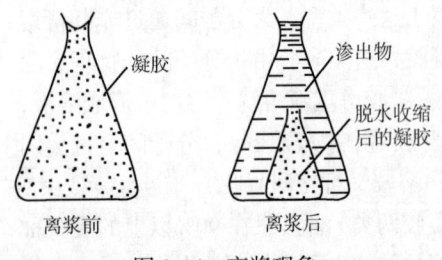

图 2-14 离浆现象

胶平均孔径较大，有利于粒子透过，含水的孔道有利于水溶性物质透过。另外聚电解质（也称高分子电解质）凝胶对离子的扩散与透过是有选择性的。

（二）高分子的热性质

小分子的热运动是整个分子链的运动（称为布朗运动），运动方式有震动/转动和平动。高分子的热运动除了上述方式外，分子链中的一部分，如侧基、支链、链节或链段还存在其他相应的各种运动（称为微布朗运动）。相较于小分子，高分子具有多重的热运动单元。除此之外，高分子的热运动还具有以下特点：①高分子热运动是一个松弛过程。在一定的外力和温度下，聚合物从一种平衡状态过渡到新的平衡状态需要时间，这个过程称为松弛过程。松弛过程是一个缓慢过程，完成该过程所需的时间称为松弛时间。②高分子热运动与温度有关，温度升高增加了能量，同时使聚合物体积膨胀，扩大分子链的运动空间，有利于运动单元的运动。

1. 高分子形变与温度的关系

聚合物分子的微观运动方式，在宏观上呈现一定的力学状态。不同温度下，分子具有不同的运动方式，呈现不同的力学状态。当聚合物组成一定时，力学状态主要与温度相关。通过观察非晶态聚合物在等速升温过程中发生的形变与温度的关系，可得到温度-形变曲线。非晶态聚合物的温度-形变曲线上有三种不同的力学状态和两个热转变区（图2-15）。

（1）玻璃态。在较低温度下，由于能量低，不足以使整个分子链段运动，只有侧基、短支链等小运动单元发生局部震动及键长和键角的变化。因此，聚合物的力学性质和小分子玻璃相似，受力后形变很小（<0.1%），且遵循胡克定律。当外力除去后，立即恢复原状，此时的结构具有硬和脆的特点。

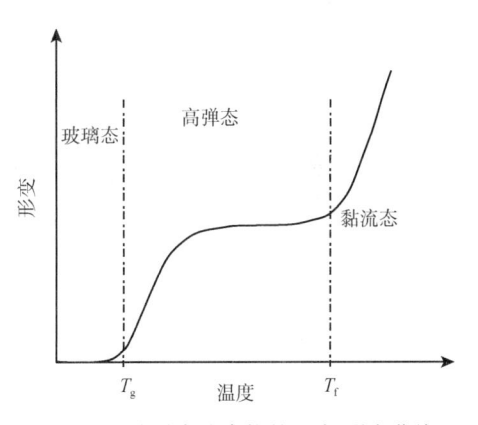

图2-15 非晶态聚合物的温度-形变曲线

（2）玻璃化转变区。当温度升高，温度-形变曲线出现第一个斜率突变区域，该区域对温度敏感，在3~5℃的温度范围内，由于链段所获能量足以克服内旋转势垒而运动，分子构象不断发生变化，分子链可在外力作用下伸展或卷曲，宏观呈现出力学松弛行为。在此区域内，玻璃态向高弹态转变的温度称为玻璃化（转变）温度，以T_g表示。对于塑料来说，T_g是使用温度的上限；对于橡胶来说，T_g是使用温度的下限。

（3）高弹态。温度继续升高，热运动能量增加，足以使链段运动，但还不足以使整个高分子链移动，在此温度范围内，聚合物受较小的力就可发生很大的形变（100%~1000%），当外力解除后，形变可以完全恢复。在该温度范围内，聚合物表现为柔软且具有弹性的固体，所以称为高弹态。高弹态是高分子特有的力学状态。

（4）黏弹转变区。温度进一步升高，温度-形变曲线出现第二个斜率突变区域。由于链段热运动的加剧，链段沿作用力方向协同运动，导致大分子的重心发生相对位移。聚合物开始呈现流动性，形变迅速增加。在此温度范围内，聚合物同时表现出弹性和流动性。高弹态开始转变为黏流态的温度称为黏流温度，以T_f表示，分子量越大，T_f就越高。

（5）黏流态。当温度高于T_f后，链段的剧烈热运动，使整个分子重心发生相对位移，即产生不可逆形变。聚合物呈黏性液体状，力学强度极差，稍一用力就可变形，称为黏流态。交联聚合物由于分子链间有化学键连接，不能发生相对位移，故无黏流态存在。

结晶聚合物的温度-形变曲线与非晶态聚合物有很大不同。结晶度不大（<40%）的聚合物中也存在非晶部分，因此存在 T_g，结晶度大的聚合物则不存在 T_g。结晶聚合物从 T_g 到熔融温度 T_m 之间不会出现高弹态，因为结晶使其弹性变差。

2. 玻璃化（转变）温度和黏流温度

通常以聚合物保持外形和固有力学性能的最低温度来表示高分子材料的耐热性，相当于非晶态聚合物的 T_g 和晶态聚合物的 T_m。

T_g 是链段开始运动的温度，而链段运动是通过内旋转实现的，因此，凡是能够影响高分子柔性的因素都对 T_g 有影响。柔顺性越好，T_g 越低。另外，分子量也会对 T_g 产生影响。处于链末端的链段运动受限制较少，更易剧烈运动。分子量的增加意味着链末端的比例减少，T_g 升高，但当分子量超过临界值后，T_g 与分子量无关。此外，共聚、共混与增塑和外界条件（如升温速度、外力作用速度、频率）都会对 T_g 产生影响，如聚合物中加入增塑剂会使 T_g 降低。针对上述影响 T_g 的结构因素，有三种途径可提高非晶态聚合物（如塑料与纤维）的耐热性：①增加分子链的刚性；②引入强极性基团，增加分子间作用力；③增加分子链的规整性来提高结晶性。对于橡胶而言，T_g 是使用的最低温度，可以通过共聚、增塑等方法降低 T_g，提高其耐寒性。

热塑性塑料和橡胶的成形都是在黏流态下进行的，因此聚合物的 T_f 对于聚合物的加工成形具有重要意义。T_f 是加工的最低温度，为了提高流动性，通常实际加工温度都比 T_f 高，但不可超过聚合物的热分解温度（T_d）。T_f 是整个高分子链开始运动的温度，因此，高分子的分子量对 T_f 有很大的影响，分子量越大，分子整体运动越难，则 T_f 越高，且不存在分子量的临界值。此外，随着分子链刚性和分子间作用力的增加，T_f 也会升高。

（三）高分子的力学性质

聚合物材料的用途不同，所要求的力学性能也不同，而力学性能与聚合物所处的力学状态有关。聚合物的力学性质主要是研究其在受力作用下的形变，即应力与应变的关系。

1. 力学性能的基本物理概念

（1）应力和应变：物体在外力作用下而不能产生移动时，其几何形状和尺寸将发生变化，这种形变称为应变。材料发生形变时，其内部产生与外力相抗衡的反作用力，其大小与外力相等但方向相反，定义单位面积上的这种反作用力称为应力。材料受力方式不同，形变方式也不同，常见的有两种类型，在张应力作用下，材料发生拉伸形变（图2-16）；在切应力作用下，材料发生偏斜（图2-17）。

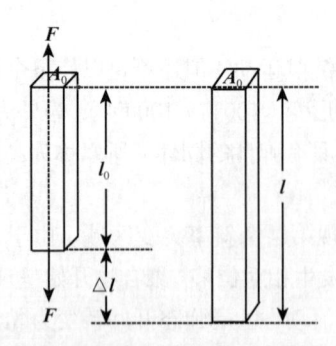

图2-16 简单拉伸示意图

注：F. 张应力，l_0. 材料原来的长度，Δl. 材料的伸长量，l. 材料发生形变后的长度，A_0. 材料单个的表面积

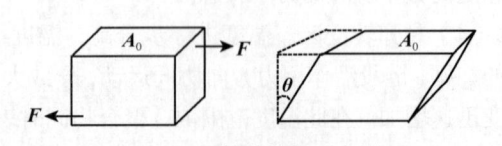

图2-17 简单剪切示意图

注：F. 切应力，θ. 切变角，A_0. 材料单个的表面积

材料受外力发生形变时，应力与应变成正比，服从胡克定律，其比例常数称为弹性模量（E），简称模量。若材料受简单拉伸时，则以拉伸模量（又称杨氏模量）来表示，则有：$E=\sigma/\varepsilon$（σ 表示应力，ε 表示应变）。弹性模量可衡量材料产生弹性变形的难易程度，E 值越大，使材料发生一定弹性变形的应力也越大，即材料的刚度越大。

（2）强度：强度是材料抵抗外力破坏能力的量度，不同形式的破坏力对应不同意义的强度。

1）抗张强度：是指在规定的温度、湿度和加载速率下，在标准试样上沿轴向施加拉伸力直至拉断为止，试样断裂前所承受的最大载荷（P）与试样截面积（宽度 b 和厚度 d）之比称为拉伸强度（σ_t）。

$$\sigma_t = \frac{P}{bd} \tag{2-11}$$

2）抗弯强度：在规定的条件下对试样施加静弯曲力矩，至试样折断为止的最大载荷（P）。抗弯强度（σ_f）以式（2-12）表示。

$$\sigma_f = \frac{Pl_0}{bd^2} \tag{2-12}$$

式中，l_0、b、d 分别为试样的长、宽、高。

3）抗冲击强度：衡量材料韧性的一种强度指标，即试样受冲击载荷而折断时单位面积所吸收的能量 W。抗冲击强度（σ_i）以式（2-13）表示。

$$\sigma_i = \frac{W}{bd} \tag{2-13}$$

由于聚合物结构的不完全均匀性，其实际强度要比理论强度低得多。聚合物的断裂是一个复杂的多阶段过程，从微观的分子链的解缠和滑移到出现宏观裂纹，直至最终材料断裂。由此可见，聚合物的强度与聚合物本身的结构有关，主要取决于主链化学键力和分子链间作用力，高分子链柔性越小、极性越强、交联度越大、结晶度越高和分子量越大的聚合物，其强度也就越大。由于是在外力作用下而被破坏，所以聚合物的强度还与温度和荷载速率等外界因素有关。

（3）硬度：硬度是衡量材料表面抵抗机械压力的一项指标，用以反映材料承受应力而不发生形状变化的能力。硬度的测定方法很多，采用不同的测定方式，其计算公式也不同，主要有布氏硬度、洛氏硬度、维氏硬度等几种，其中布氏硬度是药剂学中常用的量化指标。

2. 高分子的高弹性和黏弹性

高弹性是处于高弹态的聚合物呈现出的独特的力学性质。橡胶和塑料在 $T_g \sim T_f$ 都可表现出一定的高弹性。由于高分子链的内旋转可形成许多不同的构象，熵值很大，在拉伸应力作用下，高分子链被伸展使得构象减少，熵值减少，但热运动可使高分子链恢复到构象较多、熵值较大的状态，因而呈现出聚合物的高弹性。由此可见，高分子链的柔性是聚合物具有弹性的必要条件。与一般固体材料相比，橡胶类聚合物弹性具有以下特点：①弹性形变大，而一般金属材料的弹性不超过 1%；②弹性模量小，其高弹模量只有一般固体材料的万分之一左右；③弹性模量随温度上升而增大，而一般固体则相反；④形变具有明显热效应，拉伸放热，回缩吸热；⑤高弹形变有时间依赖性，即力学松弛特性。

黏弹性是高分子材料的又一重要力学特征，是指聚合物既有黏性又有弹性的性质，实质是聚合物的力学松弛行为。理想弹性体的形变与时间无关，其形变可瞬间达成又可瞬间复原；理想的黏性体受到外力作用后，形变随时间线性变化。聚合物则介于这两者之间，其形变具有时间依赖性，表现为黏弹性。高分子材料的黏弹性主要包括蠕变、应力松弛两种静态黏弹性，与滞后、内耗两类动态黏弹性。

（1）蠕变：蠕变是指在一定温度和一定应力作用下，材料的形变随时间的延长而增加的现象。所有高分子材料在形变时都有蠕变现象，对于线型高分子，形变可无限发展且不能完全恢复，保留一定的永久形变；对于交联聚合物，形变可达到一个平衡值。

高分子的结构、环境温度和作用力大小及作用时间等都会影响蠕变过程。高分子链的刚性结构，交联度和结晶度的提高都会使蠕变减小。高分子的蠕变性能反映高分子材料尺寸的稳定性。例如，聚四氟乙烯的蠕变性很大，可以用作密封接口的生料带；橡胶制品经过硫化后生成交联键，可减小蠕变，避免不可逆形变，保证制品良好的弹性。

（2）应力松弛：聚合物产生形变后，在固定的温度和形变下，材料内的应力随时间延长而逐渐衰减的现象称为应力松弛。应力松弛有重要的实际意义，聚合物在固化成制品的过程中，应力来不及完全松弛，会部分残留在制品内。这种残存的内应力在制品的存放和使用过程中会慢慢发生松弛，从而引起制品变形甚至应力开裂。在加工过程中可通过退火或溶胀来加速应力松弛过程，从而提高制品的稳定性，如纤维在热定形时吹入水蒸气。

（3）内耗：在交变应力（应力大小呈周期性变化）作用下，形变的变化与应力变化一致时，没有滞后现象。如果形变的变化落后于应力的变化，则呈现出滞后现象，每一次循环变化中都要消耗功，称为内耗。内耗的大小与高分子的结构有关，如主链侧基多且体积庞大或侧基极性很强，则内耗较大。此外，内耗还受温度影响，温度升高，内耗增加，在 T_g 处出现一个峰值，聚合物进入高弹态后，内耗随温度升高而减小，向黏流态过渡后，内耗随温度升高而急剧增大。

（四）高分子的化学反应

高分子的化学结构或组成发生变化的过程称为高分子化学反应。研究聚合物的化学反应，可对天然和合成的高分子进行化学改性，开发用途更为广泛的功能性材料。研究聚合物的化学反应还有助于了解高分子结构与稳定性之间的关系，探究老化因素与性能变化之间的规律，从而采取适当的措施延长高分子材料的使用寿命。

1. 高分子化学反应的特征

虽然聚合物能够发生与小分子相同的化学反应，但由于聚合物分子量大，结构复杂等特性，使其化学反应具有不同于小分子的特征。

高分子反应无法得到单一官能团的反应产物。高分子链上带有大量官能团，但并非所有官能团都能参与反应，因此反应产物分子链上既有起始官能团，也有新生成的官能团，并且每一条高分子链上的官能团数目也各不相同，所以起始官能团和反应后的官能团无法分离开。虽然小分子化学反应存在副反应，但可通过分离得到单一官能团的反应产物，只是主产物产率有所降低；而高分子的副反应因发生在同一分子链上，导致主、副产物无法分离，形成类似共聚物的产物，因此，不能用产率一词，而采用基团转化率来表示，即指起始基团生成各种基团的百分数。例如，聚丙烯酸甲酯经水解，基团转化率为80%时，产物是80%的丙烯酸单元和20%丙烯酸甲酯单元组成的无规共聚物。

高分子反应具有复杂性。由于聚合物本身是聚合度不一的混合物，而且各条高分子链上的基团转化程度不一样，因此所得产物是不均一的。另外，聚合物的化学反应可能导致聚合物的物理性能发生改变，从而影响反应速率甚至影响反应进一步进行。

从单个官能团比较，聚合物的反应活性似乎与小分子相同，但由于聚集态、邻近基团效应等因素影响，聚合物的反应速率、最高转化率都与小分子有所不同。

2. 高分子反应的类型

聚合物化学反应种类很多，一般不按反应机制进行分类，而是根据聚合度和基团（侧基和端基）的变化，大致分为以下几类。

（1）聚合度基本不变的反应：这类反应仅限于侧基或端基变化的反应，也称为相似转变反应。通过分子链上新基团的引入或基团的转化，对聚合物进行改性。例如，纤维素每个结构单元中都有三个羟基，可以发生酯化或醚化反应，生成许多重要的纤维素衍生物。纤维素的乙酰化反应如下：

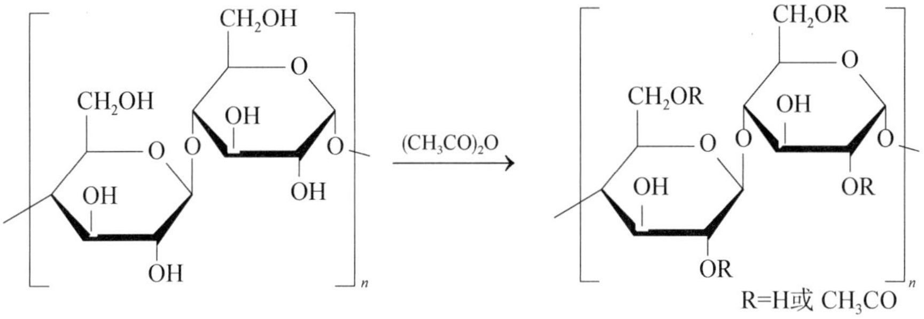

在医药领域使用广泛的壳聚糖是通过甲壳素在碱性条件下水解得到，该反应是侧基脱乙酰基的过程，反应式如下：

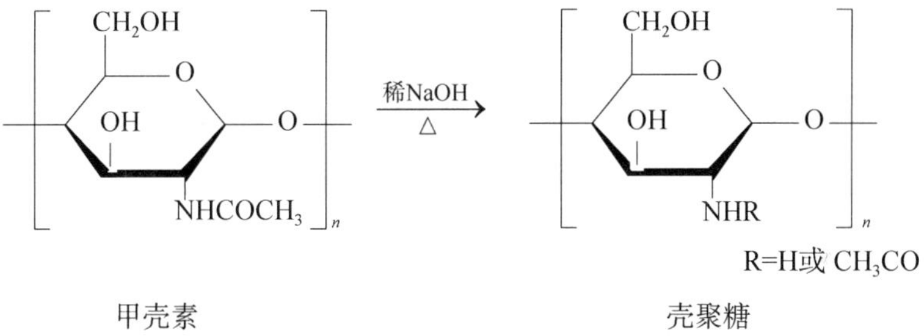

甲壳素 　　　　　　壳聚糖

（2）聚合度变大的反应：聚合度变大的化学转变包括交联、接枝、嵌段共聚和扩链等。线型聚合物通过适度交联，可改善其力学性能、尺寸稳定性和耐溶剂性等性质。例如，天然橡胶经过硫化后，可提高抗张强度。反应式如下：

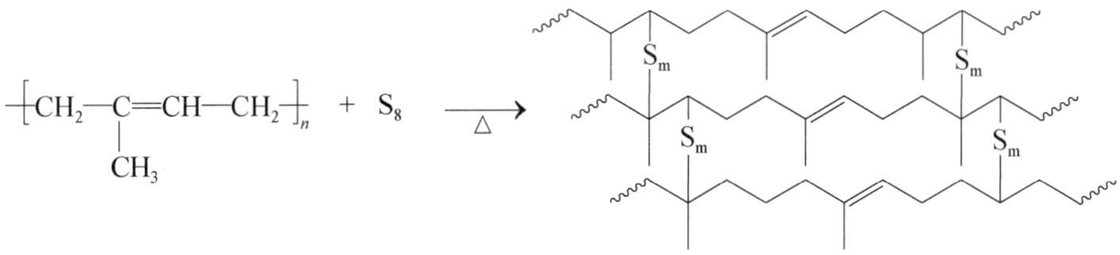

（3）聚合度变小的反应：聚合度变小的化学转变主要是聚合物的降解，即指聚合物分子量变小的化学反应过程。影响降解的因素很多，如热、光、氧、机械力、微生物等，聚合物在存放和使用过程中受到以上因素的影响，物理性能变差，这种现象称为老化，降解是老化过程中的主要反应。下面将对不同因素引起的降解进行简单的介绍。

1）热降解：在热的作用下发生的降解反应，可分为解聚、无规断链、取代基的消除三种类型。

解聚一般是在高温条件下，从大分子链末端开始裂解生成一个自由基，然后按链锁机制逐一脱去单体，可看作是链增长反应的逆反应。例如，在热作用下聚甲基丙烯酸甲酯（polymethyl methacrylate，PMMA）的降解反应：

$$\sim\sim CH_2-\underset{\underset{OCH_3}{C=O}}{\overset{CH_3}{C}}-CH_2-\underset{\underset{OCH_3}{C=O}}{\overset{CH_2}{C}}\sim\sim \xrightarrow{\Delta} \sim\sim CH_2-\underset{\underset{OCH_3}{C=O}}{\overset{CH_3}{\cdot C}} + \cdot CH_2=\underset{\underset{OCH_3}{C=O}}{\overset{CH_2}{C}}$$

无规断链是指聚合物受热后，在主链的任何一处都可能发生断裂，分子量迅速下降，但裂解产物中单体含量很低，主要是聚合物的碎片，如聚乙烯受热时的反应：

$$\sim\sim CH_2-CH_2-CH_2-CH_2\sim\sim \xrightarrow[\text{歧化终止}]{\Delta} \sim\sim CH_2-\dot{C}H_2 + H_2\dot{C}-CH_2\sim\sim$$
$$\sim\sim CH=CH_2 + H_3C-CH_2\sim\sim$$

某些含有活泼侧基的高聚物受热后，首先脱除取代基。例如，聚氯乙烯在发生非氧化热降解时，会脱除氯化氢，变成聚共轭烯烃，聚合物颜色逐渐加深，强度下降。反应如下：

$$\sim\sim CH_2-\underset{Cl}{CH}-CH_2-\underset{Cl}{CH}-CH_2-\underset{Cl}{CH}\sim\sim \xrightarrow{\Delta} \sim\sim CH=CH-CH=CH-CH=CH\sim\sim + HCl$$

2）化学降解和生化降解：前者是指聚合物在水、氧等作用下发生分解反应。例如，主链含有酯键、酰胺键的聚合物在酸或碱的作用下发生水解反应，如纤维素在稀酸中，在 80~100℃下可水解生成聚合度较低的产物。聚合物在酶、微生物等作用下发生的降解反应称为生化降解。具有生物降解性能的聚合物在医药领域中已被用于外科修复器械和药物控释制剂等。例如，聚乳酸极易水解，制成外科手术缝合线，伤口愈合后无须拆线，在体内水解为乳酸，可被机体进一步代谢。

3）机械降解：指在粉碎、强力搅拌等机械力作用下，聚合物主链断裂而降解。机械降解通常发生在橡胶、塑料等聚合物的加工成形过程中。例如，天然橡胶分子量高达几百万，经机械降解后，便于成形加工。

除上述降解反应外，还有光降解、光氧化和超声波降解等，这些反应都将使大分子的完整性受到破坏。

通过上述介绍可以看出，外界的热、光、氧、水、酶、机械力和化学试剂等，都会使聚合物发生降解，最终表现为其物理性能或特殊功能的改变，如发硬、发黏、脆化、变色、强度降低等，这种老化现象是高分子材料所特有的问题，是一种不可逆转的变化。为了延长材料的使用寿命，需要在加工和使用过程中，采取适当的措施防止老化或减缓老化速度。针对老化的起因，可以从以下几个方面考虑防老化的措施：①采用共聚、共混、交联等方法，提高聚合物耐老化性能；②在合成或加工过程中加入相应稳定剂，主要有光屏蔽剂、光稳定剂和抗氧化剂；③采用适当的物理保护措施，如表面涂层、保护膜等，减轻老化外因的影响。

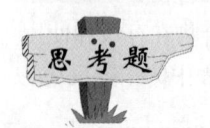

思考题

1. 阐述中药制药传统辅料的性质。
2. 简述低分子药用辅料的分类。
3. 举例说明高分子反应的类型。

参 考 文 献

曹晖，张保献，涂家生. 2018. 关于我国炮制辅料现状及标准化思考与建议[J]. 中国食品药品监管，(9)：47-51.
董炎明. 2014. 高分子科学简明教程[M]. 2版. 北京：科学出版社.
兰颐，王景雁，刘艳，等. 2015. 萜烯类经皮促透剂对皮肤活性表皮层的影响及其机制研究[J]. 中国中药杂志，40（4）：643-648.
李范珠，李永吉. 2016. 中药药剂学[M]. 2版. 北京：人民卫生出版社.
刘文. 2017. 药用高分子材料学[M]. 北京：中国中医药出版社.
马德柱. 2012. 聚合物结构与性能（结构篇）[M]. 北京：科学出版社.
潘祖仁. 2007. 高分子化学[M]. 4版. 北京：化学工业出版社.
秦昆明，曹岗，杨冰，等. 2019. 基于组分结构理论的中药炮制现代研究进展[J]. 中国科学：生命科学，49（2）：129-139.
王玉忠，陈思翀，袁立华. 2010. 高分子科学导论[M]. 北京：科学出版社.
吴国瑞，鲜洁晨，林晓，等. 2014. 中药辅料炼蜜物理性状参数表征及参数间相关关系分析[J]. 中国实验方剂学杂志，20（6）：1-5.
姚日生. 2017. 药用高分子材料[M]. 北京：化学工业出版社.
张定堃，傅超美，林俊芝，等. 2017. 中药制剂的"药辅合一"及其应用价值[J]. 中草药，18（10）：1921-1929.
张海波，白云玲，丁琼. 2019. 表面活性剂家族的前世今生[J]. 大学化学，34（8）：132-136.
张臻，高天慧，傅超美，等. 2017. 中药丸剂剂型理论与应用现状关键问题分析[J]. 中国中药杂志，42（12）：2408-2412.
Dao H, Lakhani P, Police A, et al. 2018. Microbial Stability of Pharmaceutical and Cosmetic Products[J]. AAPS PharmSciTech, 19（1）：60-78.
Gomes A, de Figueiredo Furtado G, Cunha R L. 2019. Bioaccessibility of Lipophilic Compounds Vehiculated in Emulsions: Choice of Lipids and Emulsifiers[J]. J Agric Food Chem, 67（1）：13-18.
Huang P, Tan S Z, Zhang Y X, et al. 2014. The effects of wine-processing on ascending and descending: The distribution of flavonoids in rat tissues after oral administration of crude and wine-processed Radix scutellariae[J]. J Ethnopharmacol, 155（1）：649-664.
Lei T L, Zhang D D, Guo K, et al. 2017. Validated UPLC-MS/MS method for simultaneous quantification of eight saikosaponins in rat plasma: application to a comparative pharmacokinetic study in depression rats after oral administration of extracts of raw and vinegar-baked Bupleuri Radix[J]. J Chromatogr B Analyt Technol Biomed Life Sci, 1060：231-239.
Shah A V, Desai H H, Thool P, et al. 2017. Development of self-microemulsifying drug delivery system for oral delivery of poorly water-soluble nutraceuticals[J]. Drug Dev Ind Pharm, 44（6）：895-901.
Zhang X, Li X Y, Lin N, et al. 2017. Diuretic activity of compatible triterpene components of Alismatis Rhizoma[J]. Molecules, 22（9）：1459-1471.

第三章 天然来源中药制药辅料

学习要点
※各种辅料的基本性质和在处方设计中的应用。
※各种辅料的应用特点和注意事项。
※传统辅料的现代研究与应用概况。

天然来源辅料作为中药制药辅料的重要组成部分，伴随着中医传统制药技术的发展而不断丰富，由于其源于自然界，价廉易得，多数品种具有"药辅合一"的天然优势，使其在传统与现代中药制剂中被广泛应用。同时，伴随着现代药剂学的快速发展，更多新的天然来源药用辅料不断被发现并应用于中药制剂领域，有力地推动了中药制剂现代化的步伐。在实践中，相关学科的技术、方法对于天然来源药用辅料的生产工艺与质量控制、药用价值挖掘等发挥了重要的推动作用，显著提升了中药制剂研究水平，符合党的二十大报告中提出的"促进中医药传承创新发展"的精神要求。本章根据天然药用辅料来源和应用，从基本性质、应用特点等方面对中药制剂用传统辅料以及非聚合物类低分子、多糖类、蛋白类、氨基酸类和橡胶类等天然来源药用辅料进行论述，为深入研究、开发和应用天然来源药用辅料提供借鉴和参考。

第一节 中药制剂用传统辅料

中药传统剂型主要包括汤剂、膏剂、丹剂、丸剂、散剂、药酒、胶剂、茶剂、烟剂、烟熏剂、灸剂、锭剂、糕剂、条剂、线剂等。中药制剂用传统辅料是指在制备传统制剂过程中使用的辅料，其主要来源及特点可参看第二章第一节中相关内容。由于时代的局限，中药制剂用传统辅料制备工艺落后，有较多辅料应用的科学性有待阐明和揭示，部分辅料目前已不再使用。在本节中，为便于了解中药制剂用传统辅料的应用概况及特色，主要从古典医籍中选取有代表性的制剂及使用较多的传统辅料，按照传统剂型分类进行介绍，并尽量保留原文献的相关术语，以供参考。

一、散剂用辅料

传统散剂一般不另加辅料。按照服用方法（主要为口服散剂），可分为煮散与调和散。

（一）煮散用辅料

煮散即将处方中的饮片采用适宜的方法粉碎为散，加适宜的溶媒煎煮后服用。根据煮散所用溶媒的不同又分为水煮散、井花水散及浆水散。张仲景《金匮要略》认为泉水清凉、井花水清洁涤痰、浆水可辅助调中下气止呕，以不同来源的水作为煮散的溶媒，可有助于药效的充分发挥。

1. 普通水：水煮散

水煮散即采用普通水作为溶媒制成的煮散。

例：麻黄杏仁薏苡甘草汤

【处方组成】 麻黄（去节）7 g（汤泡），甘草 14 g（炙），薏苡仁 7 g，杏仁 3 g（去皮、尖，炒）。

【制法及用法】 以上药味粉碎、混合为散剂。每次取 12 g，用水 230 mL，煮至 180 mL，去滓温服。

【注解】 本方源自《金匮要略》。

2. 井花水：井花水散

井花水又称井华水，为清晨初汲之水。《本草纲目》中所载："平旦第一汲为井花水。其功极广，又与诸水不同。"中医认为，此水味甘平无毒，有安神、镇静、清热、助阴等作用，常用来调配药物。井花水散是以井花水为溶媒制成的煮散。

例：风引汤

【处方组成】 大黄、干姜、龙骨各 56 g，桂枝 42 g，甘草、牡蛎各 28 g，寒水石、滑石、赤石脂、白石脂、紫石英、石膏各 84 g。

【制法及用法】 以上粉碎为散剂，每次取 6~9 g，用井花水 300 mL 煎服。

【注解】 本方源自《金匮要略》。风引汤常治疗热瘫痫病，瘫即半身不遂，痫即癫痫。井花水能改善局部血液循环，调节末梢神经，有消肿止痛的作用，相较于普通水，更能改善热瘫痫病。

3. 浆水：浆水散

浆水，亦名酸浆，其制作工艺为：粟米煮熟后，置冷水浸 5~6 天，味变酸，面上生白花，取水作药用。浆水可调中和胃，化滞止渴，具有治疗呕哕、伤食泻痢、烦渴之功效。浆水散是以浆水为溶媒制成的煮散或调和散。

例：半夏干姜散

【处方组成】 半夏、甘草、干姜各等分。

【制法及用法】 以上粉碎混合为散剂，每次 3 g，浆水煎服。

【注解】 本方源自《张氏医通》。半夏干姜散主治干呕吐逆，吐涎沫，浆水甘酸，能助消化、和胃气，有利于药物作用的发挥。

（二）调和散辅料

调和散是指采用适宜的溶媒调和均匀后服用的散剂，调和散与煮散最大的区别在于无煎煮过程。根据所用溶媒的不同分为饮服散、沸汤散、浆水散、酒服散、香豉汁散及粥服散。

1. 白饮：饮服散

白饮即米汤，以其色乳白而命名，另指白开水，因人因病而异，体弱者常用米汤送服药散，有助胃气以行药力的作用。饮服散是指以白饮为溶媒调和而成的散剂，多用白开水。

例：五苓散

【处方组成】 猪苓 10 g（去皮），泽泻 15 g，白术 10 g，茯苓 10 g，桂枝 7 g（去皮）。

【制法及用法】 以上粉碎为散剂，每次 3 g，每日 3 次，以白饮送服。

【注解】 本方源自《伤寒论》

2. 沸汤：沸汤散

沸汤即沸水，张仲景《伤寒论》里所载的麻沸汤，是指将沸之水，即刚刚有极小水泡冒上的热水。沸汤散是以沸汤为调和溶媒制成的散剂，热水冲服有助于更好地发挥药效。

例：参苓白术散

【处方组成】 人参30 g，茯苓（蒸）60 g，山药（炒）6 g，苡仁（炒）6 g，扁豆（炒）6 g，莲肉（去心，炒）6 g，砂仁30 g，神曲（炒黑）15 g，甘草（炒）15 g，白术120 g（陈土炒），陈皮30 g（微炒）。

【制法及用法】 以上粉碎为散剂，每次9 g，开水调服。

【注解】 本方源自《医学心悟》。

3. 浆水：浆水散（调和散）

例：赤小豆当归散

【处方组成】 赤小豆150 g（浸令芽出，爆干），当归30 g。

【制法及用法】 以上粉碎为散剂，每次2 g，每日3次，浆水调服。

【注解】 本方源自《金匮要略》。方中当归原无用量，现据《医心方·卷十二》引《小品方》补。

4. 酒：酒服散

酒服散是以酒为调和溶媒制成的散剂。加酒服者，可行药势，还可通血脉、散湿气、祛风下气、疏肝理气，如白术散、当归散、当归芍药散、侯氏黑散、天雄散、土瓜根散及紫石寒食散。

例：侯氏黑散

【处方组成】 菊花300 g，白术75 g，细辛23 g，茯苓23 g，牡蛎23 g，桔梗60 g，防风75 g，人参23 g，矾石23 g，黄芩38 g，当归23 g，干姜23 g，川芎23 g，桂枝23 g。

【制法及用法】 以上粉碎为散剂，每次3～9 g，每日1次，酒调服。

【注解】 本方源自《金匮要略》。川芎在原方写作"芎䓖"。侯氏黑散主治大风四肢烦重，心中恶寒不足，其中酒可以行药势，能使药力外达于表上至于巅，使药物作用得到较好的发挥，能使滋补药物补而不滞。

5. 豉汁：香豉汁散

香豉汁即以香豉煎煮取汁而得，其本身具有和胃、除烦、解腥毒、去寒热之功效。香豉汁散是以香豉汁为调和溶媒制成的散剂。

例：瓜蒂散

【处方组成】 瓜蒂（炒黄）3 g，赤小豆 3 g。

【制法及用法】 以上粉碎为散剂，每次1～3 g，用香豉9 g煎汤送服。

【注解】 本方源自《伤寒论》。

6. 粥：粥服散

粥服散是以大麦粥为调和溶媒制成的散剂，以大麦粥调和可补中和胃、宽肠利水。例如，矿物类药物有伤胃损气之弊，若服散时以大麦粥为伍，有益气和胃，顾护中焦之功。《本草衍义》载："大麦面做稀糊，令咽之，既滑腻，容易下咽，以助胃气。"此法药食同用，补偏救弊，可奏祛邪而不伤正之效。

例：消石矾石散

【处方组成】 消石，矾石（烧）等分。

【制法及用法】 以上粉碎为散剂。每次3 g，用大麦粥清食前调服，以小便出黄水为度。

【注解】 本方源自《金匮要略》。

二、汤剂用辅料

汤剂又称为"汤液",主要供内服,外用多作洗浴、熏蒸、含漱用。汤剂中常用辅料是溶媒,包括水、蜜、酒、米醋等。

1. 水

煎药用水是煎药成败的关键,《伤寒论》中对于煎药用水已经十分讲究,除使用一般的常用水(如井水或其他洁净水)外,还根据病情需要选择井花水、潦水、浆水、泉水、甘澜水等。

(1) 潦水:潦水即大雨或久雨后路上的流水或低洼处所积的雨水,宜用来煎补脾胃和去湿热的药物。

(2) 浆水:浆水详见"煮散用辅料"项下所述。例:半夏干姜散(《张氏医通》)方中将半夏、甘草、干姜各等分,杵为散,取方寸匕,浆水一升半,煮取七合,顿服之。其中,浆水煮服,取其甘酸能调中开胃,畅达气机,降逆止呕。

(3) 泉水:地下水的天然露至地表为泉水,澄澈清凉,有养阴利尿、导热下行之效。

例:百合知母汤

【处方组成】 百合 7 枚(擘),知母 9 g(切)。

【制法及用法】 泉水煎。先以水洗百合,渍一宿,当白沫出,去其水,再以泉水 400 mL,煎取 200 mL,去药渣;另以泉水 400 mL,煎知母,取 200 mL,去药渣。将两次药汁混合煎,取 300 mL,分 2 次温服。

【注解】 本方源自《金匮要略》。泉水清热利尿,导热下行,用之煎药以增强清热作用。

(4) 甘澜水:甘澜水,也称劳水,即把水放在盆内,用瓢将水扬起,倒下,如此多次,至水面有无数水珠滚来滚去便是。水本性寒而体重,扬之千遍,甘而气清,不助肾寒之气而有补脾益肾之功。

例:茯苓桂枝甘草大枣汤

【处方组成】 茯苓 20 g,桂枝 15 g,炙甘草 6 g,大枣 15 枚。

【制法及用法】 甘澜水煎。甘澜水 2 L,先煮茯苓,至水剩余 1.6 L,再放入其他药材,煮至水剩余 600 mL,去药渣,每次趁热服用 200 mL,每日 3 次。

【注解】 本方源自《伤寒论》。以甘澜水煎,水扬多遍,令其烂熟,可去其水寒之性而不助水邪。

2. 蜂蜜

传统认为天然蜂蜜有石蜜和木蜜之分。陶弘景曰:"石蜜即崖蜜也,高山岩石间作之。其蜂黑色似虻。又木蜜,呼为食蜜,悬树枝作之,色青白。树空及人家养作者亦白,而浓厚味美。"

《本草纲目》记载蜂蜜:"入药之功有五:清热也,补中也,解毒也,润燥也,止痛也。生则性凉,故能清热;熟则性温,故能补中;甘而和平,故能解毒;柔而濡泽,故能润燥;缓可以去急,故能止痛;和可以致中,故能调和百药,而与甘草同功。"

例:乌头汤

【处方组成】 麻黄、芍药、黄芪、甘草(炙)各 47 g,川乌蜜煎液。

【制法及用法】 上药除川乌蜜煎液外,其余以水 600 mL,煮至水剩余 200 mL,去药渣,与川乌蜜煎液混合。每次服用 140 mL,若未显效则继续将剩余药液用尽。

【注解】 本方源自《金匮要略》。川乌蜜煎液制法:以 400 mL 蜜煎煮总数 5 枚(共 15~30 g)川乌的饮片,然后去掉药渣。

3. 酒类

酒既是溶媒，也是药物。在选择上又有清酒、白酒之别。

（1）清酒：以大米与天然矿泉水为原料，经过制曲、制酒母、酿造等工序制成的酒醪，性辛甘，有散结作用。

例：芎归胶艾汤（《金匮要略》）

【处方组成】　川芎、阿胶、甘草各 6 g，艾叶、当归各 9 g，芍药 12 g，干地黄 18 g。

【制法及用法】　上七味，除阿胶外，以水 1 L，清酒 600 mL 合煮，取 600 mL，去药渣，入阿胶溶化，每服 200 mL，每日 3 次。

【注解】　芎归胶艾汤治疗妇女阴血亏虚、冲任损伤的崩漏、胞阻或胎动不安，清酒可加强温经养血作用。

（2）白酒：以粮谷为主要原料，以大曲、小曲或麸曲及酒母等为糖化发酵剂，经蒸煮、糖化、发酵、蒸馏而制成的蒸馏酒。其性轻扬，可载药上行发挥药力。

例：瓜蒌薤白白酒汤

【处方组成】　瓜蒌实 24 g，薤白 12 g，米酒 1.4 L。

【制法及用法】　上药同煮至 400 mL，分两次温服。

【注解】　本方源自《金匮要略》。佐使以白酒（即糯米酒），借行气活血升散之力，增强薤白行气通阳作用。

4. 米醋

米醋俗称苦酒，性味苦温，能散瘀、止血、理气、止痛，可引药入足厥阴肝经。

例：苦酒汤

【处方组成】　半夏 500 g，醋 2.5 mL。

【制法及用法】　半夏砸碎，将醋、半夏入锅内浸泡 24 h，煮沸捞弃半夏，加入苯甲酸钠（量按药液的 0.5%加入），过滤，分装 100 mL 瓶备用。每次服 10 mL，每日 1~2 次。

【注解】　本方源自《伤寒论》。方中米醋即苦酒，能酸甘化阴，消肿敛疮。

三、酒剂用辅料

酒剂又名药酒，供内服或外用，为了矫味，常酌加适量的冰糖或蜂蜜。

1. 白酒

以白酒为原料制作药酒的方法有冷浸法、热浸法、煎煮法、酿造法和渗滤法等。常用冷浸的方法：将药材和白酒放入密封容器中，室温浸泡，定期搅拌，一般浸泡 30 天以上。疾病不同，其作用亦异。例如，以补虚强壮为主的养生保健美容药酒，主要作用有滋补气血、温肾壮阳、养胃生精、强心安神、抗老防衰、延年益寿等作用。以治病为主的药酒，主要作用有祛风散寒、止咳平喘、清热解毒、养血活血、舒经通络等作用。

例：十全大补酒

【处方组成】　人参（或党参）80 g，肉桂（去粗皮）20 g，川芎 40 g，熟地 120 g，茯苓 80 g，炙甘草 40 g，白术（炒）80 g，黄芪 80 g，当归 120 g，白芍 80 g，白酒 16 kg，砂糖 1.5 kg，生姜（切片）50 g，大枣（煮）150 g。

【制法】　前 10 味，粉碎为粗末，入白酒，浸泡 10 日后，于浸出液中加砂糖，生姜（切片），大枣（煮），搅匀，继续密封浸泡数日，经静置滤过即得。

【注解】 十全大补酒温补气血，适用于治疗气血双虚而偏于阳虚有寒的多种病证。白酒具有行血活络之功效。另外，使用白酒可掩味矫臭，增强药物的性能。同时白酒更是一种良好的溶剂，有利于药物有效成分的溶出从而使疗效更好。

2. 黄酒

黄酒系一种以稻米为原料酿制成的粮食酒，也称为米酒，它不同于白酒，没有经过蒸馏，乙醇含量低于20%。含有丰富的氨基酸，易于消化，有舒筋活血等功效。

例：三两半药酒

【处方组成】 当归100 g，黄芪（蜜炙）100 g，牛膝100 g，防风5 g，白酒2.4 L，黄酒8 L，蔗糖840 g。

【制法】 以上四味，粉碎成粗粉，用白酒2.4 mL与黄酒8 L的混合液作溶剂，浸渍48 h后，缓缓渗滤，在渗滤液中加入蔗糖840 g搅拌溶解后，静置，滤过，即得。

【注解】 三两半药酒用于气血不和、感受风湿所致的痹病。黄酒可活血祛寒、通经活络，对于症状筋脉拘挛有良好的治疗作用。

四、丸剂用辅料

根据制备方法及辅料的不同，常将丸剂分为水丸、蜜丸、糊丸、蜡丸、浓缩丸等。

（一）水丸

水丸系指饮片细粉以水（或酒、醋、稀药汁、糖汁等）为黏合剂或润湿剂制成的丸剂。属丸剂中的速效型，溶散快，无赋形剂，实际含药量较其他丸剂高。水丸常用辅料为黏合剂或润湿剂，常选用水、酒、醋、药汁等。

1. 水

传统水丸使用的水主要为井水（井花水、新汲水）、冷水、顺流水、无根水、露水等。

例：梅花点舌丸

【处方组成】 牛黄60 g，珍珠90 g，人工麝香60 g，蟾酥（制）60 g，熊胆粉30 g，雄黄30 g，朱砂60 g，硼砂30 g，葶苈子30 g，乳香（制）30 g，没药（制）30 g，血竭30 g，沉香30 g，冰片30 g。

【制法】 以上十四味，除人工麝香、牛黄、蟾酥（制）、熊胆粉、冰片外，珍珠水飞或粉碎成极细粉；朱砂、雄黄分别水飞成极细粉，其余硼砂等6味粉碎成细粉。将人工麝香、牛黄、蟾酥、熊胆粉、冰片研细，与上述粉末（朱砂除外）配研，过筛，混匀。取上述粉末，用水泛丸，低温干燥，用朱砂粉末包衣，打光，即得。

【注解】 水本身无黏性，但可诱导中药某些成分，如黏液质、胶质、多糖、淀粉，使之产生黏性泛制成丸。

2. 酒

传统水丸主要使用的是黄酒或白酒。

例：六神丸

【处方组成】 珍珠粉、牛黄、麝香各4.5 g，雄黄、蟾酥、冰片各3 g。

【制法】 各研细末，用酒化蟾酥，与前药末调匀为丸，如芥子大，百草霜为衣。

【注解】 由于酒中含有不同浓度的乙醇，能溶解树脂、油脂，使药材细粉产生黏性，在制备六神丸时，以水为润湿剂，其黏合力太强不利于制丸，可用酒代替水。酒性大热，味甘、辛。借"酒力"发挥引药上行，祛风散寒、矫味矫臭的作用。

3. 醋

常用米醋，入肝经散瘀止痛的处方制丸常以醋作黏合剂。

4. 药汁

药汁在丸剂中不仅作为黏合剂，同时体现了"药辅合一"的理念。《本草纲目》中载有药汁丸多达数十种，如姜汁丸、葱汁丸、浓墨汁丸、生藕汁丸、冬瓜汁丸、牛膝汁丸、人乳汁丸、青蒿汁丸、地黄汁丸、旱莲草汁丸、韭根汁丸等。

（二）蜜丸

蜜丸系指饮片细粉以蜂蜜为黏合剂制成的丸剂。传统的蜜丸所用的蜜可分为白蜜和蜂蜜。制备蜜丸所用蜂蜜一般需先加工成炼蜜，即在生蜜中加少量水（蜜水总量不超过锅的 1/3，以防加热时外溢）加热煮沸，以 4 号筛滤过，除去浮沫、死蜂等杂质，再入锅内加热，炼至需要的程度即可。根据炼制程度可分为如下 3 种规格。

嫩蜜：系指蜂蜜加热至 105～115℃而得的制品。嫩蜜含水量在 20%以上，色泽与生蜜相比无明显变化，略有黏性，适合于含较多油脂、黏液质、胶质、糖、淀粉、动物组织等黏性较强的药材饮片制丸。

中蜜：又称炼蜜。系指蜂蜜加热至 116～118℃，或嫩蜜继续加热，出现浅黄色有光泽的翻腾的均匀细气泡，手捻有一定黏性，当两手指分开时无白丝出现。炼蜜含水量为 10%～13%，适合于黏性中等的药材饮片制丸。

老蜜：系指蜂蜜加热至 119～122℃，或中蜜继续加热，出现红棕色光泽较大的气泡，手捻之甚黏，当两手指分开出现长白丝，滴水成珠。老蜜含水量仅为 4%以下，适合于黏性差的矿物质或纤维质药材饮片制丸。

1. 白蜜

白蜜也称土蜂蜜，为结晶蜂蜜，其中黄酮类物质含量高，蔗糖含量低。传统认为白蜜不宜与豆腐和韭菜同食。

例：大理气丸

【处方组成】 牛膝、甘草、人参、茯苓、远志、恒山、苦参、丹参、沙参、龙胆、芍药、牡蒙、半夏、杏仁、紫菀、龙骨、天雄、附子、葛根、橘皮、巴豆、狼牙各 30 g，大黄、牡蛎、白术各 45 g，白薇 3 g，玄参 6 g，腭芦一枚（大者），生姜屑 200 g。

【制法】 粉碎、混匀，加白蜜为丸，每丸 0.5 g。

【注解】 本方源自《备急千金要方》，主治疝瘕癥。白蜜的作用是增强黏合力，可以使蜜丸柔软、光滑、滋润，且储存期内不变质，另白蜜具有解毒、缓和药性的作用。白蜜使用规格为嫩蜜。

2. 蜂蜜

例：解毒丸

【处方组成】 板蓝根 160 g，贯众、青黛、甘草各 40 g。

【制法】 以上粉碎，加炼蜜制丸，每丸 0.5 g，另以青黛包衣。

【注解】 本方源自《三因极一病证方论》。蜂蜜是蜜丸剂的主要赋形剂，蜂蜜对药材细粉的黏合力强，与药粉混合后不易硬化，有较大的可塑性，且充当矫味剂，以改变不良气味。使用的规格为嫩蜜。青黛包衣指以青黛为包衣材料，用于清热解毒类丸剂的包衣称青黛衣。

（三）糊丸

糊丸系指饮片细粉以米糊或面糊等为黏合剂制成的丸剂。制糊材料有很多种，如米粉、面粉、粳米粉、糯米粉、粟米粉、半夏粉、天花粉、薏苡仁粉、神曲、麻仁等，使用最多的是米糊和面糊。古方中除了加水制糊外，还有以醋、酒、盐、姜汁、胆汁、乳香水及其混合溶液制糊，古方制糊的方法有生调、冲糊、煮糊、复合制糊、蒸糊法等。

传统糊丸主要制糊的方法如下。①生调：将糊粉加适量的液体，不经加热搅拌成糊状。②冲糊：将糊粉加少量温水调匀成浆，冲入沸水，不断搅拌成半透明糊状。③煮糊：将糊粉加适量水或酒混合均匀制成块状，置沸水或酒中煮熟呈半透明状。

1. 面糊

（1）水生调

例：杏仁桃仁糊

【处方组成】 杏仁 25 g，桃仁 25 g。

【制法】 将上述药物去皮尖炒研成细粉，以适量淀粉加水调和制丸，每丸 0.5 g。

【注解】 本方源自《圣济总录》。以面糊为黏合剂，干燥后丸粒坚硬，在胃内溶散迟缓，释药缓慢，故可延长药效。方中杏仁、桃仁有毒，制丸后能减少药物对胃肠道的刺激。

（2）水冲糊

例：小金丸

【处方组成】 麝香 30 g，木鳖子（去壳去油）150 g，制草乌 150 g，枫香脂 150 g，乳香（制）75 g，没药（制）75 g，五灵脂（醋炒）150 g，当归（酒炒）75 g，地龙 150 g，香墨 12 g。

【制法】 以上 10 味，除麝香外，其余 9 味粉碎成细粉，将麝香研细，与上述粉末配研，过筛。每 100 g 粉末加淀粉 25 g，混匀，另用淀粉 5 g 制稀糊，泛丸，低温干燥，即得。

【注解】 本方源自《外科证治全生集》。方中制草乌有毒，乳香（制）、没药（制）等对胃有刺激性，故选用淀粉做糊丸，使药物缓慢释放。

（3）酒煮糊

例：活血应痛丸

【处方组成】 狗脊（去皮）2650 g，苍术（米泔浸 1 宿，去皮）4000 g，香附子（去毛，炒）5000 g，陈皮（洗，去蒂）3670 g，没药（别研）500 g，威灵仙（洗）1320 g，草乌头 1000 g（半炮）。

【制法】 上为细末，用酒煮面糊制丸，每丸 0.5 g。

【注解】 本方源自《太平惠民和剂局方》。本品用于血脉凝滞，腰腿疼痛，风湿麻木，关节酸痛，行步艰难。用酒煮面糊能发挥引药上行、祛风散寒、活血通络的作用，还可降低草乌头的毒性作用。

2. 神曲末糊

水生调神曲末糊，即将普通水加入神曲末中，不加热搅拌成糊状。

例：六神丸

【处方组成】 神曲（别为末，留作糊）、麦芽、茯苓、枳壳、木香（煨，白痢倍之）、黄连（赤痢倍之）各等分。

【制法】 上为末，用神曲末作糊为丸，每丸 0.5 g。

【注解】 本方源自《妇人良方》。含有神曲的糊丸，可不另加米糊或面糊，通过黏合剂激发这些药物的黏性而成丸，以神曲为黏合剂，干燥后丸粒坚硬，在胃内溶散迟缓，药辅合一，提高药效。

3. 米糊

醋生调米糊，即将醋加入米粉中，不加热搅拌成糊状。

例：六神丸

【处方组成】 白术 300 g，肉果（面煨）75 g，五味子（焙干）37 g，粟壳（醋炒）75 g，补骨脂（盐炒）150 g，肉桂 37 g，吴茱萸（滚水浸泡，晒干，醋炒）37 g。

【制法】 醋糊为丸。

【注解】 本方源自《活人方》。醋具有引药入肝、行水消肿和矫味矫臭的作用。还可使药粉中生物碱成盐，增加其溶解度，利于吸收，提高药效。

（四）蜡丸

蜡丸系指饮片细粉以蜂蜡为黏合剂制成的丸剂，具有缓释作用。蜂蜡是由蜂群内适龄工蜂腹部的 4 对蜡腺分泌出的一种脂肪性物质，主要成分为酯类、游离脂肪酸类、游离脂肪醇类和碳水化合物，天然蜂蜡的熔点在 62℃以上。蜂蜡味甘、淡，性平，无毒，具有收涩敛疮、生肌止痛等功效。制备丸剂时主要起黏合作用，由于纯蜡制备的丸剂过硬，制备过程中不易成丸，通常加入少许油调节硬度。

例：三黄宝蜡丸

【处方组成】 天竺黄 90 g，雄黄 60 g，刘寄奴、红芽大戟（去骨）、麒麟竭各 90 g，归尾 45 g，朱砂、儿茶各 30 g，净乳香（去油）9 g，琥珀、轻粉、水银（同轻粉研不见星）、麝香各 9 g。

【制法】 上药各研为细末，取黄蜡 750 g，炼净，滚汤坐定，将药投入，不住手搅匀，取出，装瓷瓶内备用。损伤重者每用 3 g，轻者 0.9 g，用无灰酒饮下。如被鸟枪打伤，铅子在内，危在顷刻，服 3 g，饮酒数杯，睡一时，汗出即愈。如外敷，将香油热化少许，鸡翎扫患处。

【注解】 本方源自《医宗金鉴》。蜡丸在体内释放药物极缓慢、延长药效；可调节用蜡量，使丸药在胃中不溶解而在肠中溶散；可防止药物中毒或对胃造成强烈的刺激。

（五）浓缩丸

浓缩丸又称药膏丸、浸膏丸。根据所用黏合剂的不同，浓缩丸可分为浓缩水丸、浓缩蜜丸和浓缩水蜜丸。

1. 浓缩水丸

浓缩水丸系指将饮片或部分饮片提取浓缩后，与适宜的辅料或其余饮片细粉，以水为黏合剂制成的丸剂。取处方中部分中药提取物与水浓缩成膏，做黏合剂，其余中药粉碎成细粉用于泛丸。

古人制备浓缩水丸常用井水和无根水，井水即井内之水，中医认为其可消热解毒，利于小便赤热，过涩不畅。无根水是指天上初降下不沾地的水，如雨水、露水、雪水，是古代服药时常用的一种药引或制药用的材料，传统认为能保持某些中药的药性不被破坏。

例：桂枝茯苓丸

【处方组成】 桂枝 398.7 g，茯苓 398.7 g，牡丹皮 398.7 g，赤芍 398.7 g，桃仁 398.7 g，制成 1000 g。

【制法】 桂枝、茯苓粉碎成细粉，其余牡丹皮等三味加水煎煮，滤过，滤液浓缩至清膏，与上述细粉混匀，干燥，粉碎，过筛，用井水泛丸，低温干燥，包糖衣、薄膜衣或包炭衣，即得。

2. 浓缩蜜丸

浓缩蜜丸系指将饮片或部分饮片提取浓缩后，与适宜的辅料或其余饮片细粉，以炼蜜为黏合剂制成的丸剂。

例：银翘解毒丸

【处方组成】　金银花 200 g，连翘 200 g，薄荷 120 g，荆芥 80 g，淡豆豉 100 g，牛蒡子（炒）120 g，桔梗 120 g，淡竹叶 80 g，甘草 100 g。

【制法】　金银花、桔梗粉碎成细粉，过筛；薄荷、荆芥提取挥发油，蒸馏后的水溶液另器收集；药渣与连翘等其余 5 味加水煎煮，滤过，滤液浓缩成稠膏，加入金银花、桔梗细粉，混匀，干燥，粉碎成细粉，过筛，喷加薄荷、荆芥挥发油，混匀。每 100 g 粉末加炼蜜 80～90 g 制成浓缩蜜丸，即得。

【注解】　蜜具有滋补，矫味，润肺止咳，润肠通便，解毒等作用，其中大量的还原糖可防止有效成分氧化。丸剂中添加蜜不仅能改善药丸的味道，还能使药效更好地发挥。

3. 浓缩水蜜丸

浓缩水蜜丸系指将饮片或部分饮片提取浓缩后，与适宜的辅料或其余饮片细粉，以蜂蜜水为黏合剂制成的丸剂。

例：壮腰补肾丸

【处方组成】　狗脊（制）205 g，金樱子 60 g，黑老虎根 115 g，桑寄生（蒸）58 g，鸡血藤 115 g，千斤拔 31 g，牛大力 71 g，菟丝子 6 g，女贞子 6 g。

【制法】　取狗脊（制）100 g、黑老虎根皮、牛大力、菟丝子、女贞子粉碎成细粉，剩余狗脊、黑老虎根木质部及鸡血藤等加水煎煮，滤过，滤液浓缩成稠膏，加入上述粉末，混匀，干燥，研细，过筛，混匀。每 100 g 粉末加炼蜜 80～100 g，制成浓缩水蜜丸，即得。

【注解】　全方药材黏性适中，采用蜜水为黏合剂制丸即可。蜂蜜还可协助主药滋阴润肠。

五、煎膏剂用辅料

煎膏剂又称膏滋，多以蜂蜜和蔗糖为熬制辅料，通过"炼蜜"或者"炼糖"的方式熬制而成。

1. 炼蜜

例：枇杷膏

【处方组成】　鲜枇杷叶（去毛）2500 g，川贝 156 g，莲子（去心）312 g，麦冬 312 g，红枣 312 g，天冬 156 g，生地 312 g，玄参（去节）312 g。

【制法】　熬汁去滓，将汁炼至滴毛头纸上背面不阴为标准，收清膏，每 500 g 清膏兑 1000 g 蜜，收膏装瓶。

【注解】　毛头纸：一种纤维较粗、质地松软的白纸，多用来糊窗户或包装，也称东昌纸。炼蜜药辅合一，可以增强枇杷膏清肺润燥，止咳化痰的作用。

2. 炼糖

炼糖以蔗糖为主要辅料，取蔗糖加入糖量一半的水，加热溶解保持微沸，炼至"滴水成珠，脆不黏牙，色泽金黄"即得。

（1）白糖。白糖是由甘蔗和甜菜榨出的糖蜜经亚硫酸法（硫化糖）或碳酸法（碳化糖）除杂脱色制成的精糖。味甘、性寒，有润肺生津，和中益肺，舒缓肝气的功效。白糖又分白砂糖与绵白糖，后者是细小的蔗糖晶粒包裹一层转化糖浆而成，含有部分的果糖，故味较甜，但有一定的吸湿性。

（2）红糖。红糖为仅加石灰做澄清剂制成的蔗糖粗糖，具有补血、破瘀、疏肝、祛寒等功效，特别适合产妇、儿童及贫血者食用，起矫味、营养和辅助治疗作用。但红糖杂质较多，炼制后一般加2倍糖量的水稀释，静置后除去杂质才能使用。

（3）饴糖。饴糖也称麦芽糖，系由淀粉或谷物经大麦芽作催化剂，使淀粉水解，转化、浓缩后而制得的一种稠厚液态糖。饴糖含水量较高，炼制时可以不用加水，且炼制时间较长。

各种糖在有水分存在时，都有不同程度的发酵变质特性，其中尤以饴糖为甚，在使用前应加以炼制。炼糖可以去除杂质，杀灭微生物，减少水分，防止煎膏剂产生"返砂"（煎膏剂储藏一定时间后析出糖的结晶）现象。

例：益母草膏

【处方组成】 益母草2500 g，红糖适量。

【制法】 取益母草，切碎，加水煎煮，滤过，滤液浓缩成清膏。每100 g清膏加红糖200 g，加热溶化，混匀，浓缩至规定的相对密度，即得。

【注解】 红糖药辅两用，其具有益气养血、健脾暖胃、祛风散寒、活血化瘀的功效。益母草膏加入红糖，抵消了益母草的寒性，增添暖宫散寒的作用。

六、膏药用辅料

膏药中常用的辅料主要包括食用植物油（如麻油等）、红丹、铅粉、蜂蜡等。

1. 麻油

麻油又称胡麻油，性凉味甘，滋阴润燥，生肌解毒。其优点为炼时泡沫少，便于操作且制成的膏药色泽光亮，性黏，质好。亦可采用棉籽油、菜籽油、花生油等，不宜用豆油、桐油及动物脂肪油。由于市售芝麻油的质量无法用肉眼鉴别，在制作黑膏药时通常受其纯度和沉淀的影响。

2. 丹

丹又称章丹、铅丹、红丹、陶丹，为黑膏药基质。橘黄色，质重，粉末状，主要成分为四氧化三铅（Pb_3O_4），含量应在95%以上。铅丹性寒，味咸性辛，多由铅氧化制成。如含水则易聚成颗粒，下丹时易沉于锅底，不易与油反应，故在使用前应在铁锅中炒干并过五号筛。

例：万应膏（黑膏药）

【处方组成】 川乌、草乌、生地、白蔹、白及、象皮、官桂、白芷、当归、赤芍、羌活、苦参、乌药、甘草、独活、玄参、大黄、木鳖子、穿山甲各15 g，麻油2500 g，黄丹适量。

【制法】 除麻油与黄丹外，其余19味药浸入油内，文火熬至药枯浮起为度，停火片刻，滤去药渣，取油液适量，按每千克油加入黄丹500 g，搅匀至黑亮如镜、滴水成珠为度。摊涂膏药于裱背上，对折即成。

【注解】 油与铅丹等共同高温熬炼过程生成脂肪酸铅盐，是膏药基质的主要成分，它使不溶性的铅氧化物成为可溶状态，产生表面活性作用，增加皮肤的通透性及药物的吸收；同时也是植物油氧化分解与聚合的催化剂，使之生成树脂状物质，进而影响膏药的黏度和稠度。

3. 铅粉

铅粉又名胡粉、宫粉，为白膏药基质，主要成分为碱式碳酸铅，为干燥细腻的白色或类白色细粉，性寒味甘辛，能解毒生肌，杀虫消积，外治多用于疥癣、痈疽、溃疡、口疮、丹毒、烫伤及虫积腹痛等症。

例：白鲫鱼膏（白膏药）

【处方组成】 鲫鱼600 g，蓖麻仁、巴豆仁各360 g，蟾蜍5个，血余、冰片、乳香细粉各15 g，宫粉1200 g，麻油1440 g。

【制法】 将处方中前5味药，用麻油浸泡3日，加热熬至药枯，去渣滤净。将药油炼至滴水成珠，离火，至100℃左右时，加宫粉搅拌使其成膏。再加入乳香细粉搅匀即得。摊涂时将膏药软化，加冰片混匀，摊于牛皮纸上，即可。

【注解】 黑膏药的基质为油与铅丹等共同高温熬炼过程生成脂肪酸铅盐，白膏药以油与宫粉为基质，宫粉的氧化作用不如红丹剧烈，用量较红丹多，与油的比例为1∶1或1.5∶1。

4. 蜂蜡

蜂蜡加热溶解后可使油水混合乳化，不仅与油互溶，还可促使油与其他物质结合。

例：白膏药

【处方组成】 光粉2两，甘石（煅，水淬，飞过）1钱，白石脂（煅）1钱，龙骨1钱，乳香1钱，没药1钱，枫香1钱，樟脑1钱，水银1钱，麝香1分，片脑1分，黄蜡半两，柏蜡1两半，猪油1两半。

【制法】 上为末，先熔蜡，次入油，和匀候冷，调末搅匀，油纸摊贴。

【注解】 本方源自《准绳·疡医》。蜂蜡在制剂中作为乳化剂，其与碱作用后易乳化，且形成的膏体很稳定。1两 = 50 g；1钱 = 5 g；1分 = 0.002 g。

七、丹剂用辅料

丹剂按照制法的不同分为红升丹（色红，主要成分是氧化汞）和白降丹（色白，主要成分是氯化汞）。以红升丹为例，在制备过程中常加入的辅料有朱砂、水银、火硝、雄黄、白矾等，同时均为药物成分。

1. 朱砂

本品为硫化物类矿物辰砂族辰砂，其化学成分为硫化汞。《外科正宗》中多处提到朱砂为制备丹剂不可或缺的辅料，在制备丹剂过程中，促进了丹剂的生成和提高疗效。

2. 水银

本品为液态矿物自然汞，性寒，味辛，有毒，不宜内服，孕妇禁用，一般专供外用，常为制备丹剂的辅料，在制备丹剂过程中不宜与砒霜同用。

3. 火硝

陶弘景引皇甫谧曰："投水中即消，故名消石"。火硝为硝酸盐类硝石族矿物钾硝石经加工炼制而成的结晶体或人工制品。外用可以调节丹剂在皮肤的创面吸收效果，提高疗效。

4. 雄黄

本品为硫化物类矿物，主含四硫化四砷（As_4S_4），应水飞入药，切忌火煅。制备丹剂中增加解毒的疗效，提高丹剂的制备效率，提高产量。

5. 白矾

白矾为白色或无色晶体，主要成分是十二水合硫酸铝钾，具有降解毒性的作用。

例：红升丹

【处方组成】 朱砂15 g，雄黄15 g，水银3 g，火硝120 g，白矾30 g，皂矾18 g，火酒150 mL。

【制法】 先将白矾、皂矾、火硝研细拌匀，入大铜勺内，加火酒150 mL炖化，一干即起，研细；另将水银、朱砂、雄黄研细，至不见星为度，入硝、矾末研匀。将阳城罐内壁用纸筋泥搪1 cm厚，阴干，使之没有裂纹；入前药于内，罐口密封，再用棉纸捻条蘸蜜，塞牢罐口缝间；外用煅石膏细末醋调封固。然后将罐直接放炭火上加热。先用底火（火苗不升腾）烧半小时；再用大半罐火

（火苗高至罐腰上）烧半小时，同时以笔蘸水擦罐盖；最后以大火（火苗平罐口）烧半小时。去火冷定，启罐盖，以刀刮下盖上的丹药，研细备用。

【注解】 制备时常温情况下会产生少量有毒气体，需注意安全。一般不宜内服，外用亦不宜大量持久使用。

八、胶剂用辅料

以阿胶为例，在剂型制备的过程中，常加入的辅料有冰糖、油类、酒类、明矾等。

驴皮为阿胶原料。陶弘景《本草经集注》中记载，胶"用皮亦有老少，胶则有清浊"，自此，后世本草多以阿胶作为皮胶的专称。某些胶剂在熬炼时，常掺入少量阿胶，目的是增加胶的黏度，使之易于凝固成形，也可起到协同发挥疗效的作用。

1. 冰糖

冰糖是以精制糖浆或白砂糖经再溶、清净、重结晶工艺制成的冰块状结晶，有单晶体和多晶体两种，呈透明或半透明状。中医认为冰糖具有补中益气、和胃润肺、止咳化痰、祛烦消渴、清热降浊、养阴生津、止汗解毒等功能。加入胶剂中能起到矫味作用，并能增加胶剂的硬度和透明度。

2. 油类

常用油类有花生油、豆油、麻油三种。以纯净新鲜者为佳，酸败者不得使用。胶剂加入油类可降低胶剂的黏性，便于切胶，防止粘连，且在收胶时具有消泡作用。

3. 酒类

酒类多用黄酒，以绍兴酒为佳，亦可用白酒代替，其味芳香，借酒挥散之性，能有效改善胶剂的不良嗅味。

4. 明矾

胶剂中常采用明矾作为沉淀剂，吸附去除胶液中的泥土、砂石等杂质，以保证胶块成形后，具有较高的澄明度。

例：阿胶

【处方组成】 驴皮 50.0 kg，冰糖 3.3 kg，豆油 1.7 kg，黄酒 1.0 kg。

【制法】 将驴皮浸泡去毛，切块洗净，分次水煎，滤过，合并滤液，浓缩后分别加入适量的黄酒、冰糖及豆油至稠膏状，冷凝，切块、晾干、即得。

【注解】 阿胶是补血圣药，临床上用于补气补血、安胎保胎、润肺滋阴等。阿胶制备过程中，浓缩是使胶原蛋白继续水解，进一步除去杂质及水分的过程，浓缩至胶液不透纸（将胶液滴于滤纸上，四周不见水迹），含水量为26%~30%，相对密度为1.25左右时，方可加入豆油，搅匀，再加入糖，搅拌使其全部溶解，继续浓缩至"挂旗"，在强力搅拌下加入黄酒，此时锅底产生大量气泡，俗称"发锅"，直至胶液无水蒸气逸出为宜。

九、茶剂用辅料

茶剂可根据其外观形态和使用方法的不同，分为茶块、袋装茶（袋泡茶）和煎煮茶三种。袋装茶和煎煮茶制法简单，现主要介绍茶块常用的传统辅料。

茶块分为不含糖茶块和含糖茶块。不含糖茶块系指药材粗粉或碎片，与适宜的黏合剂压制成块状的茶剂，常用黏合剂为面糊；含糖茶块系指将药材提取物与蔗糖等辅料压制成块状的茶剂。

1. 蔗糖

蔗糖主要用作黏合剂和矫味剂，另可补充能量。

例：姜糖苏叶饮

【处方组成】 紫苏叶 3 g，生姜 10 g，红糖 15 g。

【制法】 将生姜、紫苏叶洗净切成细丝，放入瓷杯内，再加红糖，以沸水冲泡，盖上盖，温浸 10 min 即成。

【注解】 红糖甘温，不仅可以协助生姜、紫苏叶发散在表之寒，作为调味品又可缓解生姜、紫苏叶的辛辣苦涩味道。

2. 面糊

面糊主要用作不含糖茶块的黏合剂。一些含有毒成分的茶剂（如山药半夏粥），将其制成面糊或加入面糊，可减缓毒性成分的释放。

例：板蓝根块茶

【处方组成】 板蓝根 1400 g。

【制法】 取板蓝根，加水煎煮，滤过，滤液浓缩至清膏，加乙醇使含醇量为 60%，取上清液，回收乙醇并浓缩至适量，加入适量面糊，压制成 100 块，干燥，即得。也可加入少量蔗糖压块。

【注解】 面糊为黏合剂，还可取其迟化，使药物释药性能符合临床需求。

十、烟剂用辅料

烟剂一般亦称作药烟，分为全中药药烟与含中药药烟。烟剂的传统辅料由助燃剂和烟丝组成。

1. 硝酸钾和硝酸钠

硝酸钾是强氧化剂，与有机物接触能引起燃烧和爆炸；硝酸钠可助燃，有氧化性，与有机物摩擦或撞击能引起燃烧或爆炸，两者在烟剂中作助燃剂。

2. 烟丝

烟丝是指将烟叶切成丝状、粒状、片状、末状或其他形状，再加入辅料，经过发酵、储存，不经卷制即可供销售吸用的烟草制品。一些药物以烟丝作载体，借助烟丝的可燃性，一般可不用加入助燃剂。

例：华山参药烟

【处方组成】 华山参粗粉 150 mg，甜料适量，烟丝适量，共制成 1000 支。

【制法】 取华山参粗粉，用 95% 酸性乙醇液渗滤提取，回收乙醇，浓缩，加 5 倍量的 0.5% 盐酸溶液，搅匀，冷藏 24 h，滤过，滤液浓缩至每毫升相当于原中药 20 g，经含量测定，准确称量，备用。取浓缩液，加入香料、甜料，均匀喷入基质烟丝中，充分混匀后，导入卷烟机，以标准卷烟纸制成药烟。

【注解】 华山参药烟具有定喘之功，用于喘息型气管炎，哮喘发作时，抽吸 1 支，可缓解症状，使用方便。

十一、烟熏剂用辅料

烟熏剂系指借助某些易燃物质，经燃烧产生的烟雾达到杀虫、灭菌或利用穴位灸燃产生的温热来预防治疗疾病的一类制剂，如艾条、艾炷等。古代用野蒿点燃后驱除蚊蝇，以艾叶、苍术、香薷等点燃避疫。烟熏剂主要分为杀虫、灭菌烟熏剂和燃香烟熏剂。

（一）杀虫、灭菌烟熏剂

这类烟熏剂的传统辅料组成包括以下3个部分。

1. 木屑、纸屑燃料

木屑、纸屑燃料在烟熏剂中作为燃料使用，但也有些中药本身具有燃烧性，不必加入燃料。

2. 氯酸盐、硝酸盐、过氯酸盐等氧化剂

本类氧化剂起到助燃的作用，与燃料混合，经点燃后，可发生低温、不冒火焰的燃烧，所产生的热量传导给药物使之升华或使药物中有效物质挥发，它们的综合作用是一种烘熏现象。

3. 硅藻土

其作用是使燃烧缓和或防止药物燃烧过猛导致有效成分的分解破坏。有些物质如碳酸盐，既可以起到稀释作用，又可以在燃烧中起到降温的作用，并能在中和反应时产生二氧化碳而增大烟雾的体积，有利于药物分子的扩散。

（二）燃香烟熏剂

燃香是民间广泛沿用的家庭常备烟熏剂，如蚊香、含药香、卫生香等。该剂型的传统辅料以木粉为主，选用适宜的黏合剂、助燃剂等经加工制成盘卷状或直条状，点燃生烟，用于驱除蚊蝇。制作燃香烟熏剂的传统辅料主要如下。

1. 木粉

木粉包括杉木粉、柏木粉和松木粉等，是燃香烟熏剂中的燃料。

2. 桃胶

桃胶是一种黏合剂，能起到黏合药物、木粉等粉粒并使烟熏剂保持一定机械强度的黏性物质。

3. 氯酸盐、硝酸盐

作为助燃剂，氯酸盐、硝酸盐保证燃烧能够持续稳定地进行。因为中药粉末本身具有易燃性，故只有某些不具备燃烧性的药物制作燃香时，才加入适量的助燃剂。

4. 色素和香料

色素和香料作为附加剂使用，如艾叶、苍术、白芷等。

例：消毒燃香

【处方组成】　香薷50%，木粉50%，甲基纤维素适量，助燃剂适量，色素适量。

【制法】　取香薷、木粉等量，混合均匀，加入甲基纤维素、助燃剂和色素，充分混匀，压制成盘卷状，每盘重20～25 g。

【注解】　常用燃香木粉有杉木粉、柏木粉和松木粉等；黏合剂有甲基纤维素、羧甲基纤维素、桃胶等；助燃剂有氯酸盐、硝酸盐等；色素为附加剂。

十二、锭剂用辅料

锭剂系指药物细粉与适量黏合剂制成规定形状的固体剂型。根据医疗用途的不同，锭剂可有长方形、纺锤形、圆柱形、圆锥形、圆片形等多种形状。应用时，内服可吞服或研细后用水、黄酒化服；外用多是研细用醋调敷；少数为内外兼用。锭剂的制法主要有塑制法和模制法两种。其黏合剂常用糯米粉、蜂蜜或处方中具有黏性的药物如蟾酥、胆汁等。

例：紫金锭

【处方组成】 山慈菇200 g，红大戟150 g，五倍子100 g，朱砂40 g，人工麝香30 g，雄黄20 g，千金子霜100 g。

【制法】 以上七味，朱砂、雄黄分别水飞成极细粉；山慈菇、五倍子、红大戟粉碎成细粉；将人工麝香研细，与上述粉末及千金子霜配研，过筛，混匀；另取糯米粉320 g，加水制成团块，蒸熟后与药粉充分揉匀，压制成锭，低温干燥，即得。

【注解】 锭剂一般质地坚硬、致密，内层不易霉腐变质，药效成分不易挥发损失，储藏、携带方便。方中人工麝香为贵重药，朱砂、雄黄为矿物药，山慈菇、五倍子、红大戟细粉黏性差，因此糯米粉在该方中为黏合剂，水为润湿剂和黏合剂。

十三、糕剂用辅料

糕剂系指药物细粉与米粉、蔗糖蒸制而成的块状剂型。糕剂常用于小儿脾胃虚弱，面黄肌瘦等慢性消化不良性疾病。糕剂的传统辅料主要有米粉和蔗糖。

例：八珍糕

【处方组成】 党参60 g，茯苓60 g，白扁豆60 g，白术60 g，薏米60 g，莲子肉60 g，山药60 g，芡实60 g，粳米粉30 g，白糖2.4 kg，糯米粉3.0 kg。

【制法】 以上十一味，粳米粉、糯米粉、白糖预先备好料，其余八味共同粉碎为细粉，过六号筛，与上述辅料混匀，加入适量冷开水，糅合制成松散颗粒，放入模具中制成糕状，取出蒸熟，晾干，分成每块重6 g，包装即得。

【注解】 粳米是我们日常生活的主食，俗称大米，它含75%以上的淀粉，8%左右的蛋白质，0.5%～1%的脂肪，尚含有少量B族维生素，具有药食同源的作用。糯米粉增加糕的口感，且糯米黏性强，增强糕的黏性，易于成形。白糖，作为矫味剂，既补充能量，又使八珍糕味道甘甜。

十四、线剂用辅料

线剂系指将丝线或棉线，置药液中先浸后煮，经干燥制成的一种外用剂型。线在线剂中作为药物载体，按线剂中线的不同种类，可分为以下两种。

1. 丝线
丝线是一种用蚕丝搓纺而成的线，材料来源于蚕丝，质地柔软，强度好，光滑，牢固耐久。

2. 棉线
棉线是指用棉花纤维搓纺而成的细长可以任意曲折的线，强度高、抗老化、耐磨、弹性好。

例：芫花线剂

【处方组成】 芫花，巴豆仁，金银花，槐花米，雄黄，壁钱，丝线。

【制法】 先将芫花醋制，雄黄水飞，巴豆仁捣泥，与其余各药共置容器中，加水适量和丝线一起浸泡3～5日后，滤取浸出液，丝线以文火煮干后取出，以温开水洗除黏附的药渣，低温干燥或阴干，即得。

【注解】 线剂能起到药物治疗与药线机械扎紧的双重作用，常用于瘘管、痔疮等疾病的治疗，尤以结扎治疗为主。

十五、条剂用辅料

条剂又称纸捻，系指将药物细粉或药膏黏附在桑皮纸捻成的细条上的一种外用制剂。一般用于插入疮口或瘘管内，起引流、拔毒、去腐生肌与敛口的作用。条剂中使用的传统辅料主要有黏合剂和药物载体，不同类型的条剂选用不同的黏合剂。条剂所用主要辅料如下。

1. 面糊

糊纸捻是用面糊为黏合剂，将药粉包裹在桑皮纸条内，干后备用，较纯面糊药线更软，带有韧性不易折断，药物需要透过纸层才能发挥作用，药效缓和而持久。

2. 油

油纸捻是用植物油或动物油为黏合剂，将药物粉末与油脂掺和裹入桑皮纸条内，质地柔软而有韧性，适合在处方中规定有油脂时应用。

3. 蜂蜡和蜂蜜

蜜蜡捻是用不同比例的蜂蜡和蜂蜜作为黏合剂炼制成软材，趁热与药物粉末混合均匀，搓成条状，冷后阴干即得。这种线剂适合瘘管浅短的疮口，药物释放慢，疗效维持时间长，随体温而软化，刺激性小，但韧性不够，容易折断。

4. 桑皮纸

古时又称"汉皮纸"，起源于汉代，是以桑树皮为原料制成，其最大特点是柔嫩、防虫、拉力强、不褪色、吸水力强。

例：红升丹软条剂

【处方组成】 红升丹适量，凡士林适量。

【制法】 取红升丹，研成极细粉，备用；另取桑皮纸剪成宽 1.5 cm 的纸条，两面均匀涂布一薄层凡士林或其他的消炎软膏，以拇指和食指搓捻成条状。再剪成约 3 cm 长的小段，投入装有红升丹粉末的容器中，轻轻振摇，滚动容器，使捻条均匀地黏附一层药粉，取出阴干，灭菌，即得。

【注解】 条剂制备简单，使用方便。常用以引流脓液、拔毒、去腐、生肌。将药物与适宜辅料制备成纸捻，临床能起到缓释作用，降低毒性。

十六、灸剂用辅料

灸剂系指将艾叶捣、碾成绒状，或另加其他药料卷制成卷烟状或捻成其他形状，供熏灼穴位或其他患部的外用制剂。按除艾叶外加药与否分为艾条与含药艾条。制备灸剂多以艾绒为原料，也有桑枝灸、烟草灸、油捻灸、硫黄灸和火筷灸等。

当灸剂为艾条时，辅料为桑皮纸或烟用纸，主要作为药物载体使用。

1. 桑皮纸

制作艾条时，其作用为包裹艾绒，起到药物载体的作用。桑皮纸防虫，有利于艾条存放；抗拉性强，艾条紧实不崩裂；未添加漂白剂，卷制的艾条灸后不易上火。

2. 烟用纸

烟用纸由麻浆或掺用木浆等天然纤维及碳酸钙等填充料制成，也可加入少量添加剂。外观一般为白色，分为有罗纹和无罗纹两种，要求纸质的透明度低，均匀无砂眼，无异味，燃烧性好，抗张强度高和燃烧后灰色白并有黏结力。

第二节 非聚合物类低分子药用辅料

一、黄 凡 士 林

英文名：Yellow Vaseline、Yellow Petrolatum、Petrolatum、Yellow Soft Paraffin、Paraffin（Yellow Soft），系从石油中得到的多种烃的半固体混合物。

（一）性状与性质

黄凡士林为淡黄色或黄色均匀的软膏状半固体。无臭或几乎无臭，有滑腻感；具有拉丝性，在35℃的三氯甲烷中溶解，在乙醚中微溶，在乙醇或水中几乎不溶。熔点为45～60℃。化学性质稳定，但其所含杂质可被氧化而变色，一般可添加少量抗氧化剂来改善其稳定性。

（二）应用特点

黄凡士林主要用于外用制剂如润滑乳膏（用量：10%～30%）、乳剂（用量：4%～25%）、乳膏（用量：0～100%）和其他透皮制剂的基质材料，还可作为眼膏剂基质。另可与液状石蜡一起用作润滑剂，还被用于化妆品及食品领域。因其性质较为稳定，可与绝大多数药物配伍。由于凡士林渗透性差、黏度大，作为油脂性基质释药较慢，吸水性差（仅能吸收自身重量约5%的水分），因此，不适于有多量渗出液或分泌液的局部给药。可通过与羊毛脂、胆固醇等配伍来改善其吸水性，如添加15%的羊毛脂，吸水量可增至50%。

黄凡士林很难被皮肤吸收，对皮肤无毒无刺激性，安全性好。与皮肤接触有滑腻感，易沾染衣物。以本品为主要基质材料时，不宜采用含邻苯二甲酸酯类塑化剂的塑料类或橡胶类作为内包装材料。可采用干热灭菌，但不可长时间将其加热至70℃及以上，另以伽马射线灭菌时需评估其物理性质如溶胀、变色、气味、流变学行为的变化。

（三）应用实例

肛 泰 软 膏

【处方组成】 地榆炭 72 g，五倍子 7 g，冰片 7 g，盐酸小檗碱 36 g，盐酸罂粟碱 7 g。

【制法】 以上五味，除冰片研成细粉外，地榆炭、五倍子分别粉碎成细粉，过筛；将盐酸小檗碱、盐酸罂粟碱与上述细粉混匀；将上述药物加入软膏基质 871 g（基质制备：取黄凡士林，在140～150℃加热灭菌、溶化，放冷，取液状石蜡按 10∶1～10∶2.5 的比例加至黄凡士林中），搅匀，即得。

【注解】 孕妇禁用。

肛泰软膏具有凉血止血、清热解毒、燥湿敛疮、消肿止痛的作用，可用于湿热瘀阻所引起的内痔、外痔、混合痔所出现的便血、肿胀、疼痛。

黄凡士林自身不易被皮肤吸收，在外用局部给药的软膏制剂中，具有很好的润肤性，黄凡士林与液状石蜡一起作为肛泰软膏剂的基质，除具备赋形、润滑、软化皮肤的作用外，还能够实现减缓药物释放速度，从而减少对痔疮患者患处的刺激并延长作用时间。

二、白 凡 士 林

英文名：White Vaseline、White Petrolatum、Paraffin（White Soft）、White Soft Paraffin。本品来源于石油，是经过脱色处理的多种烃的半固体混合物。

（一）性状与性质

本品为白色至微黄色均匀的软膏状物，性质与黄凡士林相似。

（二）应用特点

在制剂中，用作软膏基质与润滑剂。因其经漂白处理，纯度高，在化妆品领域较黄凡士林有更多应用。

由于漂白过程中可能有溶剂残留，因此白凡士林一般不用于眼用膏剂中。

（三）应用实例

消 痔 软 膏

【处方组成】 熊胆粉 5~50 份，冰片 5~50 份，地榆 100~500 份。

【制法】 以上三味，熊胆粉、冰片分别研成中粉，备用；地榆加水煎煮，滤过，滤液合并，浓缩成稠膏，喷雾干燥，粉碎成最细粉，与上述熊胆粉和冰片粉混匀，加入白凡士林及适量羊毛脂，混匀，制成 1000 g，即得。

【注解】 白凡士林是黄凡士林经脱色漂白处理制取而成，颜色浅，更适合用于化妆品、护肤品等产品。黄凡士林精炼程度较低，基本无添加其他物质，对更为敏感的眼睛、伤口等部位刺激程度更低，医用凡士林选择黄凡士林，可应用于摔伤、止血等外用膏剂，也可应用于眼膏剂。

三、白 蜂 蜡

英文名：White Beeswax、White Wax、Beeswax（White）。本品是将蜂蜡经氧化漂白精制而制得。

（一）性状与性质

本品为白色或淡黄色固体。无光泽，无结晶，具特殊性气味；在三氯甲烷中易溶，在乙醚中微溶，在水或无水乙醇中几乎不溶。熔点为 62~67℃，加热到 150℃以上时会发生酯化反应。

（二）应用特点

本品能够提高乳膏和软膏的稠度、提升油包水型乳剂的稳定性、调节栓剂的熔点。在口服剂型中，白蜂蜡可用于糖衣片抛光、缓释片包衣和制备微球，并能够抑制活性成分在胃部的释放、吸收，增加药物在肠道释放吸收的比例。白蜂蜡本身基本无毒无刺激性，但其所含的杂质成分可能产生刺激反应。

本品遇氯化剂发生氯化反应，遇碱可水解成皂，与氧化剂不相容。

（三）应用实例

妇科通经丸

【处方组成】 巴豆（制）80 g，干漆（炭）160 g，醋香附 200 g，红花 225 g，沉香 163 g，木香 225 g，醋莪术 163 g，醋三棱 163 g，郁金 163 g，黄芩 163 g，大黄（醋炙）60 g，艾叶（炭）75 g，醋鳖甲 163 g，硇砂（醋制）100 g，醋山甲 163 g。

【制法】 以上十五味，除巴豆（制）单独粉碎成细粉外，其余醋香附等 14 味粉碎成细粉，过筛，与巴豆细粉混匀。每 100 g 粉末加蜂蜡 100 g 制丸。每 500 g 蜡丸用朱砂粉 7.8 g 包衣，打光，即得。

【注解】 巴豆有大毒，经炮制后虽然毒性有一定降低，但仍需采用蜂蜡制蜡丸，以保证其在体内缓慢释放，避免严重的泻下等不良反应。

四、虫 白 蜡

英文名：Cera Chinensis。本品为介壳虫科昆虫白蜡虫的雄虫，群栖于木犀科植物白蜡树、女贞及女贞属他种植物枝干上所分泌的白色蜡质物精制而成，是高级饱和一元酸和高级饱和一元醇构成的酯类物质。

（一）性状与性质

本品为白色或类白色的块状。表面平或稍有皱纹，具光泽；体轻、质硬而稍脆，搓捻则粉碎；断面呈条状或颗粒状；微臭，无味。不溶于水，溶于苯、异丙醚、甲苯、二甲苯、三氯乙烯、三氯甲烷、石油醚，微溶于乙醇。熔点为 81~85℃，比石蜡、蜂蜡、鲸蜡高；酸值应不大于 1。纯净优质的虫白蜡易粉碎过筛。

（二）应用特点

本品理化性质稳定，可用作赋形剂、制丸、片剂的润滑剂、抛光剂，软膏剂的基质等。以虫白蜡作为抛光剂，除增加亮度外，还具有抗潮性，综合效果优于蜂白蜡、巴西棕榈蜡、日本木蜡等，常用量为每万片/粒不超过 3~5 g，用量过大易致片/丸在包衣锅中摩擦力太小，俗称打滑，难以抛光。以其制备的丸剂，外壳密闭性好，可有效延长丸剂保质期。除用作药用辅料外，本品还有止血、生肌、定痛的功效。

虫白蜡无毒无刺激，安全性好。本品接触铁、铜、镀锌等金属易变色。遇碱则易水解。

（三）应用实例

浓缩当归丸

【处方组成】 当归，淀粉，虫白蜡。

【制法】 取 70%量当归，粉碎成粗粉，用 70%乙醇溶液作溶剂，进行渗滤，收集滤液，浓缩至稠膏，其余当归粉碎成细粉，过筛，将以上稠膏、细粉与适量淀粉混合均匀，制成 1000 丸，70℃以下烘干，加入虫白蜡打光，即得。

【注解】 作为包衣辅料，虫白蜡具有赋形、润滑、着光、密闭、防潮、防锈、防腐等作用。将虫白蜡进一步进行漂白、脱水精制，则有晶莹剔透之感，能提升制剂观感。另外，虫白蜡具有药辅合一的作用。与蜂蜡、米糠蜡等相比，虫白蜡的胶化性能更为优良。

五、石　蜡

英文名：Paraffin、Hard Paraffin、Paraffin（Hard），系从石油或页岩油中纯化得到的各种固体饱和烃的混合物。

（一）性状与性质

本品为无色或白色半透明块状物，常显结晶状的构造；无臭，无味；手指接触有滑腻感；在三氯甲烷或乙醚中溶解，在水或乙醇中几乎不溶。熔点为 50~65℃。性质稳定，但反复熔化和凝固可能影响其物理性质。

（二）应用特点

本品常用作软膏剂基质及胶囊剂、片剂等的包衣材料，另可用作增塑剂以增加制剂的熔点或硬度。石蜡基本无毒无刺激性，但用以美容或缓解疼痛注射石蜡后可能产生肉芽肿（石蜡瘤）。长期吸入雾化石蜡可能导致间质性肺疾病。

（三）应用实例

马应龙八宝眼膏

【处方组成】　煅炉甘石 32.7 g，琥珀 0.15 g，人工麝香 0.38 g，人工牛黄 0.38 g，冰片 14.8 g，硇砂 0.05 g，硼砂 1.2 g，珍珠 14.8 g。

【制法】　以上八味，煅炉甘石、琥珀、珍珠、硼砂、硇砂分别粉碎成极细粉，人工麝香、人工牛黄、冰片分别研细，与上述粉末配研，过筛，加至经灭菌滤过后放冷的液状石蜡 20 g 中，搅匀，再加至已干热灭菌、滤过并冷至约 50℃的凡士林 890 g 和羊毛脂 40 g 中搅匀，使凝固，制成 1000 g，即得。

【注解】　凡士林、羊毛脂、液状石蜡按比例混合后，作为油性眼膏基质，使眼膏具良好的赋形性、润滑性和保湿性，能够延长药物释放时间，增加眼药与眼表结构接触的时间，明显增加脂溶性药物在眼部的吸收。其中，羊毛脂具有较强的吸水性、黏附性及表面活性作用，故而能促进眼膏与泪液混合，并使眼膏较易附着于眼黏膜上，促进药物穿透眼膜、提高凡士林吸水性、提升药物的渗透性。液状石蜡可调节眼膏的稠度。

六、胆固醇

英文名：Cholesterol。别名：胆甾醇。分子式：$C_{27}H_{46}O$。系由动物器官提取、精制而得，按干燥品计算，纯度不得低于 95.0%。

结构式：

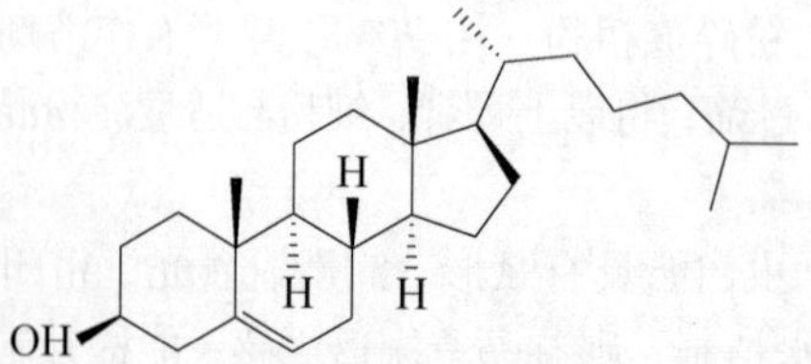

（一）性状与性质

本品为白色或微黄色针状结晶或珍珠状颗粒或小叶片。几乎无臭，暴露于光线和空气中或提高温度，可能变为黄色到褐色；几乎不溶于水，溶于丙醇、乙醚、热乙醇、三氯甲烷、乙酸乙酯、环己烷和植物油；密度为 0.98 g/cm³；熔点为 147～150℃；沸点为 480.6℃（760 mmHg）。

（二）应用特点

胆固醇能增加软膏的吸水能力，并具有润肤活性，可用于化妆品和外用制剂中，用量一般为 0.3%～5.0%（w/w）；还可用于制备脂质体，增加脂质体膜的流动性。

胆固醇无毒无刺激性，具有生理活性，它是高级动物体内所含的主要甾醇类成分，存在于身体所有组织中，尤其在大脑和脊髓中分布较多，也是形成胆结石的主要成分。有报道其具有实验性致畸和影响生殖作用。胆固醇遇洋地黄皂苷可沉淀，遇氧化剂可被氧化变质。

（三）应用实例

紫杉醇脂质体

【处方组成】 紫杉醇 0.01 g，大豆卵磷脂 0.5 g，胆固醇 0.05 g。

【制法】 分别精密称取处方量的胆固醇、大豆卵磷脂、紫杉醇，溶于三氯甲烷，置于 250 mL 的圆底烧瓶中，在旋转蒸发仪中于 40℃水浴下减压旋转 45 min，以彻底挥去有机溶剂，用 10 mL 含 5%乳糖的 pH 7.4 的磷酸盐缓冲液水化，探针超声 6 min，分别过 0.45 μm、0.22 μm 的聚碳酸脂膜各 3 次，即得紫杉醇脂质体溶液。

【注解】 胆固醇能够调节磷脂双分子层膜的流动性，从而使膜的通透性降低，进而减少药物的渗漏。同时，还能够维持脂膜的柔韧性，以增强脂质体囊泡对抗外部条件变化所带来的破坏，提升脂质体的物理稳定性。胆固醇还能够一定程度上减缓磷脂氧化。另外，胆固醇能够影响脂质体膜的相变温度，因此，对于温敏脂质体，为了能够在特定温度下迅速释放药物，需要降低相变温度时脂质体的稳定性，故而可不添加胆固醇。

七、磷　　脂

英文名：Lecithin、Soya Lecithin、Soya Bean Lecithin（大豆磷脂）、Egg yolk lecithin（蛋黄卵磷脂）。大豆磷脂是从大豆中提取精制而得的磷脂混合物，蛋黄卵磷脂系以鸡蛋黄或蛋黄粉为原料经适当溶剂提取精制而得的磷脂混合物。2020 年版《中国药典》四部中规定：蛋黄卵磷脂中磷脂酰胆碱不得少于 68%，磷脂酰乙醇胺不得过 20%，二者总量不得少于 80%；大豆磷脂中磷脂酰胆碱不得少于 45.0%，磷脂酰乙醇胺不得过 30.0%，磷脂酰胆碱和磷脂酰乙醇胺总量不得少于 70%。

（一）性状与性质

本品为乳白色或淡黄色粉末状或蜡状固体，具有轻微的特臭，触摸时有轻微滑腻感；在乙醇、乙醚、三氯甲烷或石油醚（沸程 40～60℃）中溶解，在丙酮和水中几乎不溶。

（二）应用特点

卵磷脂被广泛应用于药剂领域，可用作乳化剂、增溶剂、分散剂和稳定剂，以及脂质体膜材，如气雾剂（浓度：0.1%）、肌内注射剂（浓度：0.3%~2.3%）、口服混悬剂（浓度：0.25%~10.0%）、肠外营养剂、软膏和栓剂等，也可用于化妆品和食品中。

卵磷脂为细胞膜的主要成分，安全无毒。其主要成分磷脂酰胆碱对于胎儿和婴儿发育的营养补充很重要，是美国食品药品监督管理局（FDA）批准的婴儿配方奶粉中的必需成分。卵磷脂可以预防酒精性肝炎，降低血清胆固醇水平，并改善身心功能。卵磷脂及其衍生物已被用作药物，作为肺表面活性剂用以治疗新生儿呼吸窘迫综合征。

卵磷脂遇酯酶水解，在极端pH下分解，有吸湿性，易被微生物降解；加热易氧化变暗并分解，在160~180℃环境中可于24 h内降解，应密封、避光、低温（-18℃以下）保存。

（三）应用实例

亚麻籽油脂肪乳

【处方组成】 亚麻籽油10 g，蛋黄卵磷脂15 g，甘油24 g。

【制法】 称取处方量的亚麻籽油，加入蛋黄卵磷脂，加热至60℃，高速剪切至蛋黄卵磷脂完全溶解，作为油相。将甘油加入800 mL 60℃的水中，搅拌均匀，作为水相。保持水相60℃，以高速剪切机12000 r/min剪切，同时缓慢加入油相，剪切10 min，定容到1000 mL，制成初乳。以0.05 g/mL氢氧化钾溶液调节初乳pH至8.0，控制进口温度为60℃，均质压力为15 kpsi（1 psi≈6.895 kPa）均质4次，装瓶，121℃灭菌15 min，得亚麻籽油脂肪乳。

【注解】 低温密封保存。亚麻籽油作为脂肪乳的油相，含有丰富的人体必需的α-亚麻酸，在体内可转化为二十碳五烯酸和二十二碳六烯酸，而发挥了药辅合一的作用。蛋黄卵磷脂发挥乳化剂作用，甘油为等渗调节剂。

八、大 豆 油

英文名：Soybean Oil、Refined Soya Oil、Soya-Bean Oil（Refined），系从豆科植物大豆的种子中提炼而得的脂肪油，精制大豆油中含有以下主要成分：亚油酸50%~57%、亚麻酸5%~10%、油酸17%~26%、棕榈酸9%~13%、硬脂酸3%~6%。

（一）性状与性质

本品为淡黄色的澄清液体。无臭或几乎无臭；可与乙醚或三氯甲烷混溶，在乙醇中极微溶解，在水中几乎不溶。自燃温度：445℃。

（二）应用特点

本品常用作溶剂和分散剂，主要用于制备软膏、乳剂、搽剂等，以及用于脂质体、微球、自微乳、微乳、纳米乳、纳米胶囊等新剂型配方中。作为药物制剂，大豆油乳剂被首选用作全肠外营养（total parenteral nutrition）方案的脂肪来源，其不良反应较花生油少。另外，大豆油具有润肤特性，也可用于化妆品中以改善皮肤干燥。

注射用大豆油乳剂的不良反应有过敏、中枢神经系统反应、脂肪栓塞、干扰华法林的抗凝作用等。与氧化剂、碱类、无机酸等发生氧化、分解等反应；可被0.01 ppm（ppm为百万分之一）的铜和0.1 ppm的铁催化氧化。

大豆油乳液在高温中长期存放易降解生成游离脂肪酸，pH降低；25℃与氯化钙、葡萄糖酸钙、氯化镁、苯妥英钠、盐酸四环素、两性霉素 B 不相容，但可通过降低以上物质的浓度及低温储存改善相容性。以塑料注射器储存大豆油乳液时，塑料注射器所含硅油可被溶解于乳液中，导致注射器膨胀，推注困难。

（三）应用实例

十滴水软胶囊

【处方组成】 樟脑 62.5 g，大黄 50 g，肉桂 25 g，桉油 31.25 mL，干姜 62.5 g，小茴香 25 g，辣椒 12.5 g。

【制法】 以上七味，大黄、辣椒粉碎成粗粉，干姜、小茴香、肉桂提取挥发油备用，药渣与大黄、辣椒粗粉用 70%乙醇溶液作溶剂浸渍 24 h 后，续加 70%乙醇溶液进行渗滤收集渗滤液，回收乙醇，浓缩至清膏，减压干燥，粉碎，加入适量大豆油，与上述挥发油及樟脑、桉油混匀，制成软胶囊 1000 粒，即得。

【注解】 本品为棕色的软胶囊，内容物为含有少量悬浮固体浸膏的黄色油状液体；气芳香，味辛辣；健胃，祛暑，用于因中暑而引起的头晕、恶心、腹痛、胃肠不适。

处方中大豆油作为油脂性基质之一，可以较好地溶解及分散挥发油、乙醇提取物等成分，并含有丰富的多不饱和脂肪酸和单不饱和脂肪酸，以及较低的饱和脂肪酸，营养价值较高。

九、甘　油

英文名：Glycerol、Concentrated Glycerin。分子式为 $C_3H_8O_3$，分子量为 92.09。由油脂进行皂化和水解而制得；或在大量亚硫酸盐存在下，由甜菜糖浆发酵而制得。

结构式：

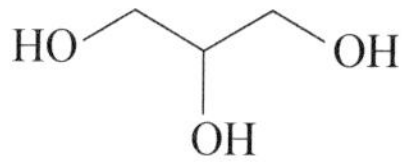

（一）性状与性质

本品为无色、澄清的黏稠液体。在水中为中性（25℃），黏度为 0.954 Pa·s；能与水或乙醇任意比例混溶，在丙酮中微溶，在三氯甲烷中不溶；相对密度不小于 1.257（20℃）；熔点为 17.8℃；沸点为 290.0℃（分解）。

（二）应用特点

本品用作防腐剂、助溶剂、保湿剂、润湿剂、增塑剂、溶剂、甜味剂、促渗剂，助悬剂等。表 3-1 中为其部分应用。在局部给药制剂和化妆品中起保湿和润肤作用，在软膏和乳液中做溶剂或助溶剂，另被用于水性和非水性凝胶及贴剂中。在注射剂中主要用作溶剂和共溶剂，在口服溶液中用作溶剂、甜味剂、防腐剂和增稠剂，以及作为增塑剂用于薄膜包衣、明胶软胶囊、明胶栓剂，还可用于制备弹性脂质体，具有柔化磷脂膜的作用。

甘油作为制剂辅料，一般无毒无刺激。其主要不良反应为脱水性，大剂量口服使用可能产生头痛、口渴、恶心和高血糖症。

表 3-1 甘油的应用

应用	浓度（%）
防腐剂	<20
润湿剂	≤30
水性凝胶载体	5.0～15.0
非水性凝胶载体	50.0～80.0
保湿剂	≤30
眼科制剂	0.5～3.0
片剂包衣增塑剂	视具体情况
贴剂添加剂	视具体情况
注射剂溶剂	≤50
酊剂甜味剂	≤20

甘油在阳光下遇氧化锌和硝酸铋变成黑色；与强氧化剂如氯酸钾、高锰酸钾等研磨可能会发生爆炸。甘油具有吸湿性，纯甘油常温常压储存不易被氧化，但加热分解会释放有毒的丙烯醛。甘油与硼酸可形成酸度更强的复合物甘油硼酸。

（三）应用实例

颠倒散洗剂

【处方组成】 生大黄 3.75 g，沉降硫 3.75 g，甘油 5.0 mL，羧甲基纤维素钠（CMC-Na）0.25 g，吐温-80 2.5 g，蒸馏水 50 mL。

【制法】 取生大黄、沉降硫置研钵内研细，过七号筛后，将细粉置研钵中，加甘油、CMC-Na、吐温-80 研匀后再加液研磨，加水至 50 mL，即得。

【注解】 颠倒散洗剂为混悬剂。由于加工方法的不同，硫可以分为精制硫、沉降硫、升华硫，其中沉降硫粒径最小，易于混悬；硫的表面吸附一层气膜，易于漂浮于液面，用甘油、吐温-80 研磨分散，有助于混悬；CMC-Na 的水溶液为亲水胶体，具有较大的黏度，可以防止混悬颗粒下沉，还可以吸附到固体颗粒表面，形成保护层，防止混悬颗粒聚结。

十、薄 荷 脑

英文名：*L*-Menthol、Menthol、Racementhol、*DL*-Menthol、Menthol（Racemic）。分子式为 $C_{10}H_{20}O$；分子量为 156.27。天然品存在于薄荷油和椒样薄荷油等中，经冷却、结晶、分离而得。

结构式：

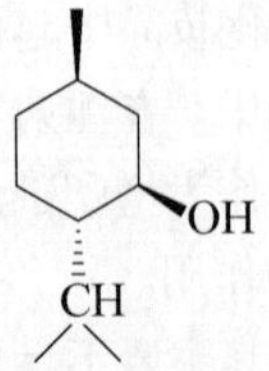

（一）性状与性质

本品为无色针状或柱状结晶，或白色结晶性粉末。味初辛、后清凉，具有薄荷特殊香气；乙醇溶液呈中性反应；在乙醇、三氯甲烷、乙醚中极易溶解，在水中极微溶解。熔点为42~44℃，沸点为212℃。

（二）应用特点

用作矫味剂和芳香剂，在局部给药制剂中具有促渗作用。薄荷脑会产生清爽的感觉，在许多局部制剂中得到利用。L-薄荷脑可直接刺激人体产生凉爽感，D-薄荷脑无此作用，而消旋薄荷脑的作用强度约为L-薄荷脑的一半。作为片剂矫味剂时，一般将薄荷脑溶解于95%乙醇溶液中，喷在片剂上。薄荷脑涂于皮肤可扩张血管，引起冷感而发挥局部止痛及缓解瘙痒作用。应用概况如表 3-2 所示。

本品勿用于眼及黏膜部位，大剂量使用易致严重不良反应。世界卫生组织规定本品每日最高摄入量为 0.4 mg/kg。

表 3-2　薄荷脑的应用

应用	浓度（%）
药物制剂	
吸入剂	0.02~0.05
口服混悬液	0.003
口服糖浆	0.005~0.015
片剂	0.2~0.4
外用制剂	0.05~10.0
化妆品	
牙膏	0.4
漱口水	0.1~2.0
口腔喷雾	0.3

薄荷脑与水合丁基氯、樟脑、水合氯醛、三氧化铬、萘酚、苯酚、高锰酸钾、邻苯三酚、间苯二酚和百里香酚不相容。因易升华，储存温度应低于25℃。

（三）应用实例

除臭口服液

【处方组成】　荆芥醇浸出液 7 mL，款冬花醇浸出液 7 mL，甘油 7 mL，薄荷脑 1 g，乙酸氯己定 0.4 g，糖精 1.2 g，95%乙醇溶液 50 mL。

【制法】　上述所有原辅料，按照处方量准确称量，混合均匀，加入香精适量，蒸馏水加至 100 mL，制成溶液。

【注解】　薄荷脑作为辅料，能够起到芳香矫味、杀菌和防腐的作用；并能扩张黏膜血管、促进药物的吸收；同时，薄荷脑具有疏风、清热、解毒的功效，内服能够健胃、祛风，并有一定的抗炎作用。口服液中添加的95%乙醇溶液，有助于薄荷脑的溶解，并有防腐作用。甘油具有甜味剂、高活性、抗氧化、促醇化作用。

十一、甘露醇

英文名：Mannitol、*D*-Mannitol。分子式为 $C_6H_{14}O_6$；分子量为 182.17。本品用甘露糖等单糖催化电解还原而得，也可从木蜜的树干汁或从其他植物中提取而制得，其中 *DL*-甘露醇为常用药用辅料。

结构式：

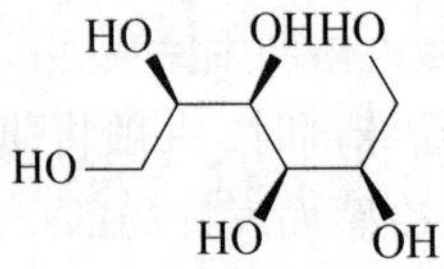

DL-甘露醇

（一）性状与性质

本品为白色结晶性粉末。无臭、清凉味甜，在水中易于溶解，在乙醇或乙醚中几乎不溶。水溶液对稀酸、稀碱、热和空气稳定。熔点为 166~170℃，相对密度为 1.49。甜度为蔗糖的 57%~72%。稳定性好，其溶液可通过过滤或高压灭菌进行消毒，耐稀酸和碱，不发生美拉德反应。散装物料应储存在密闭容器中，置于阴凉干燥的地方。

（二）应用特点

本品在制剂中做增塑剂、甜味剂、片剂和胶囊的稀释剂、渗透剂等，另可作食品填充剂。在药剂中主要用作片剂中的稀释剂（10%~90%，w/w）；因溶解时吸热，有甜味，对口腔有清凉感，故较多作为咀嚼片、口崩片的赋型剂；另可作为明胶软胶囊中的增塑剂，粉雾剂的载体，冻干制剂中的冻干保护剂（20%~90%，w/w），以及用于抗胃酸的氢氧化铝的混悬液中（<7%，w/v）防止溶液变稠。

甘露醇无吸湿性，易于干燥，可与对水敏感的药物配伍。可喷雾干燥及湿法制粒，颗粒流动性好，但处方中其他辅料重量应不大于 25%。

作为药物，甘露醇注射液（20%）是一种组织脱水药，可作为渗透性利尿剂，辅助治疗急性肾衰竭，降低颅内压，治疗脑水肿，减轻眼压。甘露醇口服给药在胃肠道中吸收少，但大剂量服用会引起渗透性腹泻。

甘露醇溶液（≥20%，w/v）可能会被氯化钾或氯化钠盐析，25%（w/v）甘露醇溶液接触塑料可能产生沉淀，本品 20%的水溶液不可与头孢匹林钠溶液（20~30 mg/mL）、头孢氨苄钠溶液（2 mg/mL、30 mg/mL）、木糖醇溶液配伍；可与一些金属离子（Fe^{2+}、Al^{3+}、Ca^{2+}）形成复盐。甘露醇中所含还原糖杂质可能引起冻干肽氧化降解。

（三）应用实例

感冒清热咀嚼片

【处方组成】 荆芥穗 750 g，薄荷 225 g，防风 375 g，柴胡 375 g，紫苏叶 225 g，葛根 375 g，桔梗 225 g，苦杏仁 300 g，白芷 225 g，苦地丁 750 g，芦根 600 g。

【制法】 以上十一味，荆芥穗、薄荷、紫苏叶提取挥发油，蒸馏后的水溶液另器收集，药渣备用，挥发油用 β-环糊精包合，包合物低温（40℃）干燥，粉碎成细粉，药渣与其余防风等八味加水煎煮，滤液与上述水溶液合并浓缩成稠膏，减压干燥，粉碎成细粉，和上述挥发油包合物细粉混合，加入阿司帕坦 37.5 g 及甘露醇适量，混匀，制粒，干燥，压制成 100 片即得。

【注解】 本品为棕褐色至深褐色的异形片；具特异香气，味酸甜而微苦；咀嚼溶化后吞服。甘露醇在片剂中作为稀释剂、赋形剂，稳定性好，可压性好，无吸湿性，干燥快；作为矫味剂和甜味剂，使口腔具有清凉感。

十二、木 糖 醇

英文名：Xylitol。分子式为 $C_5H_{12}O_5$，分子量为 152.15。从玉米芯、甘蔗渣等物质中提取，经水解、脱色、离子交换、加氢、蒸发、结晶等工艺加工而成。

结构式：

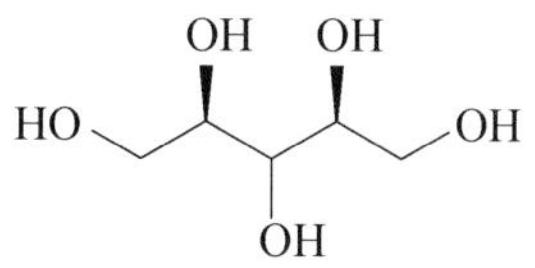

（一）性状与性质

本品为白色结晶或结晶性粉末。化学性质稳定，耐受 pH 1～11。无臭，味甜，甜度与蔗糖相等，是甘露醇的 2.5 倍。有引湿性，在 20℃和 52%相对湿度下，其平衡水分含量为 0.1%（w/w）；真空干燥后，在 80℃下以 P_2O_5 干燥 4 h，木糖醇损失的水分少于 0.5%（w/w）。溶于吡啶，易溶于水（1∶1.6），能溶于丙二醇（1∶15）和甲醇（1∶16.7），在乙醇中微溶（1∶80），难溶于异丙醇（1∶500），极难溶于甘油和花生油中。熔点为 91.0～94.5℃，沸点为 215～217℃。木糖醇 4.56%（w/v）的水溶液为等渗溶液。

（二）应用特点

本品可用作片剂和胶囊的稀释剂、润湿剂、甜味剂、包衣材料。木糖醇作为甜味剂，无致龋性，能抑制致龋性变形链球菌的生长。用于无糖配方液体制剂如糖浆剂中，可避免出现结晶现象，其水活度较蔗糖低，渗透压较蔗糖高，可增强制剂的稳定性和新鲜度。木糖醇溶解后可吸热致冷，且致冷效果远大于其他可替代甜味剂，作为片剂和糖浆剂的赋形剂可增强矫味作用；作为咀嚼片的稀释剂，具有甜味和爽口感。作为片剂包衣材料（浓度≥65%，w/w），性质稳定，硬度持久，并具有甜味。因其具有保湿和润肤作用，被用于化妆品和盥洗用品中。木糖醇本身有抑菌作用，还能增强防腐剂的防腐效果。

木糖醇无毒、无过敏、无刺激性，可作为能量补充剂的组成成分用于创伤后的静脉输液治疗。木糖醇的相对血糖反应极低，不被胰岛素代谢，摄入后的血糖和血清胰岛素反应明显低于摄入葡萄糖或蔗糖，可用于糖尿病患者。建议木糖醇每日最高口服摄入量（分次服用）为 100 g，单次摄入量为 20～30 g，大剂量可能有致泻作用。

木糖醇甜度有 pH、浓度和温度依赖性。本品对热稳定，但略有吸湿性；与氧化剂不相容。

（三）应用实例

参苓谷物冲调粉

【处方组成】 参苓白术散浸膏粉 12 g，莲子 5 g，薏苡仁 5 g，苦荞 7.5 g，黑豆 7.5 g，黑米 11.25 g，粳米 3.75 g，魔芋粉 2.5 g，葛根粉 7 g，全脂奶粉 2.5 g，木糖醇 8 g。

【制法】 以参苓白术散加减经提取浓缩、喷雾干燥后而制得的浸膏粉为主要原料,再辅以莲子等八味健脾养胃的谷物,加入全脂奶粉及木糖醇制得。

【注解】 木糖醇在处方中作为稀释剂、润湿剂、甜味剂和矫味剂,可供糖尿病患者服用,并对牙齿有保护作用。

十三、甜菊糖苷

英文名:Steviol Glycosides。甜菊糖苷在 2015 年版《中国药典》四部中被称为甜菊素(Steviosin),2020 年版《中国药典》四部中改称甜菊糖苷。系从甜叶菊 *Stevia rebaudiana* Bertoni 叶中提取精制的糖苷类混合物,主要成分为甜菊苷(Stevioside),分子式为 $C_{38}H_{60}O_{18}$,分子量为 804.87,其含量按干燥品计算不得少于 95.0%。

结构式:

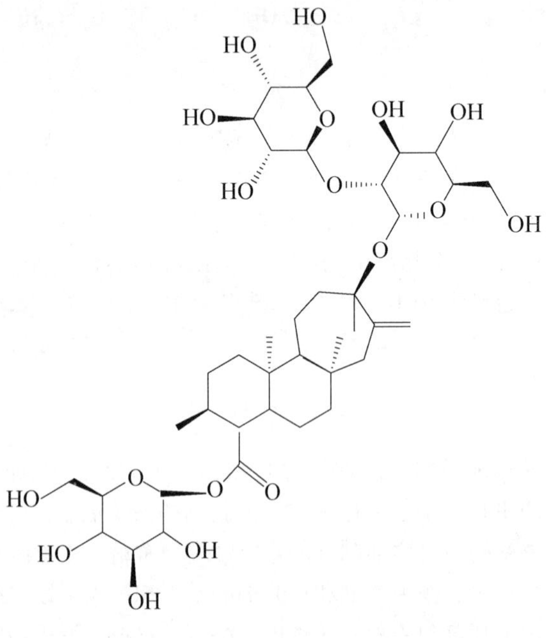

(一)性状与性质

本品为白色或类白色粉末。无臭,味浓甜微苦;在乙醇中溶解,在水中微溶,在乙醇-水(50:50)的混合溶液中易溶。

(二)应用特点

本品在制剂中,用作矫味剂与甜味剂;另被广泛用作食品添加剂,其甜度远高于蔗糖,为蔗糖甜度的 200~350 倍,而其热量则远低于蔗糖(仅为蔗糖的 1/300)。甜菊糖苷对血糖无影响,可用于糖尿病患者。

我国卫生部在 1985 年批准了甜菊糖苷为不限量使用的天然甜味剂,又于 1990 年批准了甜菊糖苷为医药用的甜味剂辅料;联合国粮农组织/世界卫生组织食品添加剂联合专家委员会(JECFA)在 2008 年 6 月第 69 届会议报告中明确表明:正常人每日摄入甜菊糖苷量在 4 mg/kg 体重以下时,对人体没有副作用。

（三）应用实例

灵莲花颗粒

【处方组成】 乌灵菌粉 250 g，栀子 375 g，女贞子 625 g，墨旱莲 625 g，百合 375 g，玫瑰花 188 g，益母草 625 g，远志 188 g。

【制法】 以上八味，乌灵菌粉粉碎成极细粉；女贞子用 80%乙醇溶液回流提取，提取液回收乙醇、浓缩成清膏备用；玫瑰花提取挥发油；其余栀子等五味与女贞子提取后的药渣及玫瑰花提取后的药渣加水于 90℃提取，提取液减压浓缩至清膏；取女贞子清膏与栀子等清膏喷雾干燥，加入上述乌灵菌粉及甜菊糖苷、阿司帕坦适量，混匀，制粒，喷入玫瑰挥发油，制成 1000 g，即得。

【注解】 甜菊糖苷在处方中作为矫味剂和甜味剂，可供糖尿病患者服用。

十四、香 草 醛

英文名：Vanillin。别名：香兰素。分子式为 $C_8H_8O_3$，分子量为 152.15。香草醛天然存在于许多精油中，尤其以香荚兰 *Vanilla planifolia* 和塔希特香草 *Vanilla tahitensis* 的荚果中含量较高。工业上香草醛由木质素制备，也可通过愈创木酚和乙醛酸缩聚合成。

结构式：

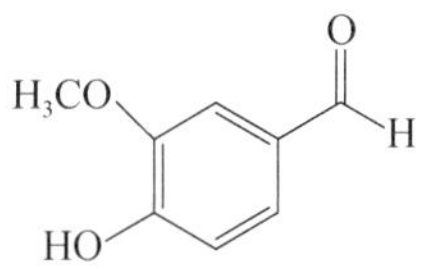

（一）性状与性质

本品为白色至微黄色细结晶或结晶性粉末，有香草香气，味甜。易溶于甲醇或乙醇，在乙醚或热水中溶解，微溶于水。熔点为 81～83℃；沸点为 284～285℃（降解）。遇碱或碱性物质易变质；水溶液对石蕊显酸性。

（二）应用特点

香草醛有香草香气且香气稳定，即使在较高温度下仍不易挥发；其具有浓郁的奶香及香荚兰豆香气，能起到增香和定香的作用。具有防腐作用，被用作食品防腐剂。作为矫味剂或掩味剂，用于片剂、液体药剂（0.01%～0.02%，w/v）、糖浆和散剂中。用于维生素片薄膜包衣中，可发挥掩味作用，另可作为呋塞米注射液（1%，w/v）、氟哌啶醇注射液（0.5%，w/v）等的光稳定剂。

作为药物，本品对镰状细胞性贫血有潜在治疗效果，另有抗真菌活性。香草醛生物安全性高，鲜有不良反应报道，已报告的不良反应包括接触皮炎和支气管痉挛引起的超敏反应。世界卫生组织规定日服用最高剂量为 10 mg/kg。

香草醛遇甘油生成不溶于乙醇的化合物，遇碱分解，遇铁盐、氧化剂和空气中的氧被氧化而分解，其乙醇溶液在光下迅速分解，应密闭、避光保存于阴凉处，可加入 0.2%（w/v）的焦亚硫酸钠作为抗氧化剂。本品与丙酮不相容，可形成鲜艳的混合物。

（三）应用实例

小儿止咳糖浆

【处方组成】 甘草流浸膏 150 mL，桔梗流浸膏 30 mL，氯化铵 10 g，橙皮酊 20 mL。

【制法】 以上四味，氯化铵用适量水溶解，备用；另取蔗糖 650 g，加水煮沸，放冷，加入其余甘草流浸膏等三味，加苯甲酸钠 2 g，混匀，静置，取上清液，煮沸，滤过，滤液冷却至 40℃以下，缓缓加入上述氯化铵溶液与香草醛 25 mg，加水至 1000 mL，混匀，即得。

【注解】 本品为红棕色的半透明黏稠液体，味甜。香草醛在处方中可矫味和掩味，且味甜，能提升儿童患者的服药依从性。此外，香草醛还具有一定的抑菌、抗氧化等作用。

十五、柠 檬 酸

英文名：Citric Acid、Citric Acid Monohydrate、Citric Acid Hydrate。别名：枸橼酸。分子式为 $C_6H_8O_7 \cdot H_2O$，分子量为 210.14，为 2-羟基丙烷-1，2，3-三羧酸一水合物。天然的枸橼酸存在于植物如柠檬、柑橘、菠萝等果实和动物的骨骼、肌肉、血液中。人工合成的枸橼酸是用砂糖、糖蜜、淀粉等含糖物质发酵而制得的。

结构式：

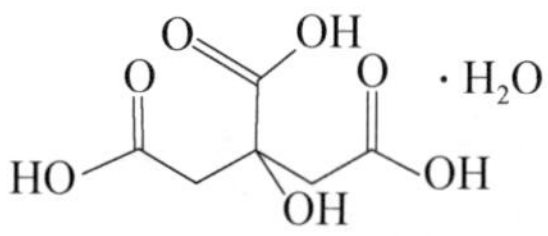

（一）性状与性质

本品为无色的半透明结晶、白色颗粒或白色结晶性粉末。无臭，味极酸；在干燥的空气中微有风化性。溶于水，水溶液显酸性，1%（w/v）水溶液的 pH 为 2.2。25℃下，pK_{a1} = 3.128，pK_{a2} = 4.761，pK_{a3} = 6.396。枸橼酸一水合物在 25℃、相对湿度约小于 40%时形成无水酸；在干燥环境中或加热到约 40℃时失去结晶水；在相对湿度为 65%～75%时几乎不吸水，但在更潮湿的条件下会吸收大量的水。其稀水溶液储存时可能发酵。熔点≈100℃（软化点：75℃）。

（二）应用特点

本品可用作 pH 调节剂、稳定剂、酸化剂和泡腾制剂中的酸源。枸橼酸（一水合物或无水物质）常用于调节制剂的 pH，如调整肠溶片剂的 pH 使其在结肠定位释药。枸橼酸（一水合物）被用作螯合剂、抗氧化剂、增效剂，以及抗凝剂，另用于制备泡腾颗粒，无水枸橼酸被广泛用于制备泡腾片。枸橼酸也常用作食品的酸味增味剂。含有枸橼酸的制剂还被用来治疗（溶解）肾结石。

枸橼酸与酒石酸钾、碱、碱金属和碱土金属的碳酸盐及碳酸氢盐、氧化剂、还原剂、硝酸盐、乙酸盐、硫化物不相容。与金属硝酸盐一起使用可能具有爆炸性。含枸橼酸的糖浆在储存时可能析出蔗糖结晶。

枸橼酸在人体主要存在于骨骼中，具有较高的安全性，但过多或频繁使用可能溶蚀牙齿；枸橼酸及其盐也可增加肾病患者肠道内铝的吸收，导致血中铝含量升高，因此，肾衰竭患者在服用铝制剂控制磷酸盐吸收时，不应同时使用含枸橼酸或含枸橼酸盐的产品。

（三）应用实例

小柴胡泡腾片

【处方组成】 姜半夏 575 g，党参 575 g，生姜 575 g，柴胡 1550 g，黄芩 575 g，甘草 575 g，大枣 575 g。

【制法】 以上七味，除姜半夏、生姜外，其余柴胡等五味加水煎煮浓缩，姜半夏、生姜以 70% 乙醇溶液渗滤提取，回收乙醇，与上述浓缩液合并，浓缩成清膏，喷雾干燥。取清膏粉一半量，加枸橼酸、富马酸、乳糖、阿司帕坦，混匀制粒；剩余清膏粉加碳酸氢钠、乳糖、阿司帕坦，混匀制粒，与上述颗粒混匀，压制成 1000 片，即得。

【注解】 泡腾片碱源辅料含有碳酸根或者碳酸氢根，最为常用的是碳酸钠、碳酸氢钠、碳酸氢钾。常用的酸源辅料有枸橼酸、酒石酸、富马酸、苹果酸、己二酸等。枸橼酸是目前应用最为广泛的泡腾剂酸源，易溶于水、口感好，但吸湿性强，压片时易造成黏冲。酒石酸的酸性较枸橼酸强，泡腾力度大，且吸湿性较小，但与矿物质容易产生沉淀，所以制得的泡腾片在自来水或矿泉水中泡腾后会发生浑浊。富马酸和己二酸吸湿性小且具润滑作用，但水溶性差、酸性弱，易导致泡腾过程缓慢且不彻底、有残留。制备和储存泡腾片应避免酸源辅料和碱源辅料发生反应，可采用湿法制粒压片法，需将酸源和碱源分别制粒、干燥，再混合、压片，也可采用干法制粒压片法和粉末直接压片法，应控制环境湿度 30% 以下。

十六、乳　　酸

英文名：Lactic Acid。分子式为 $C_3H_6O_3$，分子量为 90.08。本品主要为糖在乳酸菌的作用下发酵（调节 pH 为 5 左右）3~5 天制得，由 2-羟基丙酸及其缩合物的混合物组成，通常为外消旋体[（RS）-乳酸]，但在某些情况主要为其（S）-（+）-异构体。

结构式：

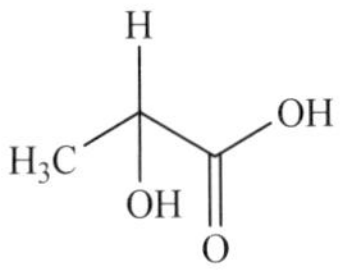

$$\underset{\underset{OH}{|}}{\overset{\overset{H}{|}}{H_3C-C-COOH}}$$

（一）性状与性质

本品为无色液体，工业品为无色到浅黄色液体。无气味，具有引湿性。能与水、乙醇、甘油混溶，不溶于三氯甲烷、二硫化碳和石油醚；水溶液呈酸性，pK_a = 3.85。熔点为 53℃（L-乳酸、D-乳酸），16.8℃（DL-乳酸）；沸点为 122℃（2 kPa）。

（二）应用特点

本品常用作防腐剂、消毒剂、pH 调节剂、助溶剂等。乳酸在药物制剂、食品、化妆品中用作酸化剂和酸味剂（注射用浓度为 0.012%~1.16%，外用浓度为 0.015%~6.6%）。外用对皮肤有柔软和调理作用。乳酸也可用于生产可生物降解的聚合物和微球，如用于药物递送的聚 D-乳酸给药系统。乳酸也可用作食品防腐剂。

作为药物，本品可以乳酸盐的形式用于碳酸氢盐注射剂中，治疗代谢性酸中毒；也可用作杀精子剂及治疗白带，以及局部给药治疗疣瘊。

乳酸大量存在于人体,是碳水化合物厌氧代谢的产物,作为药用辅料无毒性、无致癌、致畸、致突变作用。其1%(v/v)溶液对皮肤无刺激。新生儿 R-乳酸代谢困难,因此该异构体和外消旋体不适用于3个月以下婴儿食品。

本品遇氧化剂发生中和配伍反应。乳酸具有吸湿性,会形成缩聚产物,如与水接触形成聚乳酸。聚乳酸和乳酸之间的平衡关系取决于浓度与温度,在高温下乳酸会形成丙交酯,易水解成乳酸。本品与氧化剂、碱类物质、碘化物和白蛋白不相容,与氢氟酸和硝酸可发生剧烈反应。

(三)应用实例

卡巴胂栓

【处方组成】 卡巴胂2 g,葡萄糖2 g,乳酸2 g,甘油适量。

【制法】 取卡巴胂、葡萄糖、乳酸加少许甘油,研磨成糊状。然后将甘油及甘油明胶置水浴上加热,熔化后,再将上述卡巴胂等糊状物加入,不断搅拌,将近凝时,迅速倾入已涂有滑润剂的模型内,至稍微溢出模口,冷后刮平,取出包装即得。

【注解】 卡巴胂栓主要用于阿米巴痢疾、阴道滴虫病等的治疗。甘油明胶为水溶性基质,具赋形作用;甘油起到保湿和调节基质溶解速度的作用;葡萄糖能够增稠黏合;乳酸对于皮肤有酸化和调节作用,可促使药物卡巴胂较快速地释放而作用于人体。

十七、山 梨 酸

英文名:Sorbic Acid。分子式为 $C_6H_8O_2$,分子量为112.13。本品可从山莸果(蔷薇科)中提取而得。结构式:

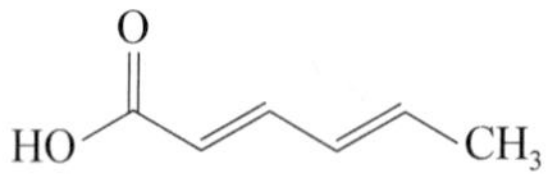

(一)性状与性质

本品为白色至微黄白色结晶性粉末,有特臭;在乙醇中易溶,在乙醚中溶解,在水中极微溶解;熔点为132~136℃;pK_a 为4.76;超过80℃时易升华;具有抑菌活性;性质不稳定,容易被氧化,在水溶液中尤其敏感,遇光时固态也会被氧化。

(二)应用特点

本品可用作霉菌和酵母菌的抑制剂、食品防霉剂、干性油类变性剂、杀菌剂等,其稳定性较差,常与其他防腐剂或聚乙二醇类联合使用。在口服和外用制剂中的常用浓度为0.05%~0.2%(w/v)。当存在非离子型表面活性剂或在塑料容器中时,本品抑菌活性有所降低。丙烯和乙二醇能增加其活性。

山梨酸无毒,但有报道山梨酸和山梨酸钾偶发皮肤刺激及皮肤过敏反应;另有含山梨酸的软膏和隐形眼镜护理液分别引起剥脱性皮炎和过敏性结膜炎的报道;未有全身性不良反应报道。世界卫生组织规定山梨酸、山梨酸钙、山梨酸钾和钠,以及山梨酸酯类最高日用剂量为25 mg/kg。

本品易被氧化剂氧化,重金属能加速其氧化,可配伍酚类抗氧化剂提高其稳定性,如0.02%没食子酸丙酯。本品可与含硫氨基酸反应,可通过加入维生素C、没食子酸丙酯或丁基羟基甲苯加以抑制。山梨酸溶液以玻璃容器储存，pH 敏感性增加；以聚丙烯、聚氯乙烯和聚乙烯容器储存，在无抗氧化剂保护下会迅速分解。本品有可燃性，加热分解会散发刺激性烟雾，应在≤40℃避光密闭保存。

（三）应用实例

九味羌活口服液

【处方组成】 羌活 150 g，苍术 150 g，川芎 100 g，黄芩 100 g，地黄 100 g，防风 150 g，细辛 50 g，白芷 100 g，甘草 100 g。

【制法】 以上九味，白芷以 70%乙醇溶液渗滤提取；羌活、防风、苍术、细辛、川芎蒸馏提取挥发油，蒸馏后的水溶液另器收集；药渣与其余黄芩等三味加水煎煮，提取液与上述水溶液合并，浓缩，加等量乙醇使沉淀，取上清液与渗滤液合并，回收乙醇，浓缩，再加水稀释得 800 mL 药液，备用。将挥发油加入 2 mL 吐温-80 中，再加入少量药液，混匀，然后加入药液、单糖浆及山梨酸 2 g，混匀，加水至 1000 mL，混匀，分装，灭菌，即得。

【注解】 口服液因含糖量较高，易霉变生菌。吐温-80 作为挥发油的增溶剂，同时具有一定的防腐作用。山梨酸作为抗菌防腐剂，口服制剂中浓度为 0.05%～0.2%时，通常被认为无毒，尤其适用于含有非离子表面活性剂的制剂；另外，山梨酸因为抗菌稳定性和活性有限，往往与其他抗菌防腐剂或聚乙二醇类联合使用，以产生协同作用。

十八、硼 砂

英文名：Borax、Sodium Borate。别名：硼酸钠、四硼酸钠。分子式为 $Na_2B_4O_7 \cdot 10H_2O$，分子量为 381.37。结构式：

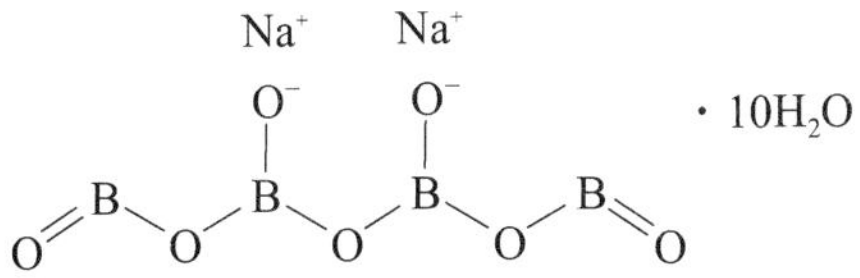

（一）性状与性质

本品为无色半透明的结晶或白色结晶性粉末，无臭，4%（w/v）水溶液 pH = 9.0～9.6。迅速加热时熔点为 75℃。有风化性：于 100℃，损失 $5H_2O$；于 150℃，损失 $9H_2O$；于 320℃完全失水；于约 880℃熔化成玻璃态"硼砂珠"。溶于甘油（1∶1）、沸水（1∶1）、水（1∶16），几乎不溶于乙醇（95%）和乙醚。

（二）应用特点

本品用作抑菌剂、缓冲剂、碱化剂、消毒剂、乳化剂、稳定剂等。硼砂在制药领域的用途与硼酸相似，在软膏中用作乳化剂，另被用于口含片、漱口水、耳用制剂（0.3%，w/v）和眼药水（0.03%～1.0%，w/v）；用于冻干溶液中可防止其形成结晶。民间有将硼砂和蜂蜜混合局部涂抹用药的做法，但有潜在毒性，不建议使用。硼砂作为保湿剂用于除臭剂和洗发水等化妆品中。

硼砂具有弱的抑菌和收敛特性，可外用作收敛剂。历史上用硼砂作为局部消毒剂，但其易被黏膜和受损的皮肤吸收，可引发严重的毒性反应，尤其对婴幼儿危害较大，现代已不作为消毒剂使用。硼酸钠的毒性反应包括呕吐、腹泻、红斑、中枢神经系统抑制和肾脏损害。成人与儿童口服致死剂量分别为 20 g 左右、5 g 左右。

硼酸钠与酸及金属和生物碱盐不相容。

(三) 应用实例

复方熊胆滴眼液

【处方组成】 熊胆粉 1.25 g，天然冰片 2.5 g，硼砂 0.25 g，硼酸 0.25 g，氯化钠 0.25 g，羟苯乙酯 0.25 g。

【制法】 取熊胆粉，用水溶解，加乙醇使含醇量达 50%，加热回流 1 h 后回收乙醇至无醇味，滤过备用；硼砂、硼酸、氯化钠、羟苯乙酯搅拌溶于水中，滤过备用；将天然冰片溶于乙醇中，再加入等量的水，待微晶析出后滤过，用水冲洗微晶至无醇味备用；将羧甲基纤维素钠 2 g 加入适量水中，静置 24 h，滤过，滤液备用。将天然冰片微晶与上述三种滤液混匀，加水至 1000 mL，混匀，灭菌，分装，即得。

【注解】 方中熊胆具有退热清心、平肝明目、解毒消肿、散血止痛之功效；冰片有通诸药、散郁火、去翳明目、消肿止痛、退赤止痒之功效；硼砂、硼酸可调节 pH；硼砂、硼酸、氯化钠联合调节渗透压；羟苯乙酯防腐抑菌；羧甲基纤维素钠调节黏度，延长药物与作用部位的接触时间并降低对眼的刺激性，利于药物发挥作用。

十九、可 可 脂

英文名：Cocoa Butter。本品是从梧桐科可可属植物的种子中提炼的固体脂肪，由多种脂肪酸构成，可可碱含量达 2%。

(一) 性状与性质

本品为淡黄白色的固体。在 25℃ 以下通常微具脆性；气味舒适，有轻微的可可香味（压榨品）或味平淡（溶剂提取品）；在乙醚或三氯甲烷中易溶，在煮沸的无水乙醇中溶解，在乙醇中几乎不溶。熔点为 31~34℃，在体温下可迅速熔化，口服不觉油腻；在 10~20℃ 时易粉碎，25℃ 以上即开始软化。本品有 α、β、γ 三种晶型，β 型较稳定，熔点为 34℃；α、γ 型不稳定，熔点分别为 22℃、18℃，均可随温度升高转变为 β 型，而 β 型可因过热熔化而遭破坏，迅速冷却后又形成以上三种晶型的混合物，熔点下降，但可在室温下两周后逐渐转变为 β 型。本品酸值、碘值比半合成脂肪酸甘油酯高，熔点低，抗热性较差，稳定性相对较差，不易酸败。

(二) 应用特点

本品可用作润滑剂和软膏剂、栓剂基质。用于外用制剂中，有一定的促渗作用，另可作为润滑剂用于发炎皮肤。乌桕脂、香果脂为其代用品。与植物挥发油、冰片、樟脑、水合氯醛、酚类及木馏油等混合，熔点降低甚至液化，可配伍 20% 鲸蜡或 3%~6% 蜂蜡调高熔点。可可脂能吸收自身重量 20%~30% 的水，与 5%~10% 的吐温-60 合用可增加吸水量；与 10% 羊毛脂合用能增加其可塑性。可作为乳剂基质，如被十二烷基硫酸钠、硬脂酸钠、卵磷脂等表面活性剂乳化成 O/W 型乳剂；与 2% 胆甾醇及 5%~10% 羊毛脂合用作为 W/O 型乳剂基质。

应用本品时加热温度不宜过高，以防其熔点降低而延长凝固时间。为免于 β 型晶型转变，使用时应缓缓加热，至约总量 2/3 熔化时即停止加热，以余热熔化完全。

乳化剂的添加可使可可脂球晶的直径增大。单硬脂酸甘油酯（单甘酯）与可可脂在25～30℃配伍使用时使固体脂肪含量降低；司盘-60和吐温-60可缩短可可脂的半结晶时间，而单甘酯、卵磷脂、聚甘油多聚蓖麻酸酯均可使可可脂的半结晶时间延长。

（三）应用实例

痔 疮 栓

【处方组成】 次没食子酸铋 2.0 g，颠茄流浸膏 0.3 g，肾上腺素 0.004 g。

【制法】 取次没食子酸铋 2.0 g，颠茄流浸膏 0.3 g，肾上腺素 0.004 g，可可脂适量，常法制成肛门栓剂 10 粒，即得。

【注解】 本品储存温度不得超过 25℃。可可脂作基质，有一定的润滑和促渗作用，一定程度上延缓药物的释放。

二十、琼　　脂

英文名：Agar。本品系自石花菜科石花菜 *Gelidium amansi* Lamx.或其他属种红藻类植物中浸出并经脱水干燥的黏液质，为亲水的胶体多糖复合物。

（一）性状与性质

线形琼脂呈细长条状，类白色至淡黄色；粉状琼脂为细颗粒或鳞片状粉末。线形琼脂半透明，表面皱缩，微有光泽，质轻软而韧，不易折断，完全干燥后，则脆而易碎；无臭，味淡；粉状琼脂无色至淡黄色；用冷水装片，在显微镜下观察，为无色的不规则多角形黏液质碎片；无臭，味淡。本品溶于沸水，水溶液显中性；几乎不溶于乙醇（95%）和冷水；可在冷水中膨胀成胶块状，1%（w/v）水溶液在冷却时形成坚硬的凝胶。琼脂溶液在 pH 4～10 时最稳定。

（二）应用特点

本品在制剂中可用作助悬剂和释放阻滞剂等，并已被用于口服和外用制剂中，可作为缓释制剂如缓释凝胶、微球、片剂的赋形剂。因琼脂形成的凝胶中有残留空气，可作为胃漂浮片的赋形剂，还可用作片剂的崩解剂。在液体制剂中可作增稠剂或增黏剂，以及混悬液的助悬剂。琼脂还可用作非熔化、非溶散型栓剂基质，以及用作外用制剂基质等。在食品中用作稳定剂。

琼脂与强氧化剂不相容，用作赋形剂时无毒无刺激性。琼脂可用乙醇（95%）脱水并从溶液中沉淀出来；与单宁酸伍用可引起沉淀；电解质会导致琼脂溶胶部分脱水并降低黏度。

（三）应用实例

薏芽健脾凝胶

【处方组成】 麸炒山药 700 g，薏苡仁 400 g，大枣 500 g，炒白扁豆 400 g，焦山楂 600 g，炒麦芽 200 g，炒莱菔子 200 g。

【制法】 以上七味，加水煎煮，滤液浓缩成清膏，加入琼脂 100 g、海藻酸钠 25 g 温浸（40℃）2 h，加热搅拌至溶解。另取蔗糖 1000 g、山梨酸钾 8 g、枸橼酸 2 g 用适量水加热溶解，滤过，与上述药液合并，加水至 10000 mL，充分混匀，煮沸灭菌，趁热装入袋中，制成 1000 袋，即得。

【注解】 山梨酸钾抗菌防腐；蔗糖增甜矫味；枸橼酸味酸矫味、调节 pH 稳定体系；琼脂、海藻酸钠作为凝胶的主要基质，无毒无刺激性，具增稠、赋形、凝固和稳定的作用。

二十一、羊毛脂

英文名：Lanolin、Wool Fat、Purified Lanolin。本品由羊毛经加工精制而成。

（一）性状与性质

本品为淡黄色至棕黄色的蜡状物。有黏性而滑腻，臭微弱而特异；在苯、三氯甲烷、石油醚、乙醚中易溶，微溶于冷乙醇（95%），溶于沸腾的乙醇（95%），在乙醇中极微溶解，在水中不溶，但能与约 2 倍量的水均匀混合；熔点为 36~42℃；闪点为 238℃。

（二）应用特点

本品在制剂中，可作软膏剂基质与乳化剂。本品也是一种透皮促进剂，能使主药迅速被黏膜及皮肤吸收，有附着力，性质稳定，且能吸水。因黏稠性大，涂于局部有不适感，故不宜单独用作基质，常与凡士林合用，并可增加凡士林的吸水性与穿透性。羊毛脂广泛用于外用制剂和化妆品中，可用作疏水性药物的载体，可作为油脂性基质软膏及 W/O 型乳膏的基质，如与适宜的植物油或凡士林合用制备的软膏，具有一定的经皮促渗作用。羊毛脂可与其自身重量约 2 倍的水混合形成稳定的乳液，且储存时不易酸败。

本品通常被认为是无毒无刺激的材料。某些市售羊毛脂及其衍生物引发的皮肤过敏反应，可能与其所含的游离脂肪醇及农药残留有关，普通人群对羊毛脂过敏率约是百万分之五。作为药用辅料，应选择高度精制的低过敏性、低农残产品。

羊毛脂在储存过程中可能会逐渐发生自氧化，长时间暴露或加热可能会导致无水羊毛脂颜色变深，并且产生强烈的腐臭味，《欧洲药典》规定加入 200 ppm 的丁基羟基甲苯作为抗氧化剂。羊毛脂可经 150℃干热灭菌；含羊毛脂的眼药膏可以通过过滤或 γ 射线辐射灭菌。本品在强酸、氧化剂存在时水解。羊毛脂可能含有抗氧化剂，可能影响某些活性药物的稳定性。

（三）应用实例

老鹳草软膏

【处方组成】 老鹳草 1000 g，对羟基苯甲酸乙酯 0.3 g，羊毛脂 50 g，凡士林加至 1000 g。

【制法】 取老鹳草加水煎煮，煎煮液浓缩后加一倍量乙醇使沉淀，取上清液回收乙醇并浓缩至适量，加处方量的对羟基苯甲酸乙酯、羊毛脂，再加凡士林至 1000 g，混匀即得。

【注解】 处方中羊毛脂与凡士林合用，共同作为软膏基质，能够提高凡士林的吸水性和渗透性，发挥赋形、润滑和软化的作用，羊毛脂与皮脂组成接近，具有一定的经皮促渗作用，有利于药物的渗透；对羟基苯甲酸乙酯防腐抑菌。

二十二、西黄蓍胶

英文名：Tragacanth。本品为豆科植物西黄蓍胶树 *Astragalus gummifer* Labill.提取的黏液经干燥而得。由不溶和可溶性多糖组成，其中不溶性糖（bassorin）占 60%~70%，其余主要为由黄蓍糖

（tragacanthin）组成的可溶性糖，另有少量的纤维素、淀粉、蛋白质和灰分。黄蓍糖水解生成 L-阿拉伯糖、L-岩藻糖、D-木糖、D-半乳糖和 D-半乳糖醛酸。西黄蓍胶的分子量约为 840 000。

（一）性状与性质

本品为白色或类白色半透明扁平且弯曲的带状薄片，表面具平行细条纹；质硬而脆，断面平坦、光滑，黏度在 pH 5 时最大，低于 pH 4.5 或高于 pH 6 时黏度则显著下降。几乎不溶于水、乙醇（95%）和其他有机溶剂；西黄蓍胶溶液加乙醇超过自身体积 35%时，即析出沉淀。本品遇 10 倍量水可迅速膨胀成黏性溶胶或半凝胶；在 60%乙醇溶液中不溶胀。1%（w/v）水溶液 pH 为 5～6。

（二）应用特点

本品可用作乳化剂、助悬剂、黏合剂等，用于制备乳剂、混悬剂、凝胶剂、片制、丸剂等，其黏性较大，乳化力较差，故常与阿拉伯胶配合应用，以增加使用效果。因本品在乙醇中不溶，而遇水迅速膨胀，在配制胶浆时，先用乙醇湿润然后加入全量水可制得良好的胶浆。西黄蓍胶在乳膏、凝胶和乳剂中的用量需根据产品等级及制剂处方确定；在片剂中可用作稀释剂，也可用于化妆品和食品中。

西黄蓍胶干燥状态下稳定，但溶液状态易被微生物污染，需添加防腐剂。例如，其乳剂可添加甘油或丙二醇防腐；凝胶剂通常用 0.1%（w/v）苯甲酸或苯甲酸钠防腐；0.17%（w/v）对羟基苯甲酸甲酯和 0.03%（w/v）对羟基苯甲酸丙酯的组合也是常用有效的防腐剂。在 pH 7 下，西黄蓍胶可显著降低苯扎氯铵、氯丁醇、对羟基苯甲酸甲酯的防腐作用，对苯酚和乙酸苯汞的防腐效果也有一定影响；在 pH＜5 时对苯甲酸、三氯叔丁醇和对羟基苯甲酸甲酯的防腐作用无影响；可采用高压灭菌工艺，但不宜用 γ 射线辐照灭菌，因其会导致分散体系的黏度显著降低。西黄蓍胶分散液可耐受 pH 范围较广，但在 pH 4～8 时最稳定。勿与碱性溶液或碱式硝酸铜配伍。配伍强无机酸和有机酸，易降低西黄蓍胶分散液的黏度；添加碱或氯化钠也会降低其黏度，加热尤甚。

本品在口服制剂及食品中应用历史较长，无毒，无致癌性，偶发过敏反应，如外用偶发接触性皮炎等。西黄蓍胶与高浓度的盐，以及大多数天然或合成的助悬剂如阿拉伯胶、羧甲基纤维素、淀粉和蔗糖均相容；在 10%（w/v）的氯化铁溶液中会形成黄色的丝状沉淀。

（三）应用实例

菜籽油乳剂

【处方组成】 菜籽油 4 g，西黄蓍胶 0.1 g，阿拉伯胶 0.9 g，0.1%糖精钠溶液 3 mL，5%尼泊金乙酯溶液 0.2 mL，蒸馏水加至 12 mL。

【制法】 将西黄蓍胶、阿拉伯胶置乳钵中，加入菜籽油略研，使胶粉分散均匀，加适量水迅速同向研磨，制成初乳。再分别加入糖精钠溶液及尼泊金乙酯溶液，边加边研磨，最后加水至全量研匀即可。

【注解】 本品临床用于蛔虫性及食物性肠梗阻。菜籽油既为油相，又可润肠通便；西黄蓍胶与阿拉伯胶为乳化剂，糖精钠为甜味剂，尼泊金乙酯为防腐剂。

二十三、蔗　糖

英文名：Sucrose。分子式为 $C_{12}H_{22}O_{11}$；分子量为 342.30。本品为 β-D-呋喃果糖基-α-D-吡喃葡萄糖苷，一般从甘蔗中提取而得。

结构式：

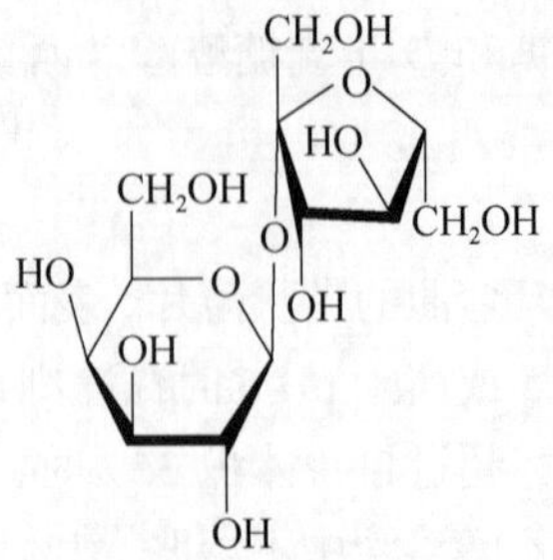

（一）性状与性质

本品为无色结晶或白色结晶性的松散粉末，无臭，味甜；在水中极易溶解，在乙醇中微溶，在无水乙醇中几乎不溶；细粉状蔗糖具有吸湿性，可吸收 1%的水，但可在加热至 90℃蒸发水分。pK_a = 12.62。结晶性蔗糖流动性好；粉末状蔗糖是黏性固体。熔点为 160～186℃（分解）。其 9.25%（w/v）的水溶液为等渗溶液。

（二）应用特点

蔗糖广泛用于口服制剂中，用作矫味剂、黏合剂和填充剂。例如，蔗糖糖浆中含有 50%～67%（w/w）的蔗糖；湿法制粒的黏合剂，以及咀嚼片、含片的干燥黏合剂（2%～20%，w/w）、填充剂与甜味剂；作为包衣材料时，常用浓度为 50%～67%（w/w），浓度过高易致部分糖转化，难以包衣。蔗糖糖浆也被广泛用于口服液中以增黏和矫味。蔗糖还可用作蛋白的冻干保护剂。静脉给药时，蔗糖以原型经尿液排泄；不宜用于糖尿病患者；因其易形成牙菌斑，致龋作用高于其他碳水化合物，因此，在口服制剂中的使用率正在下降。焦糖化温度＞160℃；用作药用糖基质时，经 110～145℃加热部分转化为葡萄糖和黏度更大的果糖（转化糖），加酸及温度高于 130℃可加速糖转化。稀蔗糖溶液易发酵，但浓度超过 60%（w/w）可抑制发酵；其水溶液可通过高压灭菌或过滤法除菌。

应注意的是，大量的蔗糖可能使片剂过硬而影响崩解。被微量重金属污染的蔗糖粉可能导致与活性成分（如维生素 C 等）不相容。蔗糖在纯化过程中可能被亚硫酸盐污染，当亚硫酸盐残留量较高时，以其包衣的糖衣片易变色，糖衣中亚硫酸盐含量限度（以硫计）为 1 ppm。在稀酸或浓酸中，蔗糖会水解或转化为葡萄糖和果糖（转化糖）。蔗糖可侵蚀铝制容器。

（三）应用实例

滑膜炎颗粒

【处方组成】 女贞子 100 g，黄芪 133 g，薏苡仁 200 g，丝瓜络 100 g，丹参 100 g，川牛膝 67 g，夏枯草 200 g，枸骨叶 100 g，防己 133 g，土茯苓 133 g，泽兰 60 g，当归 67 g，豨莶草 100 g，蔗糖粉，糊精，乙醇适量。

【制法】 以上药物加水煎煮，滤过，浓缩，醇沉，滤液回收乙醇并浓缩至适量，加入蔗糖粉和糊精适量，湿法制粒，干燥，混匀，制成 1000 g，即得。

【注解】 蔗糖在处方中作矫味剂和黏合剂。蔗糖与糊精为制作水溶性颗粒常用辅料，蔗糖粉易吸湿结块，应干燥、粉碎、过筛后使用，以防止所制颗粒有白点现象；糊精使用前需低温干燥、过筛后使用。制软材时，一般清膏、糖粉、糊精的比例为 1∶3∶1，若只用蔗糖粉，则其总量通常不超过清膏量的 5 倍。

二十四、乳　糖

英文名：Lactose Monohydrate、Lactose、Lactose Hydrate。分子式为 $C_{12}H_{22}O_{11} \cdot H_2O$；分子量为 360.31。本品来源于动物乳液，市售商品主要从牛乳乳清中提取，经过乳清脱脂、乳清蛋白分离、乳清浓缩、乳糖结晶、脱除母液与乳糖的洗涤、乳糖干燥、粗制乳糖的精制等过程制得。

结构式：

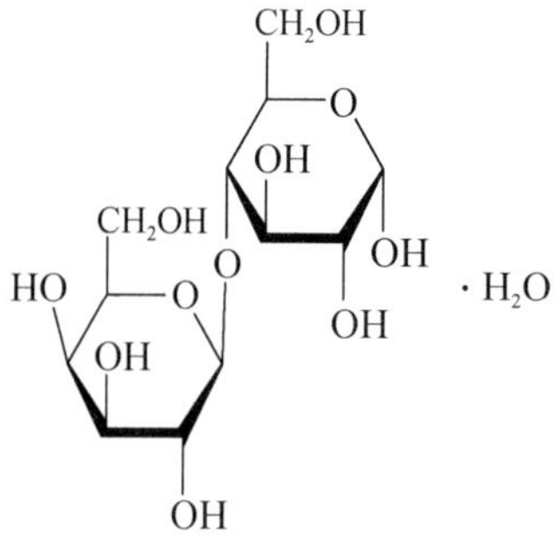

（一）性状与性质

本品为白色、无臭、味微甜（甜度约是蔗糖的 1/6）、结晶性颗粒或粉末。在水中易溶（20℃为 1∶5.24；40℃为 1∶3.05；50℃为 1∶2.30；60℃为 1∶1.71；80℃为 1∶0.96），在乙醇、三氯甲烷或乙醚中不溶。熔点为 201～202℃（脱水 α-乳糖一水合物）。

（二）应用特点

本品具有可压性高和吸水性低的特点，常用作片剂和胶囊剂的填充剂及稀释剂，以及干粉吸入剂的稀释剂，还可用于静脉注射剂及婴儿配方产品中。不同等级乳糖具有不同物理性质，如不同的粒度分布和流动性。制备胶囊时可依胶囊灌装机选择适宜粒度的乳糖产品；采用湿法制粒制备片剂时应选择或制成乳糖细粉。冻干溶液中添加乳糖，可增加凝聚、提高冻干效率。乳糖可用作干粉制剂的水性薄膜包衣溶液，或与蔗糖合用（约 1∶3）用作片剂糖衣溶液。颗粒状/团聚的 α-乳糖一水合物可用于直接压片，其中含有少量的无水乳糖，无须制粒，通常用于药物量较少时压片。喷雾干燥法所得乳糖和无水乳糖也可用于直接压片。

乳糖不耐受患者服用本品会发生轻度腹泻。本品遇氧化剂、碱类物质易发生中和配伍反应。乳糖与具有伯胺基的化合物之间可能发生美拉德反应，形成棕色或黄棕色产品。乳糖与仲胺也可能发生美拉德反应，反应随亚胺的生成而停止，不产生黄褐色。乳糖也与氨基酸、安非他明和赖诺普利不相容。

相对湿度≥80%环境中储存易发霉；储存时可能会呈棕色，在温暖潮湿的条件下，反应会加速。不同纯度及类型乳糖的稳定性有差异，变色情况不一，作为白色片剂的赋形剂时尤需注意。乳糖溶液存在变旋作用。

（三）应用实例

抗　痨　片

【处方组成】　矮地茶 300 g，百部 120 g，穿破石 120 g，五指毛桃 120 g，白及 120 g，桑白皮 60 g。

【制法】 取处方量药材饮片，粉碎成粗颗粒，加水煎煮，煎煮液浓缩干燥，粉碎成细粉备用。称取抗痨浸膏粉适量，加入稀释剂预胶化淀粉、乳糖，按照等量递加的方法充分混合；取硬脂酸镁、十二烷基硫酸钠与上述粉末混合均匀，压片。

【注解】 乳糖为稀释剂，兼有填充、矫味及强黏合力的作用；硬脂酸镁为疏水性润滑剂；十二烷基硫酸钠为水溶性润滑剂，能增强片剂的机械强度，另可发挥增溶作用，促进片剂的崩解和药物的溶出等；预胶化淀粉用作黏合剂、稀释剂和崩解剂。

二十五、白　陶　土

英文名：Kaolin、Heavy Kaolin。分子式为$Al_2H_4O_9Si_2$，分子量为258.16。本品系将天然的含水硅酸铝用水淘洗，去砂，再经稀酸处理并用水反复冲洗，除去杂质制成。

（一）性状与性质

本品为类白色细粉，性质稳定。加水湿润后，有类似黏土的气味，颜色加深。pH（20%水浆）为4.0～7.5。几乎不溶于乙醚、乙醇（95%）、水、其他有机溶剂、冷稀酸和碱金属氢氧化物。在相对湿度15%～65%、25℃时的含水量约为1%（w/w），但在相对湿度约75%以上时可吸收少量水分。

（二）应用特点

在制剂中，本品用作吸附剂、助悬剂、助滤剂、稀释剂等。在口服制剂中，白陶土可用作片剂和胶囊剂的稀释剂，也可用作混悬剂载体。外用制剂中，可将消毒过的白陶土用于糊剂及散剂中。本品无毒、无刺激性，口服可有止泻作用，如每4 h口服2～6 g白陶土用于治疗腹泻。

白陶土是天然材料，易被微生物污染，可在160℃加热≥1 h灭菌。其吸附性可能影响口服制剂的药物吸收，包括阿莫西林、氨苄西林、西咪替丁、地高辛、林可霉素、苯妥英钠和四环素；华法林的大鼠体外肠吸收不受白陶土的影响；克林霉素吸收速率（非吸收量）受白陶土影响。

（三）应用实例

双氯芬酸钠凝胶贴膏

【处方组成】 双氯芬酸钠适量，聚丙烯酸钠（NP700）5%（w/v，下同），卡波姆980 1%，羧甲基纤维素钠 1%，甘油 30%，甘羟铝 0.4%，依地酸 0.28%，白陶土 2%，PEG 400 2%。

【制法】 取处方量NP700、卡波姆980及羧甲基纤维素钠，加入适量蒸馏水浸泡过夜溶胀得胶液A；将双氯芬酸钠分散在乙醇中，搅拌下加入胶液A，然后依次加入甘油、PEG 400、白陶土和甘羟铝，得混悬液B；将依地酸溶解于适量水中加入B；低速搅拌下向B中加适量三乙醇胺，调节pH至6.5，搅拌均匀成糊状，涂布于无纺布上，于40℃恒温干燥箱熟化20 min，取出冷却至室温后盖上聚乙烯薄膜，放置48 h，即得成品。

【注解】 白陶土作为填充剂，促进膏体成形，减少水溶性高分子材料因吸水膨胀产生的过黏现象。聚丙烯酸钠、羧甲基纤维素钠、卡波姆作为凝胶的主要基质，可增稠、黏合和赋形，为交联的骨架成分。三乙醇胺用于调节pH，并促进卡波姆980成为稠厚的凝胶状，增加膏体的赋形性与持黏力。甘羟铝为交联剂，交联固化稳定体系。依地酸为常用的交联剂，调节骨架交联；同时也为金属离子络合剂，具抗氧化作用。30%甘油可保湿及防腐。PEG 400可溶解许多水溶性无机盐和水不溶性有机药物，对易水解药物具有一定的稳定作用，也具保湿作用。

二十六、二 氧 化 硅

英文名：Silicon Dioxide。分子式为 $SiO_2 \cdot xH_2O$；分子量为 60.084。本品系将硅酸钠与酸（如盐酸、硫酸、磷酸等）或与盐（如硫酸铵、碳酸氢铵等）反应，产生硅酸沉淀（即水合二氧化硅），经水洗涤、除去杂质后干燥制得。

胶态二氧化硅[Colloidal Silicon Dioxide、Colloidal Anhydrous Silica、Light Anhydrous Silicic Acid、Silica（Colloidal Anhydrous）]。别名：微粉硅胶。分子式为 SiO_2；分子量为 60.08，系将四氯化硅在氢气与氧气火焰中反应而制得。

（一）性状与性质

本品为白色疏松的粉末。无臭、无味；在水中不溶，在热的氢氧化钠试液中溶解，在稀盐酸中不溶。微粉硅胶为白色疏松的粉末，在水中不溶，在热的氢氧化钠试液中溶解，在稀盐酸中不溶。

（二）应用特点

二氧化硅广泛用于制药、化妆品和食品。在制剂中，常用作助流剂和助悬剂，还可用作吸附剂、抗结块剂、乳液稳定剂、片剂崩解剂、热稳定剂、增黏剂。其小粒径、大比表面积使其具有理想的流动特性，被用来改善干粉的流动性，广泛应用于压片和胶囊填充过程。胶体二氧化硅也可用于稳定乳液和作为凝胶中的触变增稠剂和悬浮剂，与其他具有相似折射率的成分一起，可以形成透明凝胶。本品对液体黏度的增加程度取决于液体的极性（与非极性液体相比，极性液体通常需要更高浓度的胶体二氧化硅），很大程度上独立于温度，但系统 pH 的变化可能会影响黏度。在吸入性气溶胶中，胶体二氧化硅用于促进颗粒悬浮，消除沉降并最大限度地减少喷嘴的堵塞。胶体二氧化硅还用作片剂的崩解剂和粉末状液体的吸附剂、分散剂，也可添加到栓剂中以增加黏度，防止成形过程中的沉淀，降低释放速率。胶体二氧化硅也可被用作蜡微球的吸附剂、外用制剂的增稠剂外用制剂；可用于辅助冷冻干燥纳米胶囊和纳米球的悬浮液。

本品无毒，但长期吸入易得硅肺病。

（三）应用实例

连花清瘟片

【处方组成】 连翘 255 g，金银花 255 g，炙麻黄 85 g，炒苦杏仁 85 g，石膏 255 g，板蓝根 255 g，绵马贯众 255 g，鱼腥草 255 g，广藿香 85 g，大黄 51 g，红景天 85 g，薄荷脑 765 g，甘草 85 g。

【制法】 以上十三味，广藿香提取挥发油，水提取液备用；连翘、炙麻黄、鱼腥草、大黄用 70%乙醇溶液加热回流提取，回收乙醇备用；金银花、石膏、板蓝根、绵马贯众、甘草、红景天加水煎煮至沸后加入炒苦杏仁，煎煮提取，煎煮液加入广藿香的水提取液，浓缩，醇沉，上清液与上述连翘等四味的备用醇提取液合并，回收乙醇、浓缩，喷雾干燥，与适量淀粉、糊精及微晶纤维素混合均匀，加乙醇制颗粒，干燥，将薄荷脑和广藿香挥发油加入二氧化硅及微晶纤维素中，混匀，与上述颗粒混匀，共压制 1000 片，包薄膜衣，即得。

【注解】 淀粉为处方中的填充剂、稀释剂和崩解剂；糊精与淀粉合用为片剂填充剂，兼有黏合作用；微晶纤维素主要有稀释作用，兼具黏合、助流、崩解等作用；辅料二氧化硅作为助流剂、抗黏剂和崩解剂，可大大改善颗粒流动性，提高松密度，使制得的片剂硬度增加，缩短崩解时限，提高药物溶出速度。

第三节 多糖类药用辅料

多糖是由 10 个以上的单糖以糖苷键结合组成的高分子碳水化合物。当多糖仅由一种单糖聚合而成时称为均多糖，由两种或两种以上单糖聚合而成时称为杂多糖。多糖在自然界分布极广，在高等植物、藻类、菌类及动物体内均有存在，是自然界含量最丰富的生物活性聚合物，也是维持生命所必需的结构物质。常见多糖包括纤维素及其衍生物、淀粉及其衍生物、动物提取多糖和微生物提取多糖。由于多糖类辅料具有良好的生物相容性、生物可降解、非免疫原性、毒性低、来源广泛等特点，因此，在制剂中的应用非常广泛，如缓控释制剂载体、靶向制剂载体、可生物降解包衣材料、前体药物载体、骨架材料等。

一、纤维素及其衍生物

（一）微晶纤维素

英文名：Microcrystalline Cellulose。英文缩写：MCC。本品系含纤维素植物的纤维浆制得的 α-纤维素，在无机酸的作用下部分解聚，纯化而得。

1. 性状与性质

本品为白色或类白色粉末或颗粒状粉末，无臭、无味。本品在水、乙醇、乙醚、稀硫酸或 5% 氢氧化钠溶液中几乎不溶。熔程 260~270℃（焦化），真密度为 1.512~1.668 g/cm^3，振实密度约为 0.478 g/cm^3，松密度约为 0.337 g/cm^3，平均粒径为 20~200 μm。

2. 应用特点

微晶纤维素分子间存在氢链，受压时氢键缔合，故具有高度的可压性，常被用作片剂的干燥黏合剂。压制的片剂遇到体液后，水分迅速进入含有微晶纤维素的片剂内部，氢键即刻断裂，因此也可用作崩解剂。此外，微晶纤维素的堆密度较低，粒度分布较宽，常用作碳水化合物的替代物，作为低剂量药物片剂中的填充剂。微晶纤维素还有一定的润滑性，可解决湿法制粒压片时出现的严重黏冲现象。因此它是片剂生产中广泛使用的一种辅料，常用 PH101 和 PH102 两种规格，其可压性好，兼具黏合、助流、崩解等作用，尤其适用于直接压片工艺。

本品与阿司匹林、青霉素、维生素类等药物有配伍禁忌。本品须在阴凉干燥的环境，置于密闭性容器中储藏。

3. 应用实例

心 血 凝 片

【处方组成】 益母草 1356 g，当归 678 g，川芎 339 g，木香 127 g，微晶纤维素 14 g，硬脂酸镁 0.35 g，交联聚维酮 5 g，95%乙醇溶液适量。

【制法】 取益母草等四味加水煎煮、减压浓缩、喷雾干燥，喷干粉加微晶纤维素、交联聚维酮混匀，以 95%乙醇溶液制软材，制粒，干燥，加硬脂酸镁，混匀，压片，包衣，包装，即得。

【注解】 微晶纤维素为稀释剂，还有助于改善颗粒的流动性和片剂的崩解性；硬脂酸镁为润滑剂；交联聚维酮为崩解剂，有利于片剂崩解；95%乙醇溶液为润湿剂。

（二）粉状纤维素

英文名：Powdered Cellulose，系自植物纤维浆中所得的 α-纤维素，经纯化和机械粉碎制得。

1. 性状与性质

本品为白色或类白色粉末或颗粒状粉末，在水、丙酮、无水乙醇、甲苯或稀盐酸中几乎不溶。粉状纤维素真密度为 1.5 g/cm^3，松密度为 0.139～0.391 g/cm^3。粉状纤维素无毒、无刺激性，具有一定的可压性，最大压紧压力约为 50 MPa。粉状纤维素具有轻微吸湿性，应保存于密闭容器，于阴凉干燥处保存。

2. 应用特点

粉状纤维素在制剂中主要用作黏合剂、填充剂和崩解剂。粉状纤维素具有良好的性价比，在湿法制粒中，较其他经济型辅料相容性好，能产生更多有孔的颗粒，可改善片剂硬度和崩解时限，但粉状纤维素适用于自身流动性高的活性成分。粉状纤维素在软胶囊中可被用来降低油状混悬填充液的沉降速率，也可用作散剂辅料、口服水性混悬剂的助悬剂等。

本品与强氧化剂有配伍禁忌。粉状纤维素口服不吸收，一般认为是安全无毒的，大量应用时可能会引起腹泻。滥用含纤维素的吸入及注射制剂，则会导致纤维素肉芽肿的形成。

3. 应用实例

泼尼松片

【处方组成】　泼尼松 20 g，乳糖 150 g，粉状纤维素 12 g，玉米淀粉 10 g，微粉硅胶 6 g，硬脂酸镁 2 g。

【制法】　将上述材料混合均匀后直接压成片重为 200 mg 的片剂。

【注解】　乳糖为填充剂，可压性较强，微粉硅胶为助流剂，粉状纤维素为崩解剂。

（三）醋酸纤维素

英文名：Cellulose Acetate。英文缩写：CA。别名：乙酸纤维素、纤维素乙酸酯。醋酸纤维素为部分或完全乙酰化的纤维素，以纯化的纤维素作为原料，以硫酸为催化剂，加过量的乙酸酐，使酯化完成，生成三醋酸纤维素，然后水解降低乙酰基量，达到所需酯化度（取代度）得二醋酸纤维素或醋酸纤维素。

结构式：

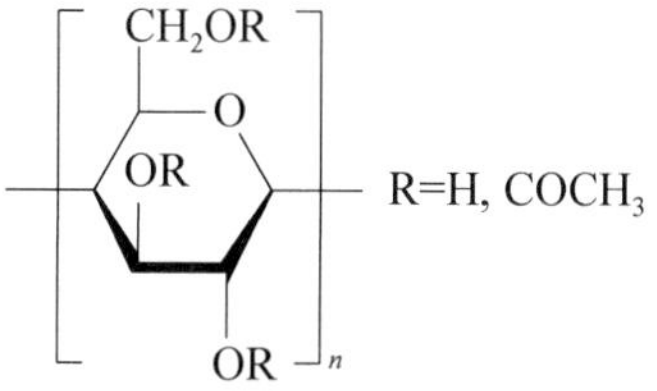

$$\text{R=H, COCH}_3$$

1. 性状与性质

本品为白色、微黄白色或灰白色的粉末或颗粒，有引湿性。在甲酸、丙酮或甲醇与二氯甲烷的等体积混合液中溶解，在水或乙醇中几乎不溶。松密度为 0.4 g/cm^3，T_g 为 170～190℃，熔点为 230～300℃。

2. 应用特点

醋酸纤维素广泛用于口服制剂中，常用作释放阻滞剂和薄膜包衣材料，特别是在渗透泵型片剂和植入制剂上,可实现药物的控制释放。醋酸纤维素薄膜也可用于透皮给药系统。

醋酸纤维素可与邻苯二甲酸二乙酯、PEG、甘油三乙酸酯和枸橼酸三乙酯等增塑剂配伍,但不宜与强酸性或碱性物质配伍使用。醋酸纤维素长时间暴露于不利条件下(如高温和高湿度)可缓慢水解,导致游离酸含量和乙酸气味增加。醋酸纤维素粉尘对眼睛有一定的刺激性。

3. 应用实例

脉络舒通丸

【处方组成】 脉络舒通提取物,醋酸纤维素450 g,微粉硅胶110 g。

【制法】 取脉络舒通提取物细粉、醋酸纤维素、微粉硅胶,制软材,挤出,滚圆,至颗粒滚制成丸,烘干,即得。

【注解】 脉络舒通提取物与醋酸纤维素一起制成微丸,使得处方中各类有效成分缓缓释放,以获得平稳缓和的治疗效果。

(四)纤维醋法酯

英文名:Cellacefate、Cellulose Acetate Phthalate。英文缩写:CAP。别名:邻苯二甲酸醋酸纤维素、醋酸纤维素酞酸酯。纤维醋法酯是在三元有机碱(如吡啶)或强酸(如硫酸)存在下,部分乙酰化的纤维素与邻苯二甲酸酐反应而制得的。

结构式:

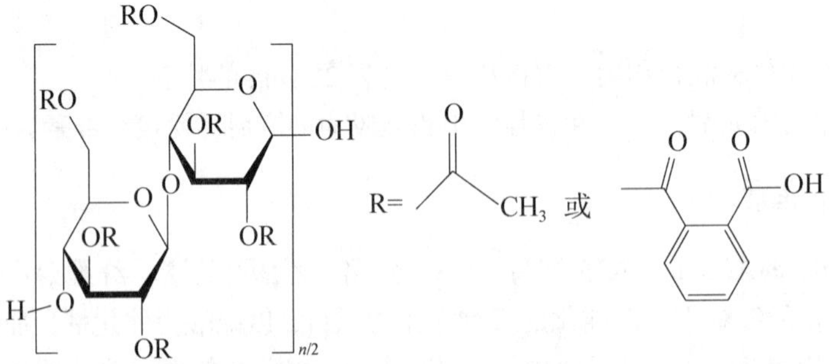

1. 性状与性质

本品为白色或类白色的无定形纤维状、细条状、片状、颗粒或粉末,有吸湿性,无味或有轻微的乙酸气味。在水或乙醇中不溶,在丙酮中溶胀成澄清或微浑浊的胶体溶液,可溶于碱性的缓冲水溶液。

2. 应用特点

本品是固体剂型中最常用的一种肠溶包衣材料,此类包衣可长时间与强酸性胃液接触,但可溶于弱酸性或中性肠道环境。纤维醋法酯还可用作释放阻滞剂。

纤维醋法酯具有吸湿性,必须采取预防措施以避免过度吸收水分;高温和高湿度条件下还会导致游离酸含量、黏度和乙酸气味增加。纤维醋法酯与硫酸亚铁、氯化铁、硝酸银、枸橼酸钠、硫酸铝、氯化钙、氯化汞、硝酸钡、碱性乙酸铅等强氧化剂不相容。

3. 应用实例

长效复方茶碱片

【处方组成】 茶碱200 g,那可丁30 g,单硬脂酸甘油酯900 g,鲸蜡醇25 g,肉豆蔻醇25 g,

白蜡 10 g，三氯甲烷 451 mL，纤维醋法酯 435 g，丙酮 4540 mL。

【制法】 取茶碱 100 g，那可丁 15 g，制成片芯，用单硬脂酸甘油酯、鲸蜡醇、肉豆蔻醇、白蜡、三氯甲烷的混合液包衣，再用纤维醋法酯溶于丙酮的溶液包衣，最后将茶碱 100 g、那可丁 15 g 的混合物包于外层，即得。

【注解】 外层药物在胃液中迅速崩解，而呈速释，内层为脂质层和纤维醋法酯层，在肠液中缓慢崩解以达到长效作用。

（五）羟丙甲纤维素

英文名：Hypromellose、Cellulose Hydroxypropyl Methyl Ether。英文缩写：HPMC。本品为 2-羟丙基醚甲基纤维素，分子量范围为 10 000～1 500 000。根据甲氧基与羟丙氧基含量的不同可分为四种取代型，即 1828、2208、2906、2910 型。可用两种方法制备：①将棉绒或木浆粕纤维用烧碱处理后，再先后与一氯甲烷和环氧丙烷反应，经精制，粉碎得到；②用适宜级别的甲基纤维素经氢氧化钠处理，与环氧丙烷在高温高压下反应至理想程度，精制即得。

结构式：

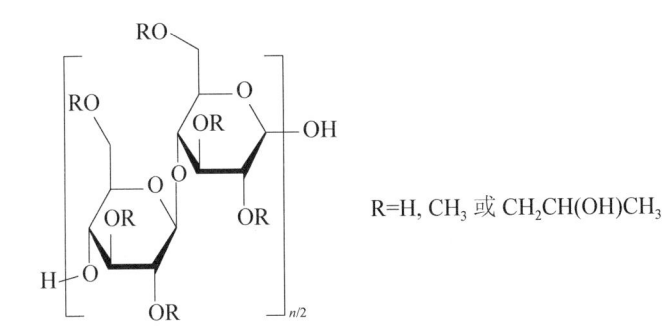

R=H, CH_3 或 $CH_2CH(OH)CH_3$

1. 性状与性质

本品为白色或类白色纤维状或颗粒状粉末，无臭。在无水乙醇、乙醚或丙酮中几乎不溶，在冷水中溶胀成澄清或微浑浊的胶体溶液。

2. 应用特点

本品常用作包衣材料、释放阻滞剂、助悬剂及黏合剂等。高黏度级别的羟丙甲纤维素作为助悬剂时，助悬效果好，易再分散，不黏壁，絮凝颗粒细腻，其常用量为 0.5%～1.5%。高黏度级别羟丙甲纤维素用于制备亲水凝胶骨架缓释片、混合材料骨架缓释片的释放阻滞剂时，有延缓药物释放的作用，其使用浓度为 10%～80%。

羟丙甲纤维素水溶液易受微生物的侵蚀，储藏时应加入防腐剂。

3. 应用实例

感 特 灵 片

【处方组成】 黄芩 375 g，柴胡 250 g，平贝母 75 g，细辛 25 g，大青叶 250 g，板蓝根 250 g，人工牛黄 38 g，对乙酰氨基酚 50 g，咖啡因 0.75 g，马来酸氯苯那敏 0.75 g，羟丙甲纤维素 3.5 g，硬脂酸镁 0.7 g。

【制法】 取柴胡、黄芩、大青叶、板蓝根、平贝母加水煎煮，浓缩成稠膏。将细辛粉碎成粗粉，与上述稠膏混匀，干燥，粉碎后，与对乙酰氨基酚、人工牛黄、马来酸氯苯那敏、咖啡因混合均匀，加入羟丙甲纤维素水溶液制粒，干燥，整粒，加硬脂酸镁混合后压片，包糖衣或薄膜衣，即得。

【注解】 羟丙甲纤维素在冷水中溶胀形成溶液,用作黏合剂。

(六)羧甲纤维素钠

英文名:Carboxymethylcellulose Sodium。英文缩写:CMC-Na。本品为纤维素在碱性条件下与一氯乙酸钠作用生成的羧甲纤维素钠盐。

结构式:

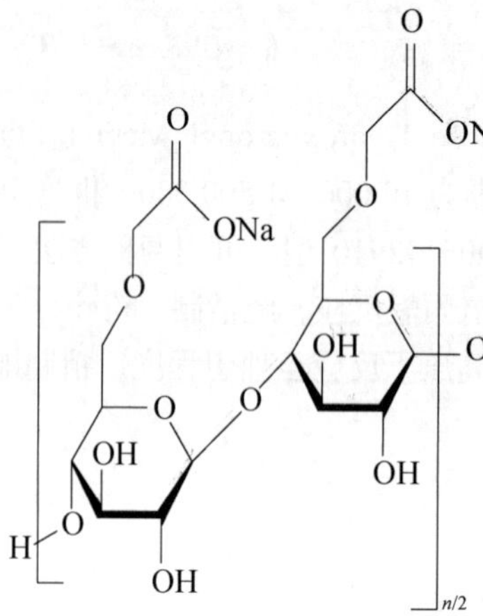

1. 性状与性质

本品为白色至微黄色纤维状或颗粒状粉末,无臭,有引湿性。在水中溶胀成胶状溶液,在乙醇、乙醚或三氯甲烷中不溶。本品的松密度为 $0.52\ g/cm^3$,堆密度为 $0.78\ g/cm^3$,解离常数 $pKa = 4.30$,加热至227℃变成棕色,252℃焦化。

2. 应用特点

羧甲纤维素钠常用作助悬剂、崩解剂、黏合剂和填充剂。羧甲纤维素钠在水中先溶胀后溶解,具有增黏的特性,不同规格具有不同黏度,因此常用于可压性差的药物制粒,或用作混悬剂中的助悬剂,以提高其物理稳定性。高浓度中等黏度的羧甲纤维素钠还可用作凝胶剂的基质,常加入多元醇类组分以防止干燥。

本品宜置于密闭容器中,储存于阴凉干燥处。本品与强酸、强碱、重金属离子(Hg^+、Ag^+、Zn^{2+}、Al^{3+}等)存在配伍禁忌。

3. 应用实例

参贝止咳颗粒

【处方组成】 北沙参250 g,浙贝母200 g,前胡200 g,苦杏仁133 g,款冬花167 g,法半夏167 g,百部167 g,蝉蜕167 g,荆芥167 g,重楼167 g,连翘167 g,陈皮167 g,薄荷83 g,甘草100 g,蔗糖545 g,羧甲纤维素钠20 g,糊精100 g。

【制法】 浙贝母用70%酸性乙醇溶液回流提取,提取液减压浓缩成稠膏;陈皮用70%乙醇溶液回流提取,减压浓缩成稠膏。款冬花、荆芥、连翘、薄荷用水蒸气蒸馏提取挥发油。以上药渣与北沙参、前胡、苦杏仁、重楼、甘草、法半夏、蝉蜕、百部加水煎煮,浓缩成稠膏,与上述乙醇提取的稠膏合并,加入糊精、蔗糖、羧甲纤维素钠,混匀制粒,干燥,喷加挥发油,即得。

【注解】 处方中加入羧甲纤维素钠作为黏合剂。

（七）交联羧甲纤维素钠

英文名：Croscarmellose Sodium。英文缩写：CCNa。本品为交联的、部分羧甲化的纤维素钠盐。

1. 性状与性质

本品为白色或类白色粉末，有引湿性。在水中溶胀并形成混悬液，在无水乙醇、乙醚、丙酮或甲苯中不溶。

2. 应用特点

本品可用作填充剂和崩解剂。交联羧甲纤维素钠可吸收数倍于自身重量的水，膨胀为原体积的4～8倍，具有较好的崩解作用，可适用于直接压片和湿法制粒压片工艺。湿法制粒时，交联羧甲纤维素钠可分别于润湿阶段或干燥阶段加入（颗粒内加和颗粒外加），这样可以更好地发挥崩解剂的毛细管作用和溶胀作用。交联羧甲纤维素钠用作崩解剂时，浓度可达 5%（w/w），但通常直接压片工艺中的用量为 2%（w/w），湿法制粒压片时为 3%（w/w）。

交联羧甲纤维素钠与吸湿性辅料（如山梨醇）混用时，可造成崩解效率降低；与强酸、铁或其他金属（如铝、汞、锌）的可溶性盐有配伍禁忌。

3. 应用实例

桂芍镇痛片

【处方组成】 桂枝 296 g，白芍 444 g，党参 222 g，半夏（制）296 g，柴胡 296 g，黄芩 222 g，甘草 148 g，生姜 148 g，大枣 296 g。

【制法】 以上九味，加水煎煮，浓缩干燥，粉碎，加淀粉、硫酸钙及交联羧甲纤维素钠适量，制成颗粒，干燥，加硬脂酸镁适量，压制成 1000 片，包糖衣或薄膜衣，即得。

【注解】 交联羧甲纤维素钠在该片剂处方中作为崩解剂。

（八）甲基纤维素

英文名：Methylcellulose。英文缩写：MC。本品为甲基醚纤维素，是通过将木纸浆纤维碱化，再将碱化纤维素用一氯甲烷甲基化制成，最后将产品纯化并碾碎至粉末状。

结构式：

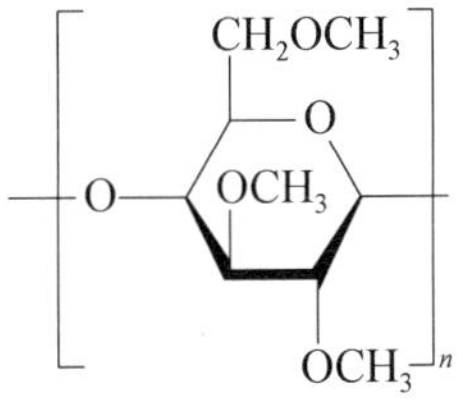

1. 性状与性质

本品为白色或类白色纤维状或颗粒状粉末，无臭，无味。在水中溶胀成澄清或微浑浊的胶状溶液，在无水乙醇、三氯甲烷或乙醚中不溶。

2. 应用特点

甲基纤维素在制剂中主要用作黏合剂和助悬剂等。用作黏合剂时，一般先将甲基纤维素分散在热水中，然后冷却溶解，或用乙醇润湿后加入水中分散溶解，一般浓度为 1%～20%。用作助悬剂时，一般性质比较稳定，受 pH 等因素的影响较小。甲基纤维素还可用作普通包衣材料和凝胶剂基质。

本品与氨基吖啶盐酸盐、氯甲苯酚、氯化汞、间苯二酚、鞣酸、硝酸银、十六烷基吡啶盐酸盐、对羟基苯甲酸、对氨基苯甲酸、对羟基苯甲酸甲酯、丙酸及丁酯均有配伍禁忌。本品应密闭储存于干燥处，注意防潮，应防止空气中粉尘积聚，以免引起爆炸。

3. 应用实例

抗痤疮软膏

【处方组成】 氧化锌 10 g，鱼石脂 5 g，樟脑 1 g，红霉素丙酸酯 1 g，2%甲基纤维素 78 g，5%果胶液 10 g，硬脂酸三乙醇胺酯 12 g。

【制法】 氧化锌、鱼石脂、樟脑、红霉素丙酸酯加入亲水性软膏基质（2%甲基纤维素、5%果胶液，硬脂酸三乙醇胺酯配制而成）配成 100 g，即得。

【注解】 甲基纤维素在水中可膨胀形成黏稠胶体溶液，作为亲水性软膏基质材料。

（九）乙基纤维素

英文名：Ethylcellulose。英文缩写：EC。本品为乙基醚纤维素，系由木浆或木棉经碱处理，再使碱性纤维与氯乙烷进行乙基化而制得；也可通过纤维素与乙醇在脱水剂存在下合成而制得。

结构式：

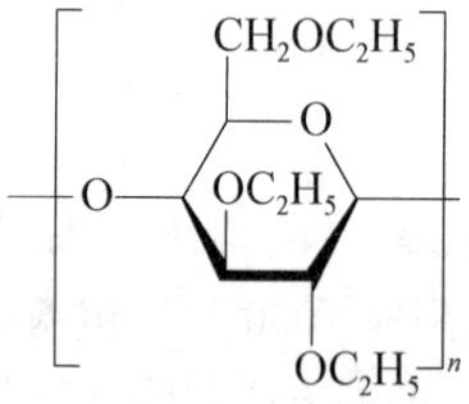

1. 性状与性质

本品为白色至浅灰色流动性粉末，无臭，无味。在甲苯或乙醚中易溶，在水中不溶。

2. 应用特点

本品可用作片剂或颗粒剂等的包衣材料，用于调整药物的释放速度，掩盖不良气味，增加制剂的稳定性等，还可用作缓释片的骨架材料。

本品与石蜡和微晶蜡有配伍禁忌；注射剂使用本品可能对肾有不良反应。

3. 应用实例

维 C 银翘颗粒

【处方组成】 金银花 36 g，连翘 36 g，荆芥 14.4 g，淡豆豉 18 g，淡竹叶 14.4 g，牛蒡子 21.6 g，芦根 21.6 g，桔梗 21.6 g，甘草 18 g，马来酸氯苯那敏 0.21 g，对乙酰氨基酚 21 g，维生素 C 9.9 g，薄荷素油 0.22 mL，蔗糖 944 g，1%乙基纤维素乙醇溶液 300 mL。

【制法】 以上十三味药，连翘、荆芥、金银花分别提取挥发油，药渣及淡竹叶、淡豆豉、芦根、桔梗、甘草加水煎煮；牛蒡子用 60%乙醇溶液回流提取，回收乙醇，加入石蜡使溶解，冷却至石蜡浮于液面，除去石蜡层，药液与上述滤液合并，浓缩成清膏，加入对乙酰氨基酚、马来酸氯苯那敏、蔗糖 844 g，制成颗粒，干燥；维生素 C 加蔗糖 100 g 及 1%乙基纤维素乙醇溶液，制成包膜颗粒，干燥，将上述两种颗粒混合，喷入上述挥发油及薄荷素油，混匀，即得。

【注解】 乙基纤维素在该颗粒处方中作为包衣材料，控制颗粒中药物的释放速度。

(十) 羟丙纤维素

英文名：Hydroxypropyl Cellulose、Hydroxypropylcellulose。英文缩写：HPC。本品系用高浓度氢氧化钠浸渍处理木浆或木素浆，生成碱性纤维素溶液，将此溶液过滤及压榨，除去过剩的氢氧化钠后，进一步与环氧丙烷反应而得。

结构式：

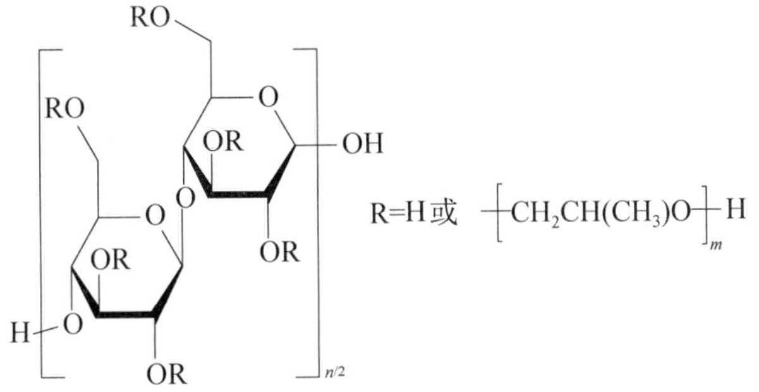

$$R=H 或 -[CH_2CH(CH_3)O]_m-H$$

1. 性状与性质

本品为白色至类白色粉末或颗粒，干燥后有引湿性。在水、乙醇或丙二醇中溶胀成胶体溶液；在热水、乙醚、丙酮中几乎不溶，在甲醇中产生白色絮状沉淀。

2. 应用特点

羟丙纤维素主要用作崩解剂和填充剂，可提高片剂的硬度和外观的光亮度。用本品制得的片剂在长期保存后其崩解度不受影响，与淀粉等传统填充剂比较，其成形性好，抗霉变性强。

本品与对羟基苯甲酸盐和高浓度的电解质有配伍禁忌。

3. 应用实例

丹参益心胶囊

【处方组成】 三七 1250 g，回心草 417 g，灯盏细辛 750 g，紫丹参 750 g，制何首乌 500 g，延胡索 417 g，羧甲淀粉钠 13 g，羟丙纤维素 20 g，硬脂酸镁 2.5 g，液状石蜡-淀粉（1:20）16 g，聚山梨酯 80-淀粉（1:20）8 g。

【制法】 以上六味药材，三七粉碎成粗粉，以 80%乙醇溶液回流提取，减压浓缩至无醇味，加水至 2500 mL，以大孔吸附树脂柱纯化，收集稀乙醇洗脱液，浓缩干燥，得三七浸膏；灯盏细辛用 80%乙醇溶液回流提取，减压浓缩，真空干燥，得灯盏细辛浸膏；其余回心草等四味药材用乙醇回流，减压浓缩，真空干燥后与上述三七浸膏、灯盏细辛浸膏合并，粉碎，过筛，加入上述辅料，混匀，制成颗粒，干燥，装入胶囊，即得。

【注解】 羟丙纤维素在该胶囊处方中主要用作黏合剂。

（十一）乙基纤维素水分散体

英文名：Ethylcellulose Aqueous Dispersion。乙基纤维素水分散体主要包括乙基纤维素，适量的十六醇和十二烷基硫酸钠等分散剂与稳定剂，以及水等组分。乙基纤维素溶于与水不相溶的挥发性有机溶剂中，然后将溶液与乳化剂水溶液混合，加入稳定剂，搅拌使之乳化，得到水包油的粗乳胶，此粗乳胶用高能超声波分散器处理使乙基纤维素的粒子变得更小，然后在真空下除去溶剂，得到稳定的乳胶。

1. 性状与性质

本品为乳白色混悬液,颜色较乙基纤维素水分散体(B型)更白,固体含量很高,黏度较低,不含有增塑剂,无氨臭,水分散性很好,能与水以任意比例分散。

2. 应用特点

乙基纤维素水分散体主要用作缓控释包衣材料。

(十二)乙基纤维素水分散体(B型)

英文名:Ethylcellulose Aqueous Dispersion Type B。本品为稳定的乙基纤维素水分散体,含乙基纤维素应为标示量的90.0%~110.0%。乙基纤维素水分散体(B型)是以乙基纤维素为包衣材料的全水缓释包衣系统,经过微乳化等加工工艺,使乙基纤维素呈微小胶状颗粒在水中悬浮,从而形成具有良好的物理稳定性的水分散体系。

1. 性状与性质

本品为乳白色混悬液,含有适量的增塑剂、稳定剂和助流剂等,有氨臭味,其溶出特性不受pH影响。

2. 应用特点

乙基纤维素水分散体(B型)是水性包衣混悬液,为新型包衣材料,释放阻滞剂。

(十三)硅化微晶纤维素

英文名:Silicified Microcrystalline Cellulose。本品由微晶纤维素和微粉硅胶在水中共混干燥制得。

1. 性状与性质

本品为白色或类白色微细颗粒或粉末,无臭,无味。在水、稀酸、5%氢氧化钠溶液、丙酮、乙醇或甲苯中不溶。本品具有原微晶纤维素和微粉硅胶的高流动性、高分散性及良好的可压性等特性,同时还具有良好的抗吸湿性、高膨胀性。

2. 应用特点

硅化微晶纤维素主要用作填充剂和润滑剂,使用本品可以减少辅料数量及用量,也可用于直接压片,可减小片剂的大小,尤其适用于中药制剂的开发。

(十四)羟乙纤维素

英文名:Hydroxyethyl Cellulose;Hydroxypropylcellulose。本品由碱性纤维素和环氧乙烷(或2-氯乙醇)经醚化反应制备,属非离子型可溶纤维素醚类。

结构式:

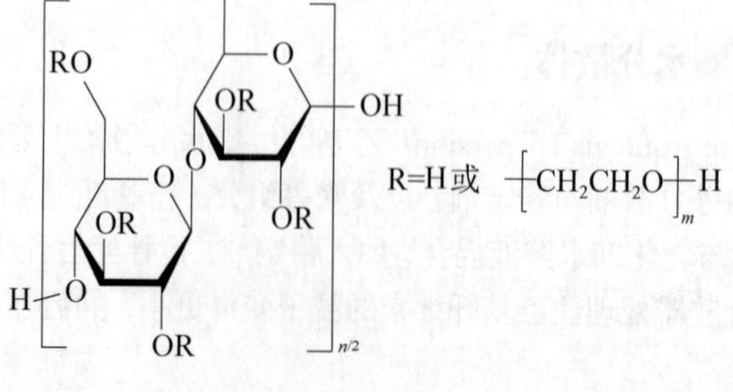

1. 性状与性质

本品为白色、灰白色或淡黄白色粉末或颗粒，无臭，无味，具有吸潮性。在热水或冷水中形成胶体溶液，在甘油或二元醇类极性有机溶剂中可溶胀或部分溶解，在丙酮、乙醇或甲苯中几乎不溶。

2. 应用特点

羟乙纤维素是常见的高分子助悬剂，能在水中分散、溶解，产生黏稠胶体溶液，降低微粒的沉降速度，同时能被药物微粒表面吸附形成机械性保护膜，防止微粒间互相聚集或产生晶型转变，增加制剂的稳定性。羟乙纤维素还可用作薄膜包衣材料，用于改善吸潮和防止粉尘污染。此外本品也可用作增稠剂和黏合剂等。

羟乙纤维素水溶液在 pH 2～12 的范围内相对稳定，但易被微生物侵蚀，使其降解而导致黏度降低，故长期放置需加入抑菌剂。

（十五）羟丙甲纤维素邻苯二甲酸酯

英文名：Hypromellose Phthalate。英文缩写：HPMCP。别名：羟丙甲纤维素酞酸酯。本品为羟丙甲纤维素与邻苯二甲酸的单酯化物。

结构式：

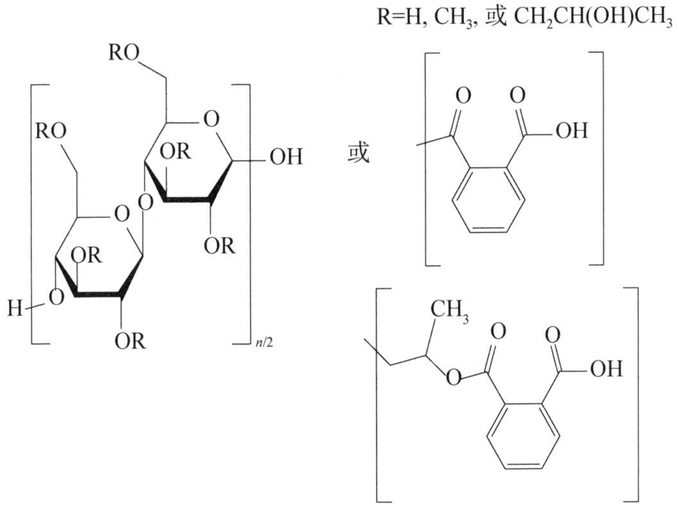
R=H, CH3, 或 CH2CH(OH)CH3
RO
RO
O
OR
OH
O
O
OR
OR
H
O
OR
n/2
或
O
O
OH
CH3
O
O
O
OH

1. 性状与性质

本品为白色或类白色的粉末或颗粒，无臭，无味。在水、无水乙醇中几乎不溶，在丙酮、甲苯中极微溶解，在甲醇-丙酮（1∶1）、甲醇-二氯甲烷（1∶1）中溶解。

2. 应用特点

羟丙甲纤维素邻苯二甲酸酯广泛用于肠溶包衣材料，常用浓度为 5%～10%。

本品会与强氧化剂反应。

（十六）低取代羟丙纤维素

英文名：Low-Substituted Hydroxypropyl Cellulose、Low Substituted Hydroxypropylcellulose、Low-Substituted Hydroxypropylcellulose。英文缩写：L-HPC。本品为低取代 2-羟丙基醚纤维素，为纤维素碱化后与环氧丙烷在高温条件下发生醚化反应，然后经中和、重结晶、洗涤、干燥、粉碎和筛分制得。

结构式:

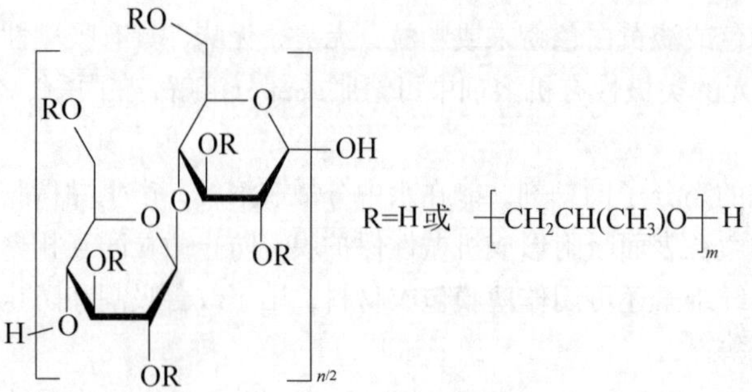

R=H 或 $-[CH_2CH(CH_3)O]_m-H$

1. 性状与性质

本品为白色或类白色粉末，无臭，无味。在乙醇、丙酮或乙醚中不溶；可在水中溶胀，在10%氢氧化钠溶液中溶解形成黏性溶液。

2. 应用特点

低取代羟丙纤维素主要用作崩解剂和填充剂等。由于其表面积和孔隙率很大，具有快速吸水膨胀的特性，吸水膨胀率一般在500%～700%，是淀粉的3～4倍，可使药物快速崩解和溶解。以本品为崩解剂的片剂，可长期保存，崩解度不受时间影响，用量范围为2%～10%。

本品与碱性物质可发生反应，片剂处方中如含有碱性物质在经长时间储藏后，崩解时间将延长。

3. 应用实例

肝 悦 片

【处方组成】 党参710 g，虎杖710 g，丹参530 g，柴胡350 g，川牛膝350 g，麦芽350 g，硬脂酸镁2.8 g，蔗糖17.5 g，低取代羟丙纤维素28 g，碳酸镁14 g，羧甲淀粉钠10.5 g。

【制法】 麦芽粉碎备用；虎杖用乙醇回流提取，提取液浓缩成稠膏状，干燥；取党参、丹参、川牛膝及柴胡用水煎煮，提取液浓缩干燥，加入虎杖提取物及麦芽细粉，混匀，制粒，干燥，过筛，加入硬脂酸镁、蔗糖、低取代羟丙纤维素、碳酸镁、羧甲淀粉钠，混匀，压片，包衣，即得。

【注解】 低取代羟丙纤维素在该处方中主要用作崩解剂。

（十七）羧甲纤维素钙

英文名：Carboxymethylcellulose Calcium。本品为羧甲纤维素钙盐，在羧甲纤维素钠的水溶液内添加氢氧化钙，使其沉淀而得。

结构式：

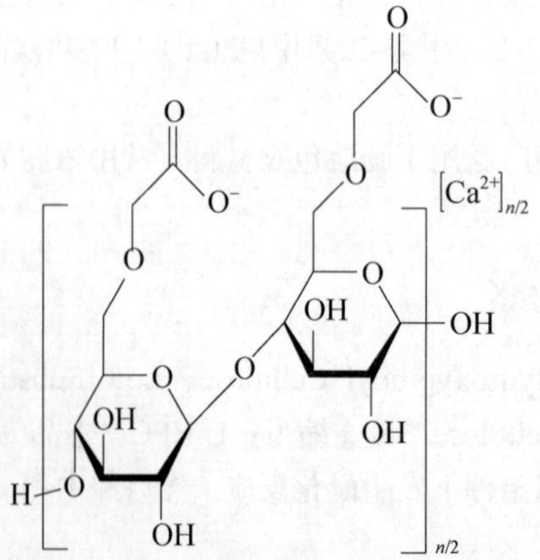

1. 性状与性质

本品为白色或黄白色粉末，有引湿性。在水中溶胀并形成混悬液，在丙酮、乙醇或甲苯中不溶。

2. 应用特点

羧甲纤维素钙主要用作崩解剂和填充剂等。羧甲基纤维素钙不溶于水，但它是一种有效的崩解剂，因为它与水接触后膨胀体积是原始体积的几倍，片剂配方中可使用浓度高达 15%（w/w），高于此浓度时片剂硬度降低。

（十八）醋酸羟丙甲纤维素琥珀酸酯

英文名：Hypromellose Acetate Succinate。英文缩写：HPMCAS。本品为羟丙甲纤维素的乙酸、琥珀酸混合酯，是以羟丙甲纤维素为原料，与乙酸酐、无水琥珀酸酯化而得，产物经精制、干燥并粉碎成粉状。

1. 性状与性质

本品为白色或淡黄色粉末或颗粒，微具醋酸异臭。在乙醇、水中不溶，在甲醇、丙酮中溶解，冷水中溶胀成澄清或微浑浊的胶体溶液。

2. 应用特点

醋酸羟丙甲纤维素琥珀酸酯成膜性能优良，主要用作肠溶性薄膜包衣材料。

二、淀粉及其衍生物

（一）淀粉

英文名：Starch，系自茄科植物马铃薯 Soianum tuberosum L. 的块茎，或禾本科植物小麦 Triticum aestivum L. 的颖果，或大戟科植物木薯 Manihot utilissima Pohl. 的块根，或禾本科植物玉蜀黍 Zea mays L. 的颖果，或豆科植物豌豆 Pisum sativum L. 的种子制得。

1. 性状与性质

本品为白色或类白色粉末。无臭、无味，有吸湿性。在水、乙醇或乙醚中均不溶解，在 37℃的水中迅速溶胀，其溶胀几乎不受 pH 的影响；在水中加热至 62～72℃时可糊化，形成稠厚的胶体即淀粉浆，淀粉糊化与其品种、颗粒的大小、糊化时的水分、酸碱度及所含其他物质有关。淀粉可以在稀酸（如稀硫酸，需要加热）或酶的催化下可水解。

2. 应用特点

淀粉可用作稀释剂、黏合剂和崩解剂等。淀粉具有一定的黏附性，其流动性和压缩成形性较差，但性质稳定，价格便宜，是常用的稀释剂之一，一般与可压性较好的蔗糖、糊精等混合使用。淀粉在水中受热后可糊化形成淀粉浆，具有一定的黏性，可用作黏合剂。淀粉含水量低于 8%时，吸水性较强，其吸水膨胀率约为 180%，可产生较好的崩解作用。

3. 应用实例

山菊降压片

【处方组成】 山楂 500 g，菊花 83.3 g，盐泽泻 62.5 g，夏枯草 62.5 g，小蓟 83.3 g，炒决明子 83.3 g。

【制法】 以上六味，盐泽泻粉碎成细粉，其余山楂等五味加水煎煮，浓缩成稠膏，加入盐泽泻细粉，混匀，真空干燥，粉碎，过筛，加入适量淀粉、羟甲淀粉钠、微晶纤维素、十二烷基硫酸钠、欧巴代适量，混匀，制成颗粒，干燥，压制成 1000 片或 600 片，包薄膜衣，即得。

【注解】 淀粉在该制剂中主要作为稀释剂兼具崩解作用，羟甲淀粉钠用作崩解剂，微晶纤维素用作稀释剂。

（二）可溶性淀粉

英文名：Soluble Starch，系淀粉通过酶或酸水解等方法加工，改善其在水中溶解度而制得。

1. 性状与性质

本品为白色或类白色粉末或淡黄色粉末，无臭、无味。在沸水中溶解形成透明溶液，在冷水、乙醇和乙醚中均不溶。可溶性淀粉无还原性物质，化学性质稳定。

2. 应用特点

可溶性淀粉主要用作稀释剂和崩解剂。

3. 应用实例

口炎清颗粒

【处方组成】 天冬 250 g，麦冬 250 g，玄参 250 g，山银花 300 g，甘草 125 g。

【制法】 以上五味，加水煎煮，提取液浓缩、醇沉，上清液回收乙醇并浓缩成稠膏，加入适量的蔗糖、糊精，制成颗粒，干燥，制成 1000 g；或加入适量的可溶性淀粉、糊精及蛋白糖，制成颗粒，干燥，制成 300 g（无蔗糖），即得。

【注解】 糊精用作稀释剂，可溶性淀粉在制剂中作为稀释剂兼具崩解剂的作用。

（三）预胶化淀粉

英文名：Pregelatinized Starch，系淀粉通过物理方法加工，改善其流动性和可压性而制得。

1. 性状与性质

本品为白色或类白色粉末，无臭、无味。不溶于乙醇、乙醚等有机溶剂。微溶或可溶于冷水，能溶于温水，在碱中稳定，酸中稳定性差。

2. 应用特点

预胶化淀粉可用作稀释剂、黏合剂或崩解剂。用作稀释剂时常用浓度为 5%～75%（w/w），可改善药物溶出，提高生物利用度，兼具黏合剂和崩解剂的作用。作为黏合剂时，湿法制粒使用的浓度为 5%～10%（w/w），直接压片使用浓度为 5%～20%（w/w）。

3. 应用实例

脑得生颗粒

【处方组成】 三七 156 g，红花 182 g，山楂（去核）314 g，川芎 156 g，葛根 522 g。

【制法】 以上五味，取三七、部分葛根粉碎成细粉，其余红花等三味及剩余的葛根加水煎煮，提取液浓缩成清膏，加入葛根细粉与三七细粉及糊精、预胶化淀粉，混匀，制成颗粒，干燥，制成 1000 g，即得。

【注解】 糊精主要用作稀释剂，预胶化淀粉主要用作崩解剂。

（四）预胶化羟丙基淀粉

英文名：Pregelatinized Hydroxypropyl Starch。本品系以羟丙基淀粉为原料，在加热或不加热状态下经物理方法破坏部分或全部淀粉粒后干燥而得的制品。

1. 性状与性质

本品为白色、类白色或淡黄色粉末或颗粒，或为半透明的长条状物或片状物。不溶于冷水，可在加热条件下糊化成黏稠且具有一定透明度的胶体。

2. 应用特点

预胶化羟丙基淀粉主要用作黏合剂和填充剂。

（五）羟丙基淀粉空心胶囊

英文名：Vacant Hydroxypropyl Starch Capsules。本品系由预胶化羟丙基淀粉加辅料制成的空心硬胶囊。

1. 性状与性质

本品呈圆筒状，系由可套合和锁合的帽与体两节组成的质硬且有弹性的空囊。囊体光洁、色泽均匀、切口平整、无变形、无异臭。本品分为透明（两节均不含遮光剂）、半透明（仅一节含遮光剂）、不透明（两节均含遮光剂）三种。由于羟丙基淀粉来源于预胶化淀粉，无明胶中蛋白类物质的交联反应风险，无相互作用，稳定性高。

2. 应用特点

本品用于胶囊剂的制备，与明胶胶囊相比，具有不易变质、无交联反应、稳定性高、安全性高等优点。

（六）淀粉水解寡糖

英文名：Dextrates，是由淀粉经酶水解并纯化得到的糖类混合物，可为无水物或水合物。

1. 性状与性质

本品为白色、具流动性的多孔球形结晶性颗粒；无臭、味甜。在水中易溶，在稀酸中溶解，在乙醇、丙二醇中不溶。

2. 应用特点

淀粉水解寡糖主要用作甜味剂。

（七）羧甲淀粉钠

英文名：Sodium Starch Glycolate。英文缩写：CMS-Na。本品为淀粉在碱性条件下与氯乙酸作用生成淀粉羧甲基醚的钠盐。

结构式：

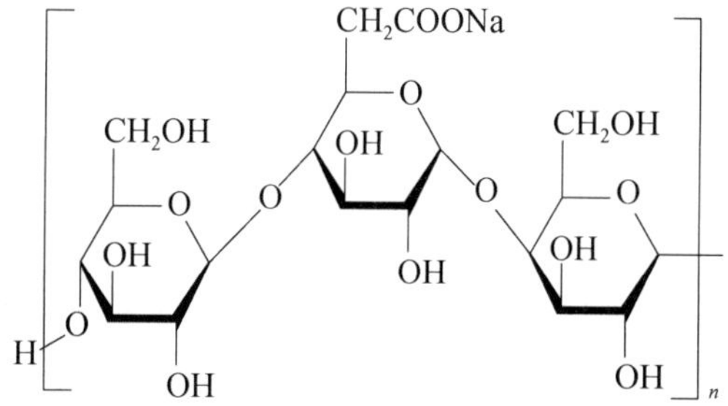

1. 性状与性质

本品为白色或类白色粉末，无臭，有引湿性。在水中分散成黏稠状胶体溶液，在乙醇、乙醚、三氯甲烷中不溶。本品水溶液具有一定的黏性，其黏度大小主要取决于聚合度、取代度及杂质含量、温度、浓度、pH 等。

2. 应用特点

羧甲淀粉钠吸水膨胀作用显著，其吸水后膨胀的体积约为原体积的 300 倍，是一种优良的崩解剂，崩解速度迅速均匀，常用量为 1%～8%，本品还可用作填充剂。

羧甲淀粉钠遇酸会析出沉淀，遇多价金属离子则生成金属盐沉淀，与维生素 C 有配伍禁忌。

3. 应用实例

人工牛黄片

【处方组成】 人工牛黄 75 g，淀粉 20 g，硬脂酸镁 3 g，羧甲淀粉钠 2 g。

【制法】 取人工牛黄、淀粉制成颗粒，低温干燥，加入硬脂酸镁、羧甲淀粉钠混匀，压片，或包薄膜衣，即得。

【注解】 淀粉用作填充剂，羧甲淀粉钠用作崩解剂，硬脂酸镁用作润滑剂。

（八）磷酸淀粉钠

英文名：Sodium Starch Phosphate。主要是以薯类淀粉为原料，添加磷酸盐并用氢氧化钠调节 pH 后，经过滤、干燥、粉碎而得。

1. 性状与性质

本品为白色粉末，无臭。在水或乙醇中均不溶解。

2. 应用特点

磷酸淀粉钠遇水在常温或加热条件下可糊化，糊化温度随磷酸结合量增大而降低，糊化后具有一定的黏性，可用作黏合剂。

（九）糊精

英文名：Dextrin。本品系由淀粉在少量酸和干燥状态下经加热改性而制得的聚合物。

1. 性状与性质

本品为白色或类白色的无定形粉末，无臭，味微甜。在沸水中易溶，形成黏液，在冷水中缓慢溶解，在乙醇或乙醚中不溶。本品水溶液的黏度随着转化度的加深逐渐降低。

2. 应用特点

糊精主要用作填充剂或黏合剂，用作片剂的填充剂时常与淀粉混合使用，用作颗粒剂的填充剂时常与糖粉、乳糖等合用。

本品与强氧化剂有配伍禁忌。

3. 应用实例

板蓝根颗粒

【处方组成】 板蓝根 50 g，蔗糖、糊精适量。

【制法】 取板蓝根，加水煎煮提取，醇沉，上清液回收乙醇浓缩成清膏，加入适量蔗糖与糊精的混合物（蔗糖∶糊精＝3∶1）及适量 70%乙醇溶液，制粒，干燥，整粒分装，密封，即得。

【注解】 糊精作为填充剂，蔗糖作为填充剂兼具矫味作用。

（十）倍他环糊精

英文名：Betacyclodextrin。英文缩写：β-CD。分子式为$(C_6H_{10}O_5)_7$，分子量为1134.99。本品为环状糊精葡萄糖基转移酶作用于淀粉而生成的7个葡萄糖以 α-1，4-糖苷键结合的环状低聚糖。

结构式：

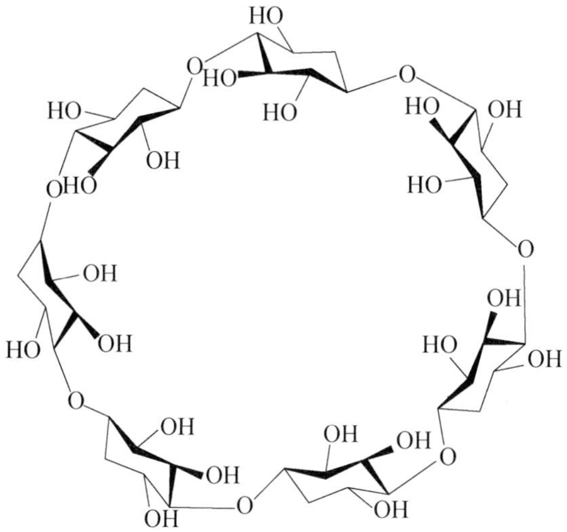

1. 性状与性质

本品为白色结晶或结晶性粉末，无臭，味微甜。在水中略溶，在甲醇、乙醇、丙酮或乙醚中几乎不溶，具有引湿性。本品具有良好的结晶性，含量在20%以上的倍他环糊精水溶液在室温或冰箱中放置一段时间或用玻璃棒搅动时，即可生成大量白色细小晶体。

2. 应用特点

倍他环糊精主要用作包合材料或稳定剂，可用于制备多种药物分子的包合物，起到提高生物利用度或稳定性的目的，还可掩盖活性物质的不良味道，或实现液体药物固体化。虽然倍他环糊精的溶解性较差，但却最常用。

倍他环糊精有肾毒性，不能用于注射。

3. 应用实例

舒筋通络颗粒

【处方组成】　骨碎补450 g，牛膝450 g，川芎360 g，天麻300 g，黄芪450 g，威灵仙450 g，地龙360 g，葛根360 g，乳香180 g。

【制法】　以上九味，乳香提取挥发油，以倍他环糊精包合；其余骨碎补等八味用60%乙醇溶液回流提取，回收乙醇，浓缩成稠膏，干燥，粉碎，加入挥发油包合物及糊精、矫味剂适量，混匀，制粒，干燥，制成1000 g，即得。

【注解】　倍他环糊精作为乳香挥发油包合物的包合材料，可提高挥发油的稳定性。

（十一）羟丙基倍他环糊精

英文名：Hydroxypropyl Betadex、Hydroxypropylbetadex。英文缩写：HP-β-CD。本品为倍他环糊精与1，2-环氧丙烷的醚化物。

结构式：

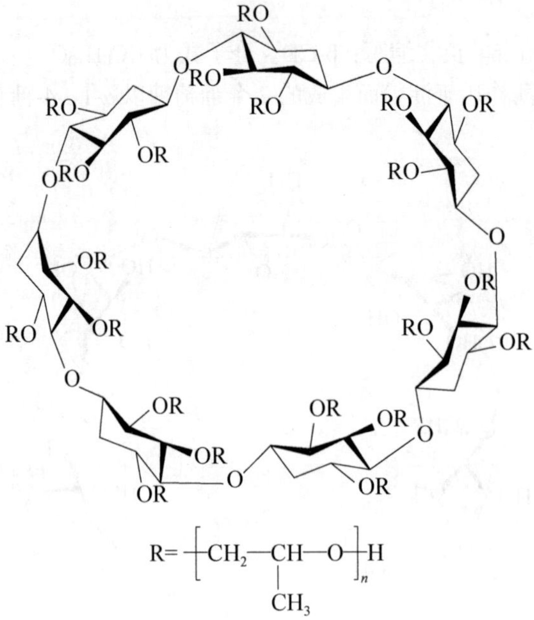

$$R=\left[CH_2-CH(CH_3)-O\right]_nH$$

1. 性状与性质

本品为白色或类白色的无定形或结晶性粉末，无臭，味微甜。极易溶解于水或丙二醇，易溶于甲醇或乙醇，几乎不溶于丙酮或三氯甲烷，具有引湿性。

2. 应用特点

通过对倍他环糊精的羟丙基化，可破坏其分子内氢键，使羟丙基倍他环糊精的水溶性显著提高，因此常用作包合材料和稳定剂。由于其安全性好，羟丙基倍他环糊精成为 FDA 批准的第一个可供静脉注射的倍他环糊精衍生物。

三、其他多糖类辅料

（一）阿拉伯胶

英文名：Acacia。本品系自豆科金合欢属 *Acacia Senegal*（Linne）Willdenow 或同属近似树种的枝干得到的干燥胶状渗出物，主要由多糖和蛋白质组成。将树皮割开，露出渗出物，在树干上干燥后除去杂质，然后研磨过筛，进行产品分级，也可用喷雾干燥法制得。

1. 性状与性质

本品为白色至棕黄色的半透明或不透明的球形或不规则的颗粒、碎片或粉末，无明显气味。在水中常温下能缓慢溶解，随着温度升高，溶解速度加快，在乙醇等有机溶剂中不溶。

2. 应用特点

阿拉伯胶主要在口服和局部用药物制剂中用作助悬剂及乳化剂，通常与西黄蓍胶联合使用，还可用作增稠剂及微囊的囊材。

本品与乙醇、肾上腺素、氨基比林、次硝酸镁、硼砂、甲酚、丁香油酚、高铁盐、吗啡、苯酚、毒扁豆碱、鞣酸、麝香草酚、硅酸钠和香草醛等有配伍变化。许多盐类能降低阿拉伯胶的黏度，三价盐可与其发生凝聚作用，肥皂与其有配伍禁忌。

3. 应用实例

鱼 肝 油 乳

【处方组成】 鱼肝油 50.0 mL，阿拉伯胶 3.0 g，西黄蓍胶 0.1 g，糖精钠 0.01 g，挥发杏仁油 0.1 mL，尼泊金乙酯 0.05 g，纯化水加至 100 mL。

【制法】 将阿拉伯胶、西黄蓍胶与鱼肝油研匀，一次性加入 25.0 mL 纯化水，用力沿一个方向研磨制成初乳，加糖精钠水溶液、挥发杏仁油、尼泊金乙酯溶液，再加纯化水至全量，搅匀，即得。

【注解】 鱼肝油乳为 O/W 型乳剂。处方中鱼肝油为主药、油相，阿拉伯胶为乳化剂，西黄蓍胶为稳定剂，增加连续相黏度，糖精钠、挥发性杏仁油为矫味剂，尼泊金乙酯为防腐剂。

（二）甲壳素

英文名：Chitin。别名：甲壳质。分子式为 $(C_8H_{13}O_5N)_n$，分子量为 $(203.19)_n$。由甲壳类动物（虾、蟹、乌贼等）的壳提取制得。

结构式：

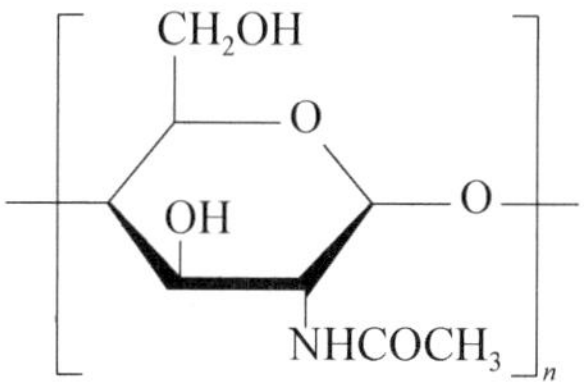

1. 性状与性质

本品为具纤维素结构的白色无形固体，属含氮多糖类物质，溶于浓盐酸、硫酸、冰醋酸和 78%～97%磷酸；不溶于水、稀酸、碱、醇及其他有机溶剂。本品的溶解度、分子量、乙酰化值、旋光度等性质依来源和制法不同而不同，具有良好的生物相容性，无生物毒性等优点。

2. 应用特点

本品用作填充剂、黏合剂、薄膜包衣材料、缓释材料和透皮给药制剂的基质等，中药制剂生产中常用作单宁去除剂和澄清剂。因能够加速人体伤口愈合，本品可作为单独的伤口愈合剂。

（三）壳聚糖

英文名：Chitosan、Chitosan Hydrochloride。本品为 N-乙酰-D-氨基葡萄糖和 D-氨基葡萄糖组成的无分支二元多聚糖，系甲壳素经脱乙酰基而得到的一种天然阳离子多糖。将虾、蟹等甲壳类动物的壳用 3%～5%氢氧化钠溶液脱蛋白，再用 3%～5%盐酸溶液处理中和，去除钙，室温沉淀得到甲壳素；干燥甲壳素在高温（110℃）经过 40%～45%氢氧化钠水溶液处理，进行 N-脱乙酰反应，得到的沉淀用清水洗净；所得粗品溶于 2%乙酸溶液，除去不溶物，上清液经氢氧化钠溶液中和，得到白色的沉淀即为纯化壳聚糖。

结构式：

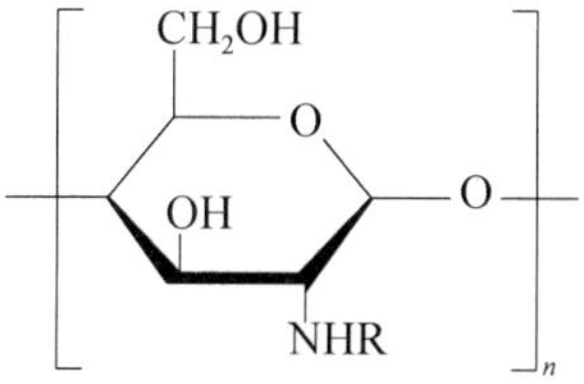

R=H 或 CH₃CO

1. 性状与性质

本品为类白色粉末，无臭，无味。微溶于水，几乎不溶于乙醇。本品具有优良的生物降解性和抗菌性，生物相容性好，无毒，安全，无抗原性。

2. 应用特点

本品可用作崩解剂、增稠剂、靶向制剂载体、成膜材料等。用作成膜材料时，分子量越大，成膜性越好，机械强度越大。

本品水溶液的黏度随其浓度、脱乙酰基程度的增加而增加，随温度的升高而降低。

3. 应用实例

三七总皂苷壳聚糖纳米粒

【处方组成】 三七总皂苷 15 mg，壳聚糖 4.5 mg，海藻酸钠 1 mg，氯化钙 1 mg。

【制法】 将海藻酸钠 1 mg 与氯化钙 1 mg 溶解于 10 mL 纯化水中，搅拌使之预凝胶化，记为溶液 A。将 4.5 mg 壳聚糖溶解于 10 mL 纯化水中，用稀盐酸调 pH 至 4.5，加入三七总皂苷 15 mg，搅拌混合均匀，将溶液 A 缓缓滴入，超声 10 min，继续搅拌至溶液显明显乳光，即得。

【注解】 壳聚糖是一种阳离子型多糖，在酸性水溶液中带正电荷，海藻酸钠带负电荷，两者在特定条件下混合后，可以凝聚形成不溶性复合物微粒。

（四）黄原胶

英文名：Xanthan Gum。本品系淀粉经甘蓝黑腐病黄单胞菌发酵后生成的多糖类高分子聚合物经处理精制而得。

1. 性状与性质

本品为类白色或淡黄色的粉末，微臭，无味。在水中溶胀成胶体溶液，在乙醇、丙酮或乙醚中不溶。本品水溶液对温度、pH、电解质浓度的变化不敏感，故在冷、热、氧化剂、酸、碱及各种酶存在下都很稳定。

2. 应用特点

本品主要用作黏合剂和助悬剂，可与绝大多数药用辅料配伍，在较宽的 pH 和温度范围内具有良好的稳定性与黏度。当黄原胶与某些无机助悬剂（如硅酸镁铝）或有机树胶混合时，可出现协同作用。

本品是一种阴离子型聚电解质，通常与阳离子型表面活性剂、聚合物或防腐剂有配伍禁忌，会产生沉淀。

（五）海藻酸

英文名：Alginic Acid。本品系从各种褐色海藻原料中经稀碱提取得到的亲水性胶体碳水化合物海藻酸盐，再用无机酸处理、精制而得。

1. 性状与性质

本品为白色至微黄色的粉末，无臭，几乎无味。在水、甲醇、乙醇、丙酮、三氯甲烷中不溶，在氢氧化钠试液中溶解。

2. 应用特点

海藻酸具有较强黏性，可用作黏合剂；遇水易膨胀，也可用作崩解剂。

（六）海藻酸钠

英文名：Sodium Alginate。本品系从褐色海藻植物中用稀碱提取精制而得，其主要成分为海藻酸的钠盐。将海藻用碱处理后提取，提取液中加硫酸得海藻酸，再加入碳酸钠或氢氧化钠即得。

1. 性状与性质

本品为白色至浅棕黄色粉末，几乎无臭，无味。在水中溶胀成胶体溶液，在乙醇中不溶。其黏度随聚合度、浓度及 pH 而异，在高温状态下，由于藻蛋白酶的作用使分子解聚，黏度降低。胶液遇酸会析出凝胶状沉淀的海藻酸；遇铜、钙、铅等二价金属离子（镁离子除外）则形成凝胶体。

2. 应用特点

本品主要用作助悬剂、阻滞剂及黏合剂等。本品与酸、二价金属离子（镁离子除外）易发生配伍变化，遇酸易析出沉淀，遇二价金属离子则形成凝胶。

3. 应用实例

健 脑 丸

【处方组成】 当归 25 g，天竺黄 10 g，肉苁蓉（盐炙）20 g，龙齿（煅）10 g，山药 20 g，琥珀 10 g，五味子（酒蒸）15 g，天麻 5 g，柏子仁（炒）4 g，丹参 5 g，益智仁（盐炒）15 g，人参 5 g，远志（甘草水炙）10 g，菊花 5 g，九节菖蒲 10 g，赭石 1.5 g，胆南星 10 g，酸枣仁（炒）40 g，枸杞子 20 g。

【制法】 以上十九味，赭石、琥珀、天竺黄单研成细粉，其余当归等十六味粉碎成细粉，再与赭石细粉 3.75 g、琥珀细粉、天竺黄细粉混匀，加适量海藻酸钠，混匀，用水制丸，干燥，用适量桃胶和剩余的赭石细粉包衣，干燥，即得。

【注解】 加入适量海藻酸钠，用作黏合剂，有利于丸剂成形。

（七）果胶

英文名：Pectin。本品系从柑橘皮或苹果渣中提取得到的碳水化合物。制备时，将柑橘类果皮、苹果皮、山楂及向日葵托盘和秆等原料粉碎后，用稀酸提取，浓缩后干燥的粗品，再经精制而得。

1. 性状与性质

本品为白色至浅棕色的颗粒或粉末，几乎无臭，口感黏滑。溶于水（1∶20）形成乳白色黏稠胶液，呈弱酸性，耐热性强，不溶于乙醇和其他有机溶剂。用乙醇、甘油、蔗糖浆湿润，或与 3 倍以上的蔗糖粉混合，可提高溶解度。在酸性溶液中比在碱性溶液中稳定。

2. 应用特点

果胶是一种优良的药用辅料，主要用作增稠剂、释放阻滞剂和胶凝剂，可有效地控制药物在胃肠道的释放，特别是在缓、控释制剂上的应用尤被重视。

3. 应用实例

胶体果胶铋

【处方组成】 果胶 8.0 kg，硝酸铋 3.8 kg，氢氧化钠 0.96 kg，氢氧化钾 1.92 kg，山梨醇 0.96 kg，乙醇 125 mL。

【制法】 常温下加入硝酸铋与 2 倍重量的水，并加入山梨醇，搅拌使之溶解，加入氢氧化钾调 pH 至 12.3 左右，室温继续搅拌 0.5～1 h，过滤后滤液备用。以果胶与 12 倍重量水配制果胶浆。将滤液缓慢倒入果胶浆中，搅拌均匀，在室温下反应 1 h，冷却至 35～40℃，加入 2 倍体积 95%

乙醇溶液，搅匀后，继续冷却至30℃以下，静置，离心，收集沉淀，精制，干燥后粉碎即得胶体果胶铋。

【注解】 胶体果胶铋是胃黏膜保护药。通过应用生物大分子果胶代替小分子酸根，增强了制剂的胶体特性，使其在酸性介质中能形成高黏度溶胶，该溶胶与溃疡面及炎症表面有强亲和力，可在胃黏膜表面形成一层牢固的保护膜，增强胃黏膜的屏障作用，故对消化性溃疡和慢性胃炎有较好的治疗作用。

（八）阿拉伯半乳聚糖

英文名：Arabino Galactan。本品系由松科落叶松 *Larix gmelinii* 木质部提取的水溶性多糖，主要由阿拉伯糖与半乳糖组成，主链是半乳聚糖，支链是阿拉伯糖，通过 β-1, 3 键或 β-1, 6 键与半乳糖连接。制备阿拉伯半乳聚糖时，主要使用热水提取松科西方落叶松及其同属种的根和树干的薄片，提取液内添加50%~60%乙醇溶液使其沉淀，经精制加工成粉末而得。

1. 性状与性质
本品为白色至淡黄色粉末。在水中易溶，乙醇中不溶。

2. 应用特点
本品作为药用辅料，主要用作助悬剂和黏合剂等。

第四节 蛋 白 类

一、白 蛋 白

英文名：Albumin。别名：清蛋白。本品是血浆中含量最丰富，但分子量最小的一种水溶性球蛋白质，占血液总蛋白量的50%~60%。

（一）性状与性质

固态的白蛋白为棕黄色无定形的小块、鳞片或粉末。白蛋白属于弱酸性蛋白，其等电点 pI = 4.7~4.9，在生理条件下，1个分子带有17个净电荷的负电，使其易溶于水，在 pH 7.4 时易制备 40%(*w/v*) 水溶液，水溶液随其浓度增高由无色变至深黄色，具有一定的黏稠性，4%~5%水溶液与血清等张。白蛋白还易溶于半饱和的硫酸铵等稀盐溶液中，当硫酸铵的饱和度在60%以上时，可析出沉淀。对酸稳定，在 pH 4~9 时稳定，受热可聚合变化，但仍较其他血浆蛋白耐热，随浓度增高热稳定性变差。白蛋白易在极端 pH 条件、高盐浓度、热、酶、有机溶剂和其他化学试剂存在下发生化学降解及变性。白蛋白在溶液中的构象和性质随溶液中 pH、离子强度等条件改变而发生大的变化，应根据不同的应用需要选择不同的环境。

（二）应用特点

本品被收载于 FDA 非活性成分数据库中，可用作稳定剂与药物载体。

为增强多肽类药物和生物制品的稳定性，通常需要加入与药物相容的稳定剂。由于人血清白蛋白（HSA）的稳定性和溶解性较好，并且可以阻止蛋白质吸附于容器壁，因此在市售的生物制剂中常被用作稳定剂而广泛用于疫苗等生物制品中，浓度范围为 0.003%~5%，但通常使用 1%~5%的浓度。同时，也常被用作注射药物的共溶剂，在冷冻干燥过程中也被用作冻干保护剂。

在药物传递系统研究中，白蛋白被用作微球和微囊、纳米粒等微粒制剂的载体及抗癌药栓塞的载体。

白蛋白注射液的不良反应除恶心、呕吐、唾液分泌增加、发冷、发热反应外，其他不常见，也有出现风湿和皮疹的报道，也可能发生变态反应，包括过敏性震颤。白蛋白禁用于严重的贫血和心力衰竭患者。

（三）应用实例

姜黄素白蛋白纳米粒

【处方组成】 姜黄素，HSA。

【制法】 先将 HSA 溶解到三氯甲烷饱和水中，另将姜黄素溶解到水饱和三氯甲烷中，再将两种溶液混合后高压均质，在 25℃、减压条件下旋转蒸发 15 min 除去三氯甲烷，得到的纳米颗粒经冷冻干燥后保存。

【注解】 此技术以白蛋白为基质和稳定剂，将含疏水性药物的非极性溶剂（如三氯甲烷、二氯甲烷等）和含白蛋白的水相混合，在高剪切力（如超声处理、高压均质等）的作用下得到纳米尺寸的乳液，蒸发非极性溶剂后得到负载药物的白蛋白纳米颗粒，其粒径通常为 100～200 nm。与传统制备方法相比，白蛋白纳米粒技术不需要使用其他表面活性剂，同时避免了使用对人体有毒性的交联剂戊二醛，是一种相对简单、安全的载药白蛋白纳米颗粒制备方法。

二、玉 米 朊

英文名：Zein。本品是从玉米麸质中提取所得的醇溶性蛋白，是玉米中主要储藏蛋白。生产玉米朊常用的原料为玉米蛋白粉。

（一）性状与性质

玉米朊为黄色或淡黄色薄片，一面具有一定的光泽；无臭，无味。分子量约为 38 000，熔点为 220～240℃。本品在 80%～92%乙醇溶液或 70%～80%丙酮溶液中易溶，在水或无水乙醇中不溶，可溶于 pH 11.5 以上的碱性水溶液。本品密度为 1.23 g/cm^3。完全干燥时，加热至 200℃无明显分解。

（二）应用特点

在药物制剂领域，玉米朊常用作包衣材料及释放阻滞剂等。本品包成的薄膜衣有很多优点，对热稳定，有一定抗湿性，机械强度大，而对崩解影响不大，可受胃肠道中酶的降解。本品也可用作湿法制粒的黏合剂、乳化剂和发泡剂、微球与微囊囊材、膜剂的成膜材料。

此外，玉米朊还可用作药物传递系统的静电纺丝载体。共混、成氢键、磷酸化、酰化、脱酰胺、酯化、糖基化、共价交联等物理化学改性，可提高玉米朊的溶解度、乳化性、流动性等功能性，拓宽其应用领域。

玉米朊应置于气密容器中，储存于阴凉、干燥处，忌与氧化剂配伍。

（三）应用实例

归芪多糖颗粒

【处方组成】 归芪多糖、甘露醇、聚维酮质量比为 1∶0.9∶0.1，玉米朊乙醇溶液适量。

【制法】 取由当归、黄芪经过水提醇沉、脱色、干燥等工艺制得的归芪多糖甘露醇、聚维酮，以玉米朊乙醇液为润湿剂，采用湿法制粒工艺制备湿颗粒，干燥，整粒，得归芪多糖颗粒。

【注解】 由于原料吸湿性尤其是引湿性较强，选用几乎无吸湿性、容易干燥的甘露醇作为主要辅料，同时为保证颗粒剂的溶解性、成形率、吸湿性等，选用了黏性较好的聚维酮、玉米朊作为黏合剂。

三、胶 原

英文名：Collagen。胶原为源于动物组织的一种结构蛋白，是组成胶原纤维的一种纤维蛋白，是哺乳动物体内含量最多、分布最广的功能性蛋白。

（一）性状与性质

胶原通常是白色、透明的粉状物，由于含有部分苯丙氨酸和酪氨酸残基，自身具有荧光，在 230 nm 左右处有最大吸收。

胶原蛋白具有很强的延伸力，能吸水膨胀，但不溶于水，也不溶于稀酸、稀碱。从生物体内提取出来的胶原蛋白，由于酶解作用，其尾肽非螺旋区被切除，失去了原有的三股螺旋结构，故也称为变性胶原，能够溶于酸性介质。胶原与水共热时，能断裂部分肽键生成分子量较小的明胶。

胶原蛋白作为一种聚两性电解质（等电点为 7.5～7.8），在酸性介质中，胶原分子内肽键的氨基酸能够和 H^+ 作用成盐，多肽链上的赖氨酸、精氨酸和组氨酸残基的作用使胶原蛋白成为一个很弱的聚阳离子电解质。胶原蛋白的许多理化性能，主要与分子链中疏水性的氨基酸之间和肽键之间由于氢键引起的聚集行为有关。本品具有生物相容性和生物活性，正常细胞可在其表面依附和生长浸润。

（二）应用特点

胶原作为一种重要的生物材料可在体内降解，用于代替给药系统所采用的不能生物降解的高分子辅料。胶原和以胶原蛋白为主的复合材料被用于创伤修复，作为贴壁细胞培养的微载体，以及作为药物控制释放系统提高药物的长效性；作为药物载体脂质体的包覆基质，可减少网状内皮系统对脂质体的吞噬。

胶原还是一种安全、有效的软组织缺损的整形材料，可用于软组织及骨缺损修复。胶原可作为角膜保护剂，用于白内障手术时，可保护眼角膜不受损伤。另外，以胶原制成的高强度纤维可作为手术缝线；以胶原制备的贴剂、凝胶剂、喷雾剂、散剂等可用于创伤治疗和伤口止血。

（三）应用实例

胶原-壳聚糖载硫酸长春新碱微球缓释药膜

【处方组成】 硫酸长春新碱，聚乳酸-乙醇酸共聚物（PLGA）微球，胶原原液、壳聚糖质量比为 4∶1。

【制法】 采用 W/O/W 溶剂挥发法制备 PLGA 载长春新碱微球。取胶原原液适量，溶于 0.3% 丙二酸溶液中，分别与 1%的壳聚糖按照一定比例混合，加入制备好的长春新碱微球，搅拌混匀，冷冻干燥，得含药复合膜，用 0.3%戊二醛交联，去离子水充分漂洗去除交联液，二次冻干，得制备好的长春新碱-胶原壳聚糖缓释药膜。将制备好的缓释药膜切成 1 cm×1 cm 的正方形，即得。

【注解】 长春新碱制成 PLGA 微球后再制备成药膜，可达到双重缓释的作用，明显减少药物突释,并延缓药物释放胶原蛋白分子产生分子间的静电吸引作用,形成聚电解质配合物网络;同时壳聚糖分子链上的羟基和氨基也与胶原分子中的羰基和氨基产生氢键作用,使共混膜中同时存在同种分子之间与异种分子之间的静电引力与氢键力。壳聚糖与胶原复合后,可以限制胶原酶对胶原的识别及减少胶原酶的直接接触,使得药膜释放速率减慢。

四、明　　胶

英文名:Gelatin。明胶是胶原温和断裂的产物,它是天然多肽的聚合物。胶原与水共热时,能断裂生成分子量较小的明胶。

(一)性状与性质

明胶为微黄色至黄色、透明或半透明、微带光泽的薄片或粉粒,属于非晶体物质。市售品为几乎无臭无味、透明的薄片、颗粒或粉末。固体明胶通常含适量水分和无机盐,其含水量一般在10%~15%,实际上这部分水起着增塑剂的作用,含水量太低(5%以下)的明胶太脆,一般都需要加入甘油或其他多元醇作为增塑剂。

(二)应用特点

在医疗领域,明胶可用来制备创伤敷料和血浆替代品。由于明胶具有膨胀吸水作用和生物可降解性,常被用作吸收性明胶海绵的原料,用于制备灭菌薄膜、眼用膜剂、灭菌压缩棉、灭菌棉球和灭菌海绵粉末。

在制剂领域,由于明胶具有热可逆性,冷却时凝固,加热时熔化,这一特性使其大量应用于制药工业,最主要的用途是作为硬胶囊和软胶囊的囊材。软胶囊和硬胶囊的囊材主要成分都是明胶、增塑剂和水,但硬度和柔韧性差别甚大,主要原因是明胶种类及增塑剂种类和量的不同。但是,由于明胶的亲水性,使得内容物中亲水性物质向明胶胶壳中迁移,且明胶会与含醛基化合物发生化学反应等,从而限制了它的使用范围。

此外,明胶的高度分散性、黏性、可塑性等性质使其在药剂中可作为包衣剂、成膜剂、片剂黏合剂和增黏剂使用。由于以明胶为黏合剂制成的颗粒较硬、片剂硬度较大,因此适用于口含片,使片剂在口腔中缓慢崩解,并使舌有润滑舒适感。明胶的薄膜均匀,有较坚固的拉力并富有弹性,故可用作片剂包衣的隔离层材料。明胶还可作为栓剂和透皮制剂的水溶性基质,常与甘油合用。植入传递系统中把明胶用作生物可降解的骨架材料。

明胶潮湿后,易为细菌分解,因此大量明胶应装于密闭容器内,存放于阴凉、干燥处。明胶广泛应用于各种药物制剂中,在口服制剂中明胶无毒、无刺激性,偶见明胶胶囊黏附食管,引起局部的刺激性的报道;注射给药后可能会产生过敏反应。明胶中重金属铬的限量已成为关注的要点,因铬对人体骨骼系统的危害极大,尤其影响儿童的骨骼发育。各国药典对明胶重金属限量的规定均小于50 ppm。此外,《日本药典》特别规定金属汞的含量≤0.1 ppm。另外,工业明胶杂质较多,所以在实际生活中有相关法律严禁将工业明胶流入医药和食品领域。

(三)应用实例

白术挥发油微囊

【处方组成】　白术,明胶、蔗糖质量比为1∶1,吐温-80适量。

【制法】 将白术粉碎后置于超临界流体萃取装置内，在萃取压力 30 MPa、萃取温度 40℃、流量 25~30 L/h 条件下提取。所得萃出物经无水硫酸钠干燥，得黄色白术挥发油，过微孔有机滤膜，备用。称取一定量的挥发油，加入适量的吐温-80 为芯材，称取明胶与蔗糖复合壁材溶解于少量蒸馏水中，配成一定浓度的壁材溶液，将芯材与壁材溶液混合，在高剪切乳化机下乳化 20 min，经喷雾干燥制备微囊。

【注解】 喷雾干燥法是食品药品中最为广泛采用的微囊化方法，乳化液被雾化成微细液滴分散在高温气流中脱水干燥，在干燥过程，由于微细液滴水分迅速蒸发使其实际温度<100℃，而且干燥时间很短，适用于干燥热敏性物料。明胶含量的增加，导致乳液黏度明显增加，这可能导致喷雾干燥期间雾化效果变差，形成具有大粒径分布的不规则颗粒。

第五节 氨 基 酸 类

一、盐酸半胱氨酸

英文名：Ethyl *L*-Cysteine Hydrochloride、Cysteine Hydrochloride、Cysteine Hydrochloride Monohydrate。化学名：*L*-2-氨基-3-巯基丙酸盐酸盐-水合物；分子式为 $C_3H_7NO_2S \cdot HCl \cdot H_2O$。本品系通过浓盐酸加热水解毛发，中和氨水，析出 *L*-胱氨酸，再经重结晶精制后溶于盐酸，电解还原或用盐酸-锡还原而制得 *L*-半胱氨酸。

结构式：

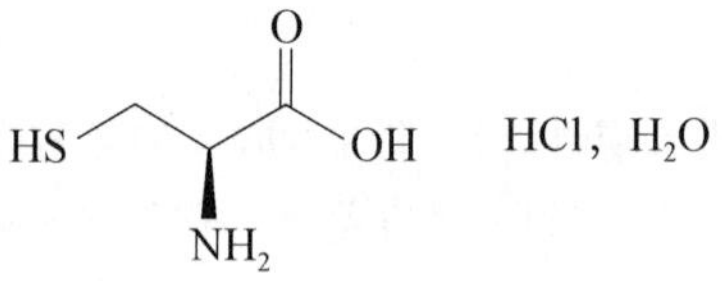

（一）性状与性质

本品为白色或类白色结晶或结晶性粉末，有特异臭和酸味。熔点为（分解点）175~178℃。本品在水中易溶，在乙醇中略溶，在丙酮中几乎不溶。水溶液呈酸性，1%水溶液的 pH 约为 1.7。水中溶解度（g/100 mL）为 50.3（10℃）、110.4（20℃）、163.4（30℃）。盐酸半胱氨酸比半胱氨酸稳定，但也易氧化，特别是在中性或碱性水溶液中及在微量金属离子（铁及重金属离子）存在下，更易被空气氧化成胱氨酸。

（二）应用特点

本品为含巯基的氨基酸，具有必需氨基酸的营养作用，以及具有控制体细胞氧化、还原的功能。本品具有强还原性，可用作药剂的抗氧化剂，对被毒物损害的肝实质细胞及放射性药物引起的造血系统损害具有保护作用，能中和毒素、增加白细胞、阻止病菌并具有抗组胺作用。

本品作为抗氧化剂时一般用于偏酸性药液，使用浓度为 0.1%~0.5%，不能与含铁等重金属离子配伍。

（三）应用实例

注射用辅酶 A 冻干粉针剂

【处方组成】 辅酶 A 100 U，葡萄糖酸钙 1 mg，低分子葡聚糖 10 mg，盐酸半胱氨酸 0.5 mg，注射用水 1 mL。

【制法】 在洁净环境下，将低分子葡聚糖和葡萄糖酸钙投到一定量的注射用水中，加热溶解，加入 2%针用活性炭，煮沸，抽滤，滤液备用。将盐酸半胱氨酸投入上述滤液中，搅拌均匀后，用氢氧化钾调配 pH 至 4.5 后，将辅酶 A 投入其中，搅匀，用 0.22 μm 双层滤膜精滤后，利用截留分子量 8000 的超滤设备超滤，在百级洁净环境下进行灌装、冻干。

【注解】 在该冻干粉针剂中盐酸半胱氨酸作为抗氧化剂。

二、甲 硫 氨 酸

英文名：Methionine。化学名：L-甲硫氨基酸；分子式为 $C_5H_{11}NO_2S$。本品可由酪蛋白经水解、精制而得，也可由甲硫醇与丙烯醛经斯特雷克合成反应制备得到。

结构式：

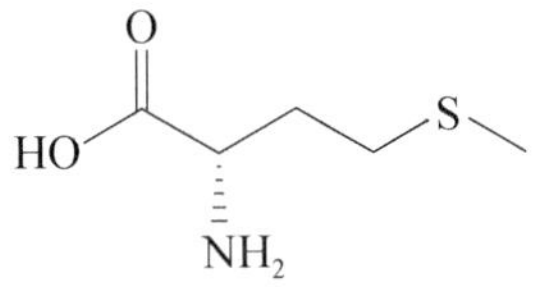

（一）性状与性质

本品为白色或类白色结晶或结晶性粉末，有特殊臭味，略带甜味，熔点为 280～282℃（分解）。溶于水和热稀乙醇，不溶于无水乙醇、醚、苯、丙酮或石油醚。水中溶解度（g/100 mL）为 4.8（20℃）、6.57（40℃）、7.87（60℃），1%水溶液 pH 为 5.6～6.1。

D-甲硫氨酸为白色结晶，能溶于水、稀酸及碱，极微溶于醇，不溶于醚。DL-甲硫氨酸为白色片状结晶或粉末，相对密度 1.34，熔点 281℃（分解），能溶于水、稀酸和稀碱，极微溶于醇，不溶于醚，1 g DL-甲硫氨酸可溶于约 30 mL 水中。

（二）应用特点

本品具有还原性，适用于水溶性药物作抗氧化剂。本品是人体必需氨基酸之一，可用于复方氨基酸制剂，也有抗脂肪肝作用，可制备保肝制品。

（三）应用实例

复方甘草酸苷片

【处方组成】 甘草酸苷 25 g，甘氨酸 25 g，DL-甲硫氨酸 25 g，碳酸钙 24 g，乳糖 30.4 g，微晶纤维素 14 g，羧甲淀粉钠 6 g，硬脂酸镁 1.6 g，6%聚维酮 K30 乙醇溶液适量。

【制法】 将甘草酸苷、甘氨酸、DL-甲硫氨酸粉碎，过 80 目筛备用。将乳糖、碳酸钙、微晶纤维素及一半处方量的羧甲淀粉钠过 80 目筛，与上述粉末混合，加 6%聚维酮 K30 乙醇溶液制软材。过 20 目筛制粒，55℃条件下干燥，过 18 目筛整粒，加入硬脂酸镁及另外一半处方量的羧甲淀粉钠，混匀，压片，即得。

【注解】 甲硫氨酸主要起到抗脂肪肝、抗肝硬化的作用。

三、盐酸赖氨酸（L-赖氨酸）

英文名：Lysine Hydrochloride、L-Lysine Hydrochlorid。化学名：L-2,6-二氨基己酸盐酸盐；分子式为 $C_6H_{14}N_2O_2 \cdot HCl$。本品用糖蜜为原料经微生物（杆状杆菌）发酵提取纯化而得；或由二氨基庚二酸经大肠杆菌酶脱羧，脱一分子二氧化碳而得；或由乙酰氧基乙酸甲酯及 γ-氯丁烯腈所合成。

结构式：

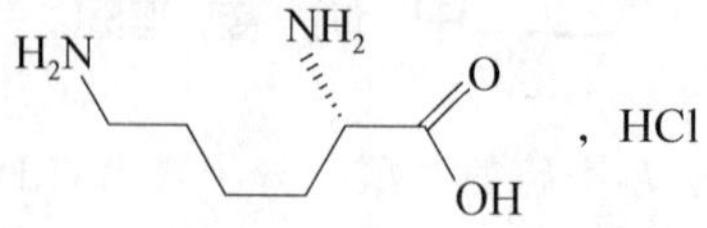

（一）性状与性质

本品为白色结晶或结晶性粉末，在空气中易吸收二氧化碳，加热至210℃变暗，224.5℃分解。本品易溶于水，极微溶于乙醇，几乎不溶于乙醚；水中溶解度（g/100 mL）为42（20℃）、50（30℃）、60（50℃），10%溶液的 pH 为 5.0～6.0。DL-赖氨酸为无色结晶，熔点为224℃（分解）能溶于水，微溶于醇，不溶于醚。

（二）应用特点

本品用作水溶性药物的抗氧化剂，可与其他抗氧化剂合用，提高抗氧化效果。本品是人体必需氨基酸之一，可用于配制复方氨基酸输液剂，亦用于制备组织培养基等。

四、缬氨酸（L-缬氨酸）

英文名：Valine、L-valine。化学名：L-2-氨基-3-甲基丁酸；分子式为 $C_5H_{11}NO_2$。本品以正石蜡为碳源用 Brevibacterium Lactoferwentum 2256 菌株发酵制备；或由蛋白质水解分离提取而得。

结构式：

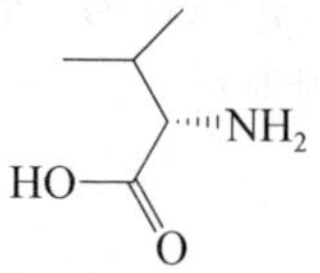

（一）性状与性质

本品为白色结晶或结晶性粉末，带有轻微甜味，回味带苦，能升华，熔点为315℃（分解），相对密度为1.230。本品溶于水，几乎不溶于乙醇和丙酮、醚。水中溶解度（g/mL）为 0.083（10℃）、0.0885（25℃）、0.0962（50℃）、0.1024（65℃）。

D-缬氨酸为白色片状结晶，能溶于水（1∶18.4），微溶于醇。DL-缬氨酸为无色片状结晶，易升华，熔点约298℃（分解），能溶于水，不溶于冷醇及醚。

（二）应用特点

本品为水溶性药物抗氧增效剂，是人体必需氨基酸之一，可用于配制复方氨基酸输液剂及制备组织培养基,以及用作生化制剂等。

五、精 氨 酸

英文名:Arginine、Guanidine Aminovaleric Acid。化学名:胍基戊氨酸;分子式为 $C_6H_{14}N_4O_2$。本品以正石蜡为碳源,经节杆菌发酵,提取分离而得;或由蛋白质水解分离提取而得。

结构式:

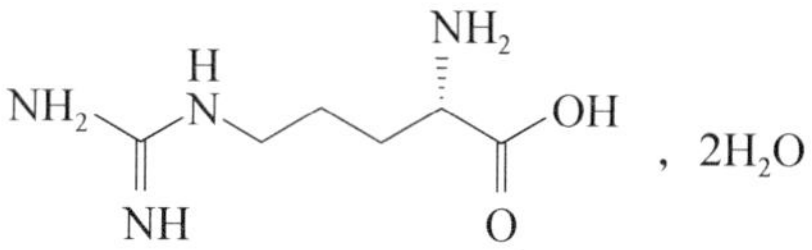

(一)性状与性质

本品为白色结晶或结晶性粉末,常温为二水合化合物;从醇中析出的为无水单斜片状结晶;无臭。本品加热至 105℃时失去 2 分子结晶水,218℃时呈半熔融状,230℃时变褐色,熔点为 244℃(分解)。

本品易溶于水,几乎不溶于乙醇,不溶于醚,具有强碱性,5%水溶液 pH 为 11.0,10%盐酸精氨酸水溶液 pH 为 4.5～6.5,能从空气中吸收二氧化碳。

D-精氨酸为白色结晶,熔点为 238℃(分解)。DL-精氨酸为白色结晶粉末,熔点为 217～218℃(238℃分解),能溶于水,稍溶于醇,不溶于醚。

(二)应用特点

本品具还原性,用作水溶性抗氧化剂,也可用作生化试剂,制备组织培养基及用于电泳分离。

(三)应用实例

三磷酸腺苷二钠注射液

【处方组成】 三磷酸腺苷二钠 24 g,精氨酸 20 g,注射用水 2000 mL。

【制法】 将三磷酸腺苷二钠 24 g 溶解于 1000 mL 的注射用水中,再加入 20 g 的精氨酸至上述溶液中,搅拌均匀,加入注射用水至 2000 mL,药液经除菌过滤后,灌装、压塞、轧盖、包装,即得。

【注解】 精氨酸作稳定剂,减小了药物的副作用,有效防止三磷酸腺苷二钠降解。

六、亮 氨 酸

英文名:L-leucine、Leucine(α-Amino Isocaproic Aacid)。化学名:L-2-氨基-4-甲基戊酸,L-白氨酸,氨基异己酸;分子式为 $C_6H_{13}NO_2$。本品主要由次短杆菌在葡萄糖培养基中发酵制得,或从毛发、大豆、血粉水解液提取分离。

结构式:

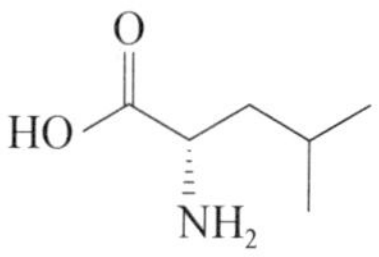

（一）性状与性质

本品为闪光六角形蝶状、白色无臭或几乎无臭结晶或结晶性粉末，相对密度为 1.293（18℃），于 145～148℃升华，熔点为 293～295℃（分解）。

本品略溶于水和冰醋酸，极微溶于乙醇、三氯甲烷和乙醚。水中溶解度（g/100 mL）为 2.27（0℃）、2.30（10℃）、2.37（20℃）、2.89（50℃）、5.64（100℃），乙醇中溶解度为 0.72 g/L，乙酸中溶解度为 10.9 g/L，1%水溶液 pH 为 5.5～6.5。D-亮氨酸为白色片状结晶，熔点为 293℃，微溶于水。

（二）应用特点

本品与抗氧化剂合用能提高抗氧化效果，用作水溶性药物的抗氧增效剂。本品是人体必需氨基酸，用于配制复方氨基酸大输液，亦用作生化试剂，制备组织培养基。

七、异亮氨酸

英文名：L-Isoleucine、Isoleucine。化学名：L-2-氨基-3-甲基戊酸，L-异白氨酸；分子式为 $C_6H_{13}NO_2$。本品主要以葡萄糖为碳源，产氨基酸杆菌发酵制备，或由毛发、大豆、血粉水解液分离提取。

结构式：

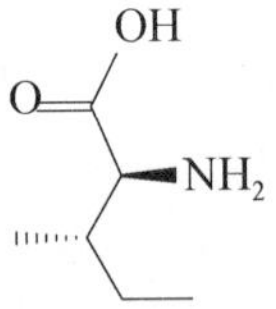

（一）性状与性质

本品为白色菱片状结晶或结晶性粉末，味苦，于 168～170℃升华，熔点为 284～288℃（分解）。本品略溶于水和热冰醋酸，几乎不溶于乙醇和乙醚，水中溶解度（g/100 mL）为 3.79（0℃）、3.88（10℃）、4.03（20℃）、4.82（50℃）、8.26（100℃），1%水溶液 pH 为 5.5～7.0。

D-异亮氨酸为白色结晶，熔点为 283～284℃（分解），能溶于水，不溶于乙醚。DL-异亮氨酸为白色有光泽叶片状结晶，味苦，熔点为 292℃（分解）。能溶于水（25℃时为 22.3 g/L）及热醇、热乙酸，不溶于醚。

（二）应用特点

本品与抗氧化剂合并使用能提高抗氧化效果，为水溶性药物的抗氧增效剂。本品是人体必需氨基酸，可用于配制复方氨基酸输液剂，亦用作生化试剂，制备组织培养基。

八、色 氨 酸

英文名：L-Tryptophan、Tryptophan（L-2-Amino-3-Indolepropionic Acid）。化学名：L-2-氨基-3-（β-吲哚）丙酸，氨基吲哚丙酸；分子式为 $C_{11}H_{12}N_2O_2$。本品由猪心肌或微生物的转氨基酶作用于吲哚丙酮酸或通过微生物进行还原氨基化而得；化学合成法可由吲哚为原料通过闭环反应、光学拆分而得；亦可从蛋白质水解物分离。

结构式：

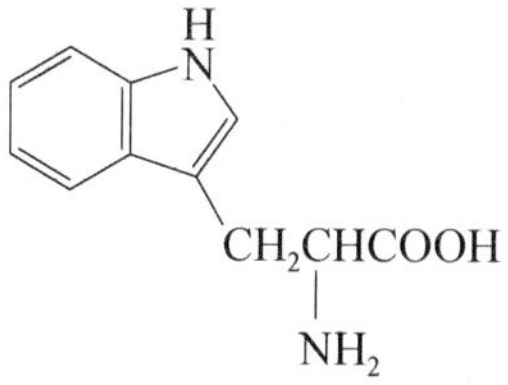

$$\text{[吲哚环]-CH}_2\text{CH(NH}_2\text{)COOH}$$

（一）性状与性质

本品为白色至微黄色结晶或结晶性粉末，无臭或略有气味、微苦。熔点为289℃（分解），水中溶解度（g/100 mL）为0.82（0℃）、0.93（10℃）、1.06（20℃）、1.71（50℃）、4.99（100℃）。

本品溶于热醇、碱溶液和稀盐酸，微溶于水，不溶于三氯甲烷、醚。1%水溶液呈弱酸性反应，pH为5.5~7。

D-色氨酸为白色结晶，有特殊甜味，熔点为281~282℃，能溶于水，热醇和碱，不溶于三氯甲烷，快速加热至289℃分解，水溶液呈弱酸性反应。DL-色氨酸为白色结晶，味稍甜，熔点为275~282℃。微溶于水与醇，不溶于三氯甲烷和醚，在碱性中稳定，能被强酸分解。

（二）应用特点

本品具有还原性，用作水溶性药物的抗氧化剂以提高制剂稳定性。本品是人体必需氨基酸之一，用作配制复方氨基酸输液剂及食品添加剂、饲料添加剂等。

九、L-谷胱甘肽

英文名：L-Glutathione、Glutathione。化学名：L-谷胱甘肽；分子式：$C_{10}H_{17}N_3O_6S$。
结构式：

$$\text{NH}_2\text{CHCH}_2\text{CH}_2\text{CONHCHCONHCH}_2\text{COOH}$$
$$\quad\ \ |\text{COOH} \qquad\qquad |\text{CH}_2\text{SH}$$

本品可用发酵法制备而得；或将谷氨酸、半胱氨酸、甘氨酸经缩合反应而得。

（一）性状与性质

本品为白色结晶性粉末，熔点为195℃；能溶于水、稀醇、液氨和二甲基甲酰胺，不溶于醇、醚和丙酮。本品固体较为稳定，其水溶液在空气中易氧化成氧化型谷胱甘肽。

（二）应用特点

本品具有还原性，用作水溶性药物的抗氧化剂，也用作生化试剂及治疗肝病、糖尿病、血液病、眼病、放射线损害等。

十、甘 氨 酸

英文名：Glycine。化学名：氨基乙酸；分子式为$C_2H_5NO_2$。

结构式：

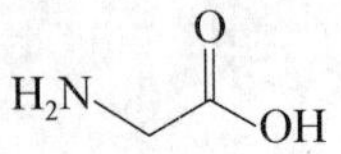

$$H_2N-CH_2-COOH$$

（一）性状与性质

本品为白色至类白色结晶性粉末，有甜味。相对密度为 1.1607，熔点为 233℃（分解）。易溶于水（1∶4），几乎不溶于乙醇、乙醚。5%水溶液 pH 为 5.9~6.3。

（二）应用特点

本品可用作冻干制剂的赋形剂、抗氧化剂、混悬液稳定剂。

第六节 橡 胶 类

一、天 然 橡 胶

英文名：Natural Rubber。分子式为 $(C_5H_8)_n$；平均分子量为 700 000。本品为橡胶树流出的胶乳，经凝固、干燥等加工而成的弹性固体物，随加工方法不同，可得到不同品种。天然橡胶是一种以聚异戊二烯为主要成分的天然高分子化合物，其中橡胶烃（聚异戊二烯）含量在 90%以上，另含有少量蛋白质、脂肪酸、糖分及灰分等。

结构式：

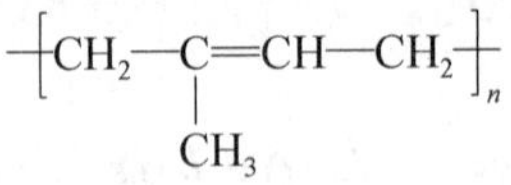

$$-[CH_2-C(CH_3)=CH-CH_2]_n-$$

（一）性状与性质

本品为无色半透明状物质，不溶于水、乙醇、甘油，可溶解于丙酮、己烷、汽油、甲苯及一些脂类溶剂或混合溶剂，其有机溶液具有较强的黏合性。本品无固定熔点，加热后可缓慢软化，在 130~140℃时完全软化为熔融状态，在 200℃左右开始分解，270℃急剧分解。本品具有良好的弹性，具有优良的可塑性，不透气、不透水。有较强的耐碱性，也耐稀酸，但不耐浓硫酸、光、热，多价金属离子可促其老化。

（二）应用特点

本品在制剂中主要用作压敏胶黏剂（又称压敏胶）和缓释材料，常作为制备橡胶膏剂、透皮制剂及缓释制剂的辅料。以天然橡胶制成的橡胶膏剂分为两类，分别为含药橡胶膏和不含药橡胶膏（胶布）。

由于天然橡胶性质特殊，宜在密闭容器中保存于阴凉、干燥、通风环境中，不得与溶剂、易燃物共储运。天然橡胶由于来源于天然产物，质量波动性较大，且所含的异性蛋白会引起过敏反应，溶出的吡啶类化合物也可能产生一定的不良反应。

中药橡胶膏剂黏附性强，使用方便，药效显著。但其存在的过敏性问题不容忽视，尤其是基质辅料的刺激性，影响了中药橡胶膏剂的推广发展。同时，橡胶膏剂辅料中橡胶和松香没有统一的药用标准，传统使用的辅料橡胶、松香等通常来自工业原料，安全性低，易发生过敏反应。采用合成树脂代替天然橡胶成为减少其发生过敏反应的有效途径。

（三）应用实例

通络祛痛膏

【处方组成】 当归 100 g，川芎 62 g，红花 62 g，山柰 62 g，花椒 72 g，胡椒 62 g，丁香 30 g，肉桂 62 g，荜茇 62 g，干姜 62 g，大黄 62 g，樟脑 44 g，冰片 30 g，薄荷脑 30 g。

【制法】 以上十四味，大黄、红花粉碎成粗粉；除樟脑、冰片和薄荷脑外，其余当归等九味提取挥发油；药渣与大黄、红花粗粉混合，以 90% 乙醇溶液渗滤提取，减压浓缩成稠膏；另取橡胶、松香等制成的基质，加入上述稠膏、樟脑、冰片、薄荷脑及上述挥发油，混匀，制成涂料，进行涂膏，切段，盖衬，切成小块，即得。

【注解】 通络祛痛膏处方药物组成众多，制备工艺中，根据各药物有效成分的性质，对部分药物采取了提取纯化，制备得到提取物稠膏，处方中樟脑、冰片、薄荷脑及提取的挥发油等热敏性成分直接加入基质中混匀，减少了损失。制剂中以橡胶、松香等为基质，在室温下即可实现溶化，与药物混合时温度较低，可减少挥发性成分损失。同时，橡胶膏剂在室温下即可产生一定的黏性，方便贴敷，不易污染衣物。

本品在使用时可能出现过敏反应，其中天然橡胶中水溶性蛋白质、增黏剂松香中主要成分松香酸、残留的溶剂汽油、药物、透皮促进剂、裱褙材料等均可能导致过敏反应。

二、松　香

英文名：Rosin。松香主要含松香酸，松香酸的分子式为 $C_{19}H_{29}COOH$；分子量为 302.45。本品是从松树天然分泌的树脂中除去挥发油后存留的固体树脂。根据原料来源不同有三种制取方法：①从活松树采得的松脂，以水蒸气蒸馏法脱去松节油而得；②以亚硫酸盐法制木浆所得废液表面上的浮油作为原料，经洗涤、酸解、油水分离、干燥脱水，真空分馏而得；③以松树桩、松根明子、松木碎片为原料经破碎、筛选，用汽油萃取、沉淀、脱色，蒸馏回收溶剂，分馏而得。

结构式：

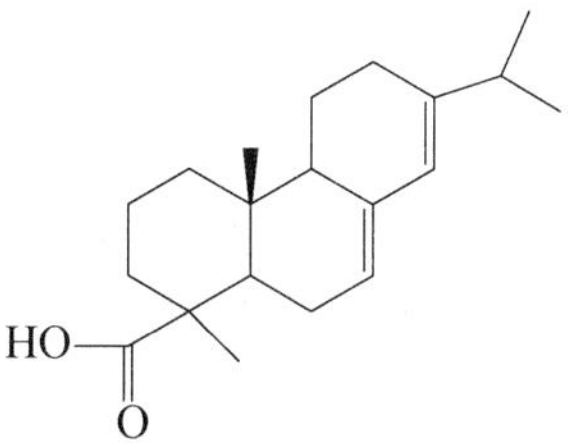

（一）性状与性质

本品为淡黄色至淡棕色透明硬质的尖角形玻璃块状物，表面常覆盖有一些黄粉。常温下有一定脆性，易碎，断面有明显贝壳状裂痕。微具松脂臭味，易燃，燃烧时产生淡黄色到棕色烟雾。本品相对密度为 1.067，折光率为 1.5453，软化点 ≥72～74℃，沸点约为 300℃，闪点约为 216℃，着火点为 480～500℃，T_g 为 30℃。本品不溶于水，微溶于热水，易溶于乙醇、乙醚、丙酮、二氯乙烷、苯、二硫化碳、松节油、石油醚、汽油、稀碱液和冰醋酸。本品应密闭储存于阴凉通风处，远离火源。

（二）应用特点

松香在制剂中主要用作黏合剂、压敏胶和缓释剂，常用于制备膏剂、硬膏剂和透皮促进剂等，也可用于片剂、丸剂等固体制剂。其为橡胶膏剂基质的重要组成部分，2020年版《中国药典》一部中收载的橡胶膏（贴膏）品种中，处方均采用松香作为增黏剂。在实际应用时，由于松香中含有的松香酸可加速橡胶膏剂的老化，现多采用具有抗氧化、耐光、耐老化和抗过敏等性能的甘油松香酯、氢化松香、β-蒎烯等新型材料取代天然松香作为增黏剂。

同时，松香作为一种传统中药，收载于《神农本草经》中并被列为上品，之后的历代本草、方书多有收录，临床应用也不断创新，既可内服也可外用。

本品可与氧化剂、碱类发生氧化、分解等反应。内服、外用安全性较高，但外用偶尔出现皮肤过敏现象，采用松香衍生物代替天然松香能有效避免因松香引起的过敏反应。

（三）应用实例

伤疖膏

【处方组成】 黄芩300 g，连翘200 g，生天南星100 g，白芷100 g，冰片120 g，薄荷脑60 g，水杨酸甲酯30 g。

【制法】 以上七味，除冰片、薄荷脑、水杨酸甲酯外，其余黄芩等四味粉碎成最粗粉，用90%乙醇溶液提取，提取液回收乙醇并浓缩成稠膏。取橡胶、氧化锌、松香、羊毛脂、凡士林及汽油适量制成基质，加入上述稠膏、冰片、薄荷脑、水杨酸甲酯，搅匀，制成涂料，涂膏，干燥，盖衬，切成小块，即得。

【注意】 肿疡阴证者禁用；忌食辛辣食物；皮肤如有过敏现象可停用。

【注解】 制剂工艺中，将植物性饮片以90%乙醇溶液提取制得稠膏，合并其他挥发性药物，加入橡胶、松香、氧化锌、羊毛脂等制成的橡胶膏剂基质中，制成的橡胶膏剂可保证处方药物的稳定性。基质处方中橡胶为主要原料，松香作为增黏剂用于增加基质的黏性，能使橡胶软化而增加黏性；凡士林和羊毛脂充当软化剂用于调节橡胶硬度，增加可塑性、柔软性及耐寒性，同时，羊毛脂可吸附稠膏中的水分；氧化锌作为填充剂，通过与松香酸生成松香酸盐，可有效降低松香酸对皮肤的刺激性，起到缓和与收敛作用。

三、氧 化 锌

英文名：Zinc Oxide。分子式为ZnO；分子量为81.38。氧化锌制备方法较多，药用氧化锌一般由碳酸锌在400℃高温下煅烧至二氧化碳和水分完全去除而得。

（一）性状与性质

本品为白色至极微黄白色的无砂性细微粉末；无臭。在水或乙醇中不溶，在稀酸中溶解；熔点为1975℃，于1720℃升华，相对密度为5.606，折光率为2.004。本品能溶于稀乙酸、氨水、碳酸铵和碱溶液。

（二）应用特点

本品在制剂中主要用作填充剂、抑菌剂和稀释剂，常作为硬膏剂、贴布剂及牙科制剂的辅料。

氧化锌易从空气中吸收二氧化碳生成碳酸锌，应密封储存于阴凉干燥处。本品遇油脂中的油酸、硬脂酸等脂肪酸缓慢反应生成团块物，遇其他酸、碱可生成盐。本品无毒，对皮肤和黏膜无刺激性，一般认为是安全的。

（三）应用实例

氧化锌橡皮膏

【处方组成】 橡胶 24.75 kg，氧化锌 30.25 kg，松香 30.0 kg，羊毛脂 6.5 kg，凡士林 5.0 kg，蜂蜡 1.2 kg，汽油 48～56 kg。

【制法】 橡胶处理洁净后，干燥，割成小块，置混炼机中炼制，待橡胶软化后，加入氧化锌继续炼制至全部呈均匀乳白色为止；将胶压成薄片，出片时不断撒布氧化锌粉，并剪去厚边，得氧化锌胶片；将羊毛脂、凡士林加热脱水，再加入松香、蜂蜡熔合，搅拌，过滤，置于配料筒中冷至 60℃，备用。

将一定量汽油置于搅拌缸内，胶片分次投入，搅拌 6 h 成均匀白色黏胶状，再加入上述冷至 60℃ 的融合物，搅拌 3 h，以 80～100 目筛网压滤，置于密闭缸中，放置 4 h 以上，装入涂胶机的储槽中，按规定涂布于漂白布上，挥散汽油后卷于纸卷上，按要求切割、包装，即得。

【注解】 本制剂处方原料质量对成品质量影响较大，直接决定了橡皮膏的黏着力。处方中氧化锌应选用灼烧后含 ZnO 不得少于 99% 的高纯度原料，橡胶应选用烟熏的 1 号原胶，松香应选用高等级品种，羊毛脂应为精制无水羊毛脂，凡士林应为熔点为 38～60℃ 的药用凡士林，蜂蜡要求为熔点为 62～67℃ 的精制品，汽油应为特级品，至少应为一级品，原料水分要严格控制，水分超限可影响成品储存过程中的黏性，甚至可能脱胶。

本制剂处方中，橡胶为制剂产生黏性的基本原料，氧化锌为填充剂，松香为增黏剂，羊毛脂为软化剂，能有效延长成品的保存期，凡士林为松香的代用品，可减少松香的用量，但缩短了软化时间，加入蜂蜡可有效增强成品的抗热、抗寒性能，并可防止黏背，汽油作为溶剂用于溶解基质。

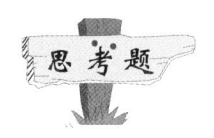

思考题

1. 如何辩证地认识和看待传统中药制药辅料。
2. 天然来源辅料在研究和应用中存在哪些突出问题？应如何解决和克服？
3. 如何开展基于功能导向的天然来源药用辅料的改性研究？

参 考 文 献

崔福德. 2011. 药剂学[M]. 2 版. 北京：人民卫生出版社.
方亮. 2012. 药用高分子材料学[M]. 4 版. 北京：中国医药科技出版社.
傅超美，刘文. 2014. 中药药剂学[M]. 北京：中国医药科技出版社.
李范珠，李永吉. 2016. 中药药剂学[M]. 2 版. 北京：人民卫生出版社.
（明）李时珍. 2013. 本草纲目[M]. 王庆国，主校. 北京：中国中医药出版社.
罗明生. 2006. 药剂辅料大全[M]. 成都：四川科学技术出版社.
王世宇. 2019. 药用辅料学[M]. 北京：中国中医药出版社.
杨明. 2012. 中药药剂学[M]. 北京：中国中医药出版社.
姚日生. 2008. 药用高分子材料[M]. 2 版. 北京：化学工业出版社.
Bella J. 2016. Collagen structure：New tricks from a very old dog[J]. Biochem J，473（8）：1001-1025.
Ha J S，Ha C E，Chao J T，et al. 2003. Human serum albumin and its structural variants mediate cholesterol efflux

from cultured endothelial cells[J]. Biochim Biophys Acta, 1640（2）: 119-128.

Lee C, Singlaa Y. 2001. Biomedical applications of collagen[J]. Int J Pharm, 221（1）: 1-22.

Narang A S, Boddu S H S. 2015. Excipient Applications in Formulation Design and Drug Delivery[M]. Cham: Springer.

Nurdiansyah R, Rifa I M, Widodo. 2016. A comparative analysis of serum albumin from different species to determine a natural source of albumin that might be useful for human therapy[J]. Journal of Taibah University Medical Sciences, 11（3）: 243-249.

Rowe R C, Sheskey P J, Cook W J, et al. 2012. Handbook of Pharmaceutical Excipients（Seventh edition）[M]. London: Pharmaceutical Press.

Srivastava A, Yadav T, Sharma S, et al. 2016. Polymers in drug delivery: a review[J]. J Biosci, 4（1）: 69-84.

Wypych G. 2012. Handbook of Polymers[M]. Toronto: ChemTec Publishing.

第四章 化学合成来源的中药制药辅料

学习要点

※各种辅料的基本性质和在制剂处方中的作用。
※各种辅料在制剂中的应用特点。
※辅料的来源及生物安全性。

化学合成来源的中药制药辅料在中药制剂中应用非常广泛,按照分子量大小一般可分为合成低分子辅料(非聚合物类)和合成高分子辅料。合成低分子辅料(非聚合物类)的分子量一般较小,如三乙醇胺、苯甲醇、丙二醇、无水碳酸钠、三氯叔丁醇、十二烷基硫酸钠、依地酸二钠、阿司帕坦、氯化钾、硼酸等。合成高分子辅料是由低分子化合物(单体)经过聚合反应而制得,按聚合单体的种类可分为均聚物(如聚乳酸、PEG、聚维酮等)和共聚物(如丙交酯乙交酯共聚物、泊洛沙姆等),按聚合物分子链中的特征基团,可分为聚醚、聚酯、聚酰胺、聚氨酯等。化学合成来源的中药制药辅料具有化学结构与分子量明确、性能优良、可供选择的品种与规格多等优点,但在合成过程中应控制产品中可能残余的反应物、引发剂或催化剂及副产物等,以避免可能由此产生的生物相容性问题或安全性问题。

第一节 非聚合物类低分子药用辅料

非聚合物类低分子药用辅料的分子量一般较小,如三乙醇胺、苯甲醇、丙二醇、无水碳酸钠、三氯叔丁醇、十二烷基硫酸钠、依地酸二钠等,在药物辅料中应用较广泛,作为附加剂,发挥助乳化、抑菌、防腐、止痛等功能。

一、三 乙 醇 胺

英文名:Trolamine。分子式为 $C_6H_{15}NO_3$;分子量为149.19。本品为2,2′,2″-氮川三乙醇,由环氧乙烷氨解得到单乙醇胺、二乙醇胺和三乙醇胺的混合物,再经分离纯化而得。

结构式:

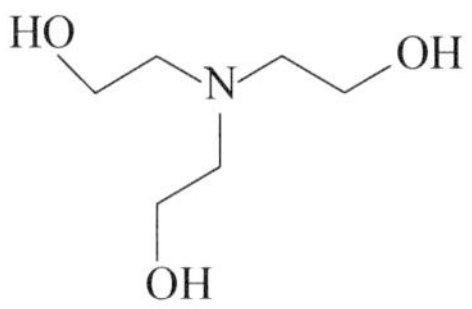

（一）性状与性质

本品为无色至微黄色的黏稠澄清液体，几乎无臭或微具氨臭，有吸湿性。在水或乙醇中极易溶解，在二氯甲烷中溶解，可溶于三氯甲烷，微溶于乙醚。相对密度为1.120～1.130，折光率为1.482～1.485，熔点为21.2℃，沸点为360℃，100℃时慢慢挥发。本品具有叔胺和醇的性质，水溶液呈碱性，10%水溶液对石蕊显强碱性，能吸收二氧化碳和硫化氢，能与无机酸或有机酸反应生成盐，还可与高级脂肪酸形成酯。

（二）应用特点

三乙醇胺广泛应用于乳剂和乳膏剂等制剂制备，当与物质的量相等的脂肪酸（如硬脂酸或油酸）混合时，三乙醇胺会形成pH约为8的阴离子型皂类乳化剂，可制得质地细腻的O/W型乳剂或乳膏剂，但含有三乙醇胺皂的制剂需避光保存，同时避免与金属或金属离子接触。三乙醇胺还可用于调节pH或局部止痛。

三乙醇胺暴露于空气和光线中会变色，应储藏在密闭容器中，避光置阴凉、干燥处。三乙醇胺对皮肤和眼有轻微的刺激性，可引起过敏反应，长期接触对实验动物的肝、肾等器官有影响。

（三）应用实例

丹皮酚乳膏（丹皮酚霜）

【处方组成】 丹皮酚 50 g，丁香油 7 mL，硬脂酸 110 g，单硬脂酸甘油酯 25 g，碳酸钾 9 g，三乙醇胺 3 mL，甘油 100 g，纯化水 720 mL。

【制法】 取硬脂酸、单硬脂酸甘油酯在水浴上加热至 75～80℃使熔化（油相），另取碳酸钾溶于水后，加入甘油与三乙醇胺混匀，加热至与油相同温，然后缓缓加入油相中，边加边搅拌，冷却至70℃时，加入丹皮酚与丁香油，混匀，即得。

【注解】 部分硬脂酸与碳酸钾反应生成硬脂酸钾，部分硬脂酸与三乙醇胺反应生成硬脂酸三乙醇胺皂，两者共同作为O/W型乳化剂，三乙醇胺皂能使乳膏细腻有光泽；剩余的硬脂酸作为油相，并有调节稠度的作用，涂于皮肤，水分蒸发后可形成薄膜，具有保护作用；单硬脂酸甘油酯是弱W/O型乳化剂，用作辅助乳化剂与稳定剂，并有调节稠度的作用；甘油作为保湿剂有润滑作用。

二、苯　甲　醇

英文名：Benzyl Alcohol。分子式为 C_7H_8O；分子量为 108.14。将苯甲醛与锌粉及苄基三乙基氯化铵加入甲醇中可制备苯甲醇，也可用氯化苄水解法、甲苯氧化法等方法制得。

结构式：

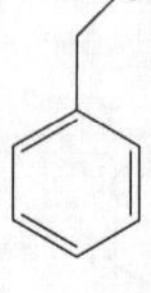

（一）性状与性质

本品为无色液体，有引湿性，具有微弱香气及灼味，遇空气逐渐氧化生成苯甲醛和苯甲酸；在水中溶解，与乙醇、三氯甲烷或乙醚能任意比例混合。本品相对密度为 1.043～1.050，折光率为 1.538～1.541，酸值≤0.3，过氧化值≤5，按照馏程测定法，在 203～206℃馏出量不得少于 95%(v/v)。

（二）应用特点

苯甲醇可用作抑菌剂、消毒防腐药和局麻药。用作抑菌剂时，浓度一般不超过 2.0%(v/v)，10%(v/v)的苯甲醇溶液可作为消毒防腐药和局麻药。

食入或吸入苯甲醇可能导致头晕、眩晕、恶心、呕吐和腹泻，大量吸入可导致中枢神经系统抑制与呼吸困难，其他不良反应还包括溶血作用、静脉注射毒性、鞘内注射的神经毒性、超敏反应和婴儿毒性综合征等。另外，苯甲醇与氧化剂和强酸有配伍禁忌，与甲基纤维素有配伍禁忌，能被天然橡胶、氯丁橡胶、丁基合成橡胶组成的橡皮塞盖缓慢吸附，不能用塑料容器（聚丙烯容器或外层涂有聚四氟乙烯的容器除外）。

（三）应用实例

当归注射液

【处方组成】 当归粗粉 50 g，苯甲醇 10 mL，氯化钠 8 g，注射用水加至 1000 mL。

【制法】 取当归粗粉，加蒸馏水浸渍后，按蒸馏法收集蒸馏液，备用。药渣煎煮两次，合并水煎液，浓缩后醇沉两次，滤过后滤液回收乙醇至无醇味，与蒸馏液合并，滤过，加苯甲醇、氯化钠，搅拌溶解，加注射用水至 1000 mL，用 G$_4$ 垂熔玻璃漏斗滤过，灌封于 2 mL 的安瓿中，灭菌即得。

【注解】 当归含挥发油 0.2%～0.4%，其主要成分为藁本内酯、正丁烯酰内酯等，故采用双提法提取，以保留其有效成分。方中苯甲醇为止痛剂，氯化钠为等渗调节剂。本品也可以 70%乙醇溶液为溶剂，采用渗滤法提取制备。

三、丙 二 醇

英文名：Propylene Glycol。分子式为 C$_3$H$_8$O$_2$；分子量为 76.09。丙烯与氯水反应制得氯醇，经水解后得 1，2-环氧丙烷，再经进一步水解制得丙二醇。

结构式：

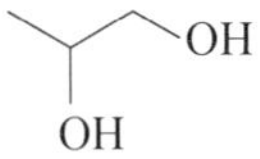

（一）性状与性质

本品为无色澄清的黏稠液体，无臭，味稍甜，有引湿性。与水、乙醇或三氯甲烷能任意混溶，与乙醚的溶解比为 1∶6，与轻矿物油、不挥发性油不相混溶，可溶解某些芳香油。本品在 25℃ 时的相对密度为 1.035～1.037，折光率为 1.431～1.433，冰点为–59℃，沸程为 185～189℃，闪点为 99℃，具有可燃性，自燃点为 415℃。常温下稳定，高温条件下易生成丙醛、乳酸、丙酮、乙酸。

（二）应用特点

丙二醇可用作液体药剂半极性溶剂，也可用作水性薄膜包衣材料的增塑剂，与水等量混合，可延缓药物水解，增加制剂稳定性。丙二醇作为抑菌剂类似于乙醇，抑制霉菌的功效与甘油相似，略低于乙醇，浓度一般为 15%～30%（v/v），约 15%（v/v）的丙二醇可作为局部用制剂的保湿剂。与高锰酸钾等氧化剂存在配伍禁忌。

（三）应用实例

三尖杉酯碱注射液

【处方组成】　三尖杉酯碱 1000 mg，丙二醇 20 mL，酒石酸 500 mg，4%氢氧化钠溶液适量，注射用水加至 1000 mL。

【制法】　将酒石酸溶于少量热注射用水中，取三尖杉酯碱溶于丙二醇，倒入酒石酸溶液中搅拌溶解后，加注射用水至近总量时，用 4%氢氧化钠溶液调 pH 至 3.6～4.2，加注射用水至 1000 mL。药液经酸洗石棉板预滤，滤液再经 4 号垂熔玻璃漏斗滤至澄明，通氮气灌封于 1 mL 安瓿中，100℃灭菌 30 min 即得。

【注解】　本品为生物碱，难溶于水，用丙二醇助溶，加一定量酒石酸，使注射液澄明度趋于稳定。制备过程中，所用酸洗石棉板预先用注射用水加热煮沸，再用注射用水反复抽洗，直至滤出的注射用水澄明度合格为止。药液不可用活性炭处理，实验研究表明，药液经活性炭脱色后，成品中的三尖杉酯碱含量会下降 15%左右。

四、无水碳酸钠

英文名：Anhydrous Sodium Carbonate、Sodium Carbonate Anhydrous、Dried Sodium Carbonate。分子式为 Na_2CO_3；分子量为 105.99。本品通过氨碱法亦称索尔维法制得。

结构式：

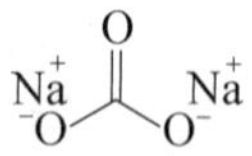

Na⁺ O⁻—C(=O)—O⁻ Na⁺

（一）性状与性质

本品为白色或类白色结晶性粉末，有引湿性。在水中易溶，溶解时放热，在乙醇中几乎不溶，可溶于甘油。有碱味，相对密度为 2.4，熔点为 850℃。与酸反应放出二氧化碳。长期暴露于空气中，因吸收二氧化碳而生成碳酸氢钠，并结成硬块。水溶液呈强碱性，pH 为 11.6。

（二）应用特点

本品在注射剂、眼用制剂、口服制剂和直肠制剂中可用作 pH 调节剂。在泡腾片或泡腾颗粒剂中，碳酸钠往往与酸合用，如枸橼酸或酒石酸，可用作泡腾崩解剂。作为 pH 调节剂，碳酸钠的浓度在 2%～5%（w/w）。作为泡腾崩解剂，碳酸钠的浓度可达 10%。临床上，碳酸钠也用作口服抗酸剂。

碳酸钠在有水存在的条件下，遇酸分解产生二氧化碳，出现泡腾现象。遇铝、五氧化二磷、硫酸、氟、锂可能反应更剧烈。纯碳酸钠经消化后有轻微毒性，吸入途径和皮下注射途径给药有中等毒性，腹腔注射途径给药毒性巨大，对皮肤和眼睛有刺激性。碳酸钠粉尘和蒸气可能刺激黏膜，导致咳嗽和呼吸短促。当用作赋形剂或抗酸剂时，碳酸钠一般可认为是无毒和非刺激性物料。

（三）应用实例

甘 油 栓

【处方组成】 甘油 12 g，硬脂酸 1.2 g，无水碳酸钠 0.3 g，蒸馏水 2 mL，共制成肛门栓 5 枚。

【制法】 取甘油在水浴上加热至 100℃，加入研细的硬脂酸、无水碳酸钠及蒸馏水，不断搅拌，使之溶解，继续在 85～95℃保温至澄清，趁热灌入涂有润滑剂的模型内，冷却凝固后削去模口溢出部分，脱模，即得。

【注解】 制备时水浴要保持沸腾，使硬脂酸细粉（少量分次加入）与碳酸钠充分反应，直至泡沸停止、溶液澄明、皂化反应完全，才能停止加热。皂化反应生成二氧化碳，制备时应除尽气泡后再注模，否则栓内含有气泡影响剂量和美观。注模前应将栓模加热至 80℃左右，注模时动作要快，注模后应缓慢冷却，如冷却过快，成品的硬度、弹性、透明度均受影响。

五、十二烷基硫酸钠

英文名：Sodium Lauryl Sulfate、Sodium Laurilsulfate。英文缩写：SDS。分子式为 $C_{12}H_{35}NaO_4S$；分子量为 288.38。本品由月桂醇经硫酸酯化，再用碳酸钠中和制得。

结构式：

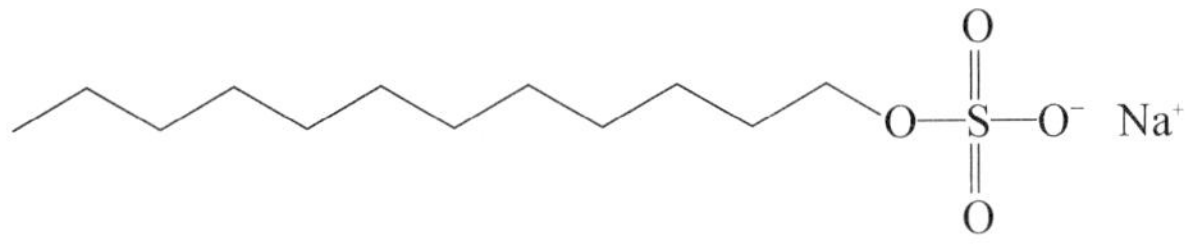

（一）性状与性质

本品为白色至淡黄色结晶或粉末；有特征性微臭，味苦。在水中易溶，部分溶于乙醇，在乙醚、三氯甲烷、石油醚中几乎不溶。

（二）应用特点

十二烷基硫酸钠为阴离子表面活性剂，主要用于胃肠道制剂和化妆品中，可用作去污剂、乳化剂、透皮吸收促进剂、润滑剂、润湿剂。

十二烷基硫酸钠是中等毒性物质，能对皮肤、眼睛、黏膜、上呼吸道、胃产生刺激等急性毒性反应。长期、反复使用其稀溶液能造成皮肤干裂和接触性皮炎。长期吸入对肺有损害，可能导致肺部过敏和严重的呼吸道功能紊乱。动物静脉注射试验结果表明，其对肺、肾和肝有明显的毒性反应，不能用于人体静脉注射。对人的口服致死量为 0.5～5.0 g/kg。

另外，本品与阳离子型表面活性剂发生反应，即使在不能形成沉淀的低浓度下也能失去活性，与钙和镁离子可配伍。

（三）应用实例

盐酸苯海拉明霜

【处方组成】 盐酸苯海拉明 2.0 g，十八醇 13.0 g，单硬脂酸甘油酯 2.5 g，液状石蜡 18.0 mL，β-环糊精 4.0 g，甘油 5.0 g，十二烷基硫酸钠 1.2 g，尼泊金乙酯 0.1 g，蒸馏水至 100.0 g。

【制法】 取β-环糊精加适量蒸馏水调成糊状，加入盐酸苯海拉明，充分研匀（1），备用。将十二烷基硫酸钠、甘油及尼泊金乙酯溶于蒸馏水，水浴加热至75℃（2）；另将十八醇，单硬脂酸甘油酯、液状石蜡于水浴上加热熔化，继续加热至70℃（3）。然后将（2）在搅拌下缓慢加入（3）中，在初乳前将（1）加入，继续搅至室温即得。

【注解】 以十二烷基硫酸钠作为主要乳化剂的乳膏基质配制的制剂往往会析出水分，处方中加入的β-环糊精是由7个葡萄糖分子构成的环状中空圆筒形分子结构，可增加水相与油相混合的均匀度，并且有较强的阻水性和优异的成膜性，所以将β-环糊精应用于盐酸苯海拉明霜剂可解决霜剂析水问题，同时也解决霜剂变稀、粗糙、干裂等缺点。采用转相法配制，可使霜剂更加细腻。提高水相温度可克服乳化时水相温度下降过快引起的乳化不完全。

六、三氯叔丁醇

英文名：Chlorobutanol。本品为2-甲基-1,1,1-三氯-2-丙醇半水合物。分子式为$C_4H_7Cl_3O \cdot 1/2H_2O$；分子量为186.47。在固体氢氧化钾存在下，丙酮与三氯甲烷缩合而成三氯叔丁醇。

结构式：

$$\underset{HO}{\overset{H_3C}{\diagup}}C\underset{CH_3}{\overset{Cl}{\diagup}}C\underset{Cl}{\overset{Cl}{\diagdown}}, \frac{1}{2}H_2O$$

（一）性状与性质

本品为白色结晶，有微似樟脑的特臭，易升华。在乙醇、三氯甲烷、乙醚或挥发油中易溶，在水中微溶。熔点不低于77℃。

（二）应用特点

三氯叔丁醇在眼用制剂或注射剂中用作抑菌剂，浓度为0.5%（w/v），在非水性制剂中用作杀菌剂，在化妆品中用作防腐剂，在临床中用作温和的镇静剂和局部止痛剂。

由于易被吸附，三氯叔丁醇与塑料小瓶、橡胶塞、皂土、三硅酸镁、聚乙烯和用于软性角膜接触镜的聚羟乙基甲基丙烯酸酯有配伍禁忌。羧甲基纤维素和吐温-80也可与其吸附或形成复合物而降低其抗菌防腐活性，但其程度稍小些。

（三）应用实例

吲哚美辛混悬型眼药水

【处方组成】 吲哚美辛微晶0.5 g，精制白及胶0.25 g，吐温-80 0.5 mL，三氯叔丁醇0.35 g，氯化钠0.8 g，依地酸二钠0.1 g，蒸馏水加至100 mL。

【制法】 在无菌条件下称取吲哚美辛微晶0.5 g，置乳钵中，加入吐温-80及数滴精制白及胶液，研磨至呈细腻的乳状胶浆。另取剩余的白及胶液及三氯叔丁醇、依地酸二钠及氯化钠加适量蒸馏水溶解后，以流通蒸气100℃，30 min灭菌，放冷，再将上述乳状胶浆倒入，调节pH至6~7，加蒸馏水至刻度，即得分散均匀的白色乳状混悬液，将其分装于灭菌的10 mL玻璃滴眼瓶中即得。

【注解】 由于吲哚美辛本身不够稳定，对光敏感，其水溶液可被强酸或强碱水解成有色物质而失效，且水解变色反应随温度的升高而加快，故本滴眼液调pH至6~7，并加入依地酸二钠作稳定剂。本法制备的吲哚美辛混悬型眼药水经微晶化处理及研磨后，原吲哚美辛的不规则结晶变成细小颗粒，这样可大大减轻对眼部黏膜的机械刺激。

七、依地酸二钠

英文名：Disodium Edetate。分子式为 $C_{10}H_{14}N_2Na_2O_8 \cdot 2H_2O$；分子量为 372.24。本品由依地酸（EDTA）与氢氧化钠反应制得，为乙二胺四乙酸二钠盐二水合物，按干燥品计算，含 $C_{10}H_{14}N_2Na_2O_8$ 不得少于 99.0%。

结构式：

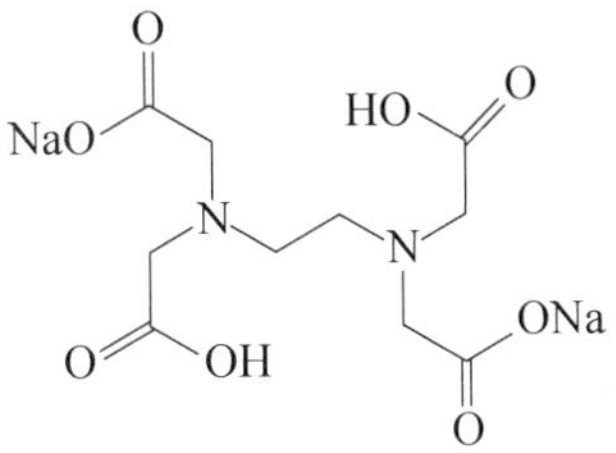

（一）性状与性质

本品为白色或类白色结晶性粉末，无臭。本品在水中溶解，在甲醇、乙醇或三氯甲烷中几乎不溶。

（二）应用特点

依地酸和依地酸盐在药物制剂、化妆品和食品中被用作螯合剂，可与碱土金属和重金属离子形成稳定的水溶性络合物（螯合剂）；也用作抗氧化剂增效剂，螯合能催化自氧化反应的如铜、铁和锰等微量金属离子，依地酸和依地酸盐既可以单独使用，也可以与抗氧化剂联合用，使用浓度为 0.005%～0.1%（w/v）。依地酸和依地酸盐由于螯合作用，具有一定的抗菌活性，一般情况下与其他防腐剂联用，一般浓度是 0.01%～0.1%（w/v）。依地酸和依地酸二钠能螯合硬水中的钙离子和镁离子；可作化妆品和盥洗、梳妆用品（如皂类）中水的软化剂。依地酸二钠与钙离子螯合可防止体外血液的凝结，可作为抗凝血剂，常用浓度为 0.1%（w/v）（小量血样试样）至 0.3%（w/v）（输血时）。

依地酸二钠是一种弱酸，能取代碳酸盐中的二氧化碳，与金属反应生成氢。它与强氧化剂、强碱、金属离子和金属合金不相溶。

（三）应用实例

樟脑薄荷柳酯乳膏

【处方组成】 樟脑、薄荷脑及水杨酸甲酯共熔物（三者用量各为 5%），甘油聚乙二醇 75 硬脂酸酯（Gelot 64）12 g，单双硬脂酸甘油酯 7.5 g，二丁基羟基甲苯（BHT）0.02 g，卡波姆 980 0.8 g，三乙醇胺 1 g，依地酸二钠 0.02 g，羟苯乙酯 0.1 g，共制成 100 g。

【制法】 取 Gelot 64 和单双硬脂酸甘油酯，加热至 80℃以上，为油相，备用。另取纯化水适量、羟苯乙酯、卡波姆 980、三乙醇胺，加热至 80℃以上，为水相，备用。将油相加至水相中，搅拌降温至约 40℃时加入樟脑、薄荷脑和水杨酸甲酯的共熔物，搅拌均匀，即得。

【注解】 长期储存水杨酸甲酯时，碱性环境对其稳定性不利，因此考虑选择合适的非离子型乳化剂替换原有的皂化体系，使体系的 pH 下降，而 Gelot 64 复配卡波姆 980（用三乙醇胺中和）

的乳化剂组合能较好地对抗高挥发油的破乳作用,也能起到维持膏体黏度的作用。在抗氧化剂的筛选方面,BHT 属于阻滞剂,这类抗氧化剂可阻滞自氧化反应中链反应的进行,常用于油脂类的抗氧化剂,既可单独使用,也可与抗氧增效剂合并使用。而依地酸二钠为螯合剂,能与金属离子螯合,常与抗氧化剂合并使用,以增强抗氧效果。

八、阿司帕坦

英文名:Aspartame。本品为 N-L-α-天冬氨酰-L-苯丙氨酸-1-甲酯。分子式为 $C_{14}H_{18}N_2O_5$;分子量为 294.31。由 L-苯丙氨酸(或 L-甲基苯丙氨酸酯)与 L-天冬氨酸以化学或酶催化反应制得。前者可产生有甜味的 α-阿司帕坦和无甜味的 β-阿司帕坦,要将 α-阿司帕坦与 β-阿司帕坦进行分离纯化。酶催化过程只产生 α-阿司帕坦。

结构式:

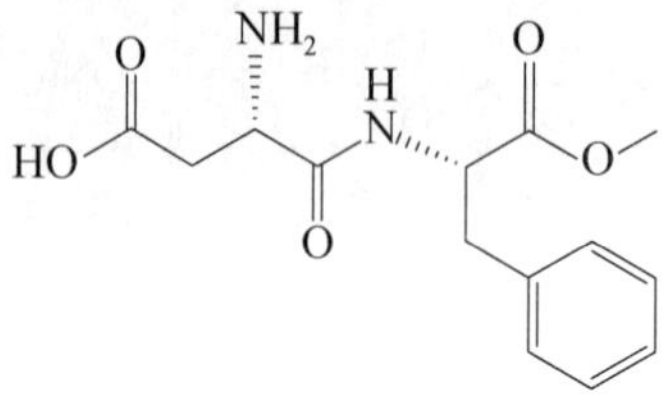

(一)性状与性质

本品为白色结晶性粉末。在水中极微溶解,在乙醇、正己烷或二氯甲烷中不溶。本品比旋度为+14.5°至+16.5°。

(二)应用特点

阿司帕坦在片剂、散剂等口服制剂中用作甜味剂和矫味剂,用于调味及遮盖不良味道,甜味大致相当于蔗糖的 180~200 倍。阿司帕坦在机体内可代谢,还有一定营养价值,1 g 本品提供大约 17 kJ(4 kcal)的热量。

阿司帕坦可能产生具有潜在毒性的代谢物甲醇、天冬氨酸和苯丙氨酸。其中,只有苯丙氨酸在阿司帕坦的正常摄取水平上产生的量较大,应加以关注。在一般的健康个体中,任何量的苯丙氨酸均是无害的,最好避免或限制在苯丙酮尿症人群中使用。WHO 制定的阿司帕坦日允许摄取量为 40 mg/kg。此外,WHO 规定双酮哌嗪(阿司帕坦中的杂质)日允许摄取量为 7.5 mg/kg。有很多关于使用阿司帕坦后发生副作用的报道,一般是饮用了大量(每天 8 L)含有阿司帕坦甜味剂的饮料的个体。报道的副作用包括头疼、癫痫大发作、丧失记忆、胃肠道症状和皮肤症状。

另外,与一些直接压片的辅料混合进行的差示扫描量热法测试表明,阿司帕坦与磷酸氢钙和硬脂酸镁有配伍禁忌。阿司帕坦和糖醇有相互反应。

(三)应用实例

三七总皂苷口腔崩解片

【处方组成】 三七总皂苷(处方量1000 片),微晶纤维素 36 g,乳糖 24 g,甘露醇 52 g,交联羧甲纤维素钠 10 g,阿司帕坦(阿斯巴甜)0.5 g,橘子香精 0.5 g,硬脂酸镁 1.0 g。

【制法】 取处方量的三七总皂苷(75 g),加入微晶纤维素、乳糖、甘露醇混合 10 min,再加入崩解剂交联羧甲纤维素钠，混匀，最后加入阿司帕坦、橘子香精和硬脂酸镁混合 10 min，直接压片，片重 200 mg。

【注解】 三七总皂苷味苦，对口腔黏膜刺激性大，常规的矫味方法难以达到掩味目的，应用粉末包衣新技术可有效改善其不良口感。在制备中，压力是影响崩解时限的重要因素，压力增加时，片剂孔隙率减少，硬度增加，崩解时间延长，反之而减少。

九、氯 化 钾

英文名：Potassium Chloride。分子式为 KCl；分子量为 74.55。本品可用多种方法制备。①浮选法：钾镁矿或砂晶盐粉碎后，加入浮选剂进行浮选，再经分离，可得氯化钾，然后重结晶，精制而得。②分解-浮选联合法：光卤石与老卤（浓缩卤）按一定比例掺兑，静置待苦卤充分析出后得混合卤。再将混合卤蒸发浓缩后放入保温沉降器，使高温盐沉降得低温清液。再经冷却结晶得到光卤石，将光卤石加水分解得到粗钾盐。再将粗钾盐用水洗涤得到氯化钾，再经重结晶精制而得。

（一）性状与性质

本品为无色长棱形、立方形结晶或白色结晶性粉末，无臭。在水中易溶，在乙醇或乙醚中不溶。

（二）应用特点

本品主要用作渗透压调节剂，可用于调节滴眼剂或注射液的渗透压。氯化钾还可作为药物，主要用于防治缺钾症和洋地黄的积蓄中毒等。

本品在水溶液状态下与银、铅、汞盐反应产生沉淀，对铁有腐蚀性。氯化钠在酸性溶液中遇强氧化剂会释放出氯。本品无毒，一般公认为是安全的（小鼠腹腔注射，LD_{50} 为 552 mg/kg），但摄入过多会引起高钾血症，浓溶液对皮肤黏膜有刺激性。

（三）应用实例

复方乙酸钠注射液

【处方组成】 氯化钠 8.70 g，氯化钾 0.50 g，葡萄糖酸钙 0.43 g，乙酸钠 9.45 g，氯化镁 0.20 g，枸橼酸钠 3.14 g，注射用水加至 1000 mL。

【制法】 将氯化钠、氯化钾、葡萄糖酸钙、乙酸钠、氯化镁、枸橼酸钠加入注射用水中，溶解完全后加入 0.1%活性炭，混匀后，加热至沸，冷却至 50℃，经微孔滤膜滤过，脱碳，添加注射用水足量，分袋。含量测定合格后，经 115℃高温灭菌 30 min 即得。

【注解】 乙酸钠可经肝脏外组织代谢，且耗氧量也较乳酸盐少，故适用于肝肾功能不全、休克及婴幼儿以代替乳酸钠平衡液。钠和钾是机体重要的电解质，具有调节水、电解质平衡，维持体液容量和稳定渗透压的作用，本品还可以补充少量的钾离子、钙离子和镁离子；钾有许多重要的生理功能：参与、维持细胞的正常代谢，维持细胞内液的渗透压和酸碱平衡，维持神经肌肉组织的兴奋性，以及维持心肌正常功能。

十、硼 酸

英文名：Boric Acid。分子式为 H_3BO_3；分子量为 61.83。硼酸可利用自然界中存在的天然硼砂矿、硼砂制备，一般用中和法和碳氨法。中和法是将硼砂溶解，加入盐酸和硫酸中和，经结晶、分离、干燥而成。碳氨法是将硼砂粉与碳酸氢铵溶液混合后，加热分解成硼酸铵料液，再经脱氨而成。

结构式：

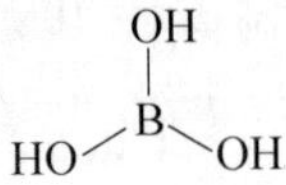

$$\text{HO}-\overset{\text{OH}}{\underset{}{\text{B}}}-\text{OH}$$

（一）性状与性质

本品为无色微带珍珠光泽的结晶或白色疏松的粉末，有滑腻感，无臭。水溶液显弱酸性反应。本品在沸水、沸乙醇或甘油中易溶，在水或乙醇中溶解。

（二）应用特点

本品具有酸化、抑菌等作用，可用作眼药水、化妆品、软膏和外用乳霜中的抗菌防腐剂。硼酸和硼酸盐具有很强的缓冲能力，用作 pH 调节剂，硼酸在临床上也可以栓剂的形式用于治疗酵母菌感染。

硼酸能与钾和酸酐发生剧烈反应，还可与甘油形成复合物。实验证明硼酸通过吸入、皮下、腹腔注射和静脉注射等途径给药均显示一定的毒性，故不可在体内使用。硼酸对皮肤有一定刺激性，不易渗透入完整的皮肤，但可从受损皮肤处进入皮肤，另可从胃肠道和黏膜吸收。硼酸中毒的主要症状是腹痛、腹泻、呕吐、皮肤和黏膜红疹。这些症状可能伴随着脱皮，刺激或抑制中枢神经系统。已知会发生抽搐、高热和肾小管损伤。儿童一次摄入量超过 5 g，成人摄入量超过 20 g，均可能导致死亡。

（三）应用实例

利福平滴眼剂

【处方组成】 利福平 1 g，硼酸 20 g，碳酸氢钠 10 g，尼泊金乙酯 0.3 g，无水乙醇适量，吐温-80 20 mL，蒸馏水加至 1000 mL。

【制法】 将利福平在乳钵内充分研细后，加入适量无水乙醇，搅拌均匀，缓缓加入吐温-80，快速研磨，使其溶解成透明状，加入备用液（硼酸、碳酸氢钠、尼泊金乙酯加适量蒸馏水溶解所得溶液），抽滤，加蒸馏水至 1000 mL。

【注解】 利福平在水中的溶解度仅为 0.027%，加入足量吐温-80 可起助溶作用。利福平在较强的酸、碱条件下皆不稳定，处方中加入碳酸氢钠可调节溶液的 pH，加入硼酸起缓冲作用，使利福平溶液在一定的 pH 范围内更稳定。

第二节 丙烯酸类

丙烯酸类是一类重要的新型药用材料，主要以高分子聚合物的形式被利用，很大部分水溶性高分子化合物即为本类。制备这类聚合物的单体是丙烯酸和甲基丙烯酸。丙烯酸类聚合物性质优良，不同分子量的丙烯酸类聚合物的溶解度、亲水性、黏附力及溶胀性均有所不同，因而在药物制剂中被广泛应用。丙烯酸和甲基丙烯酸易与其他单体共聚，包括部分酸的形式、部分酯的形式或者两者兼有，可根据需要设计理想性能的产品。作为一种极具价值的药用辅料，本类可用于固体制剂、液体制剂、半固体制剂等。

一、聚丙烯酸和聚丙烯酸钠

英文名：聚丙烯酸（Polyacrylic Acid，PAA），聚丙烯酸钠（Sodium Polyacrylate，PAA-Na）。聚丙烯酸是由丙烯酸单体加成聚合生成的高分子，将其用氢氧化钠中和后即可得到聚丙烯酸钠，两者都是水溶性的聚电解质。

结构式：

$$\begin{array}{cc} -\!\!\!-\!\!\!\left[CH_2-CH\right]_n\!\!\!-\!\!\!- & -\!\!\!-\!\!\!\left[CH_2-CH\right]_n\!\!\!-\!\!\!- \\ | & | \\ C\!\!=\!\!O & C\!\!=\!\!O \\ | & | \\ OH & ONa \\ 聚丙烯酸 & 聚丙烯酸钠 \end{array}$$

（一）性状与性质

室温下，聚丙烯酸为透明片状固体或白色粉末，质硬而脆。聚丙烯酸遇水易溶胀软化，在空气中易潮解，其玻璃化转变温度（T_g）为102℃，随着分子链上羧基被中和程度的提高，T_g逐渐升高，可达251℃。聚丙烯酸或聚丙烯酸钠的性质与羧基的解离性及反应性有关。

聚丙烯酸易溶于水、乙醇、甲醇和乙二醇等极性溶剂，不溶于饱和烷烃及芳香烃等非极性溶剂。而聚丙烯酸钠则只溶于水，在有机溶剂中不溶。聚丙烯酸溶液的黏度与多种因素有关，首先是与聚合物大分子的构象形态有关，分子链越舒展，则黏度越大。

（二）应用特点

聚丙烯酸和聚丙烯酸钠主要在软膏、乳膏、搽剂、凝胶贴膏等外用药剂及化妆品中用作基质、增稠剂、分散剂、增黏剂。常用聚丙烯酸钠或有机胺中和的聚丙烯酸，分子量为$2.00\times10^4\sim6.60\times10^4$，常用量视用途不同，为0.5%~3%（w/w）。

聚丙烯酸在药物控制释放体系中呈现出较大的应用价值，其与聚乙烯醇、PEG形成的可逆络合物及聚丙烯酸与壳聚糖离子复合凝胶能够较好地控制多肽及蛋白质药物的释放，并呈现环境敏感性。聚丙烯酸具有较好的生物黏附性，可利用这一特性来制备多肽及蛋白质的口服或黏膜制剂，以促进这类药物经黏膜组织的吸收，如聚丙烯酸与聚乙烯醇、聚丙烯酸与羟丙甲基纤维素等混合体系被用来制备胰岛素等药物的制剂。此外，聚丙烯酸还可与聚维酮、PEG等其他水溶性聚合物共混制备凝胶贴膏的压敏胶，表现出较好的皮肤黏结性和良好的生物相容性。

聚丙烯酸和聚丙烯酸钠作为食品添加剂用量不超过0.2%。使用时应注意聚合物粉末的均匀分散。

（三）应用实例

防 晕 脐 贴

【处方组成】 姜半夏细粉4 g，广藿香挥发油0.6 mL，卡波姆940 2.0 g、蒸馏水70 mL、甘羟铝0.15 g、甘油25 g、酒石酸0.3 g、聚丙烯酸钠2 g。

【制法】 取处方量聚丙烯酸钠加入适量甘油中，搅拌均匀，作为A相；取适量卡波姆940，少量多次分散于蒸馏水中，溶胀过夜成凝胶状后，加入处方量酒石酸与甘羟铝，充分搅拌作为B相；将姜半夏细粉4 g加入适量水混合搅拌均匀后，加入广藿香挥发油0.6 mL，搅拌均匀加入B相，搅拌均匀；将混合后的 B 相加入 A 相，搅拌形成凝胶基底，涂布于背衬材料中央，盖上防黏层，放置成形，烘干。

【注解】 甘羟铝、聚丙烯酸钠、甘油的用量为本品性能主要影响因素，最优处方为甘羟铝 0.15 g、甘油 25 g、聚丙烯酸钠 2 g、酒石酸 0.3 g。

小儿健脾温通贴

【处方组成】 甘油 24 g、蒸馏水 61 mL、聚维酮 K30 2 g、聚丙烯酸钠 5 g、小儿健脾温通贴挥发油 0.47 g、小儿健脾温通贴干浸膏粉 2 g。

【制法】 取处方量的聚维酮 K30 于适量纯化水中，于 40℃水浴中加热使其充分溶胀成为均一胶体作为 A 相；将处方量的聚丙烯酸钠、小儿健脾温通贴干浸膏粉依次加入甘油中搅拌均匀作为 B 相。将 A 相少量多次加入 B 相中，最后加入小儿健脾温通贴挥发油至搅拌均匀。涂布于无纺布上，室温放置干燥成形冲切，即得。

【注解】 小儿健脾温通贴方来源于湖南中医药大学第一附属医院儿科科室外用协定方，由苍术、砂仁、藿香、佩兰、白豆蔻、艾叶等药组成，具有消食、导滞、开胃、健脾的功效，用于 6 个月至 6 岁的小儿厌食症和功能性消化不良。

二、交联聚丙烯酸钠

英文名：Cross-Linked-Sodium-Polyacrylate。交联聚丙烯酸钠是以丙烯酸钠为单体，在水溶性氧化还原引发剂和交联剂存在下经沉淀聚合形成的水不溶性聚合物。常用的氧化还原引发剂为过硫酸盐，交联剂为二乙烯基类化合物。聚合物呈胶陈状或透明状，具弹性。用甲醇萃取出未反应单体和低聚物，干燥后粉碎得到白色或微黄色的颗粒状粉末。目前，国内生产的药用交联聚丙烯酸钠主要有 SDL-400 等品种。

结构式：

（一）性状与性质

交联聚丙烯酸钠室温下为白色粉末状固体，是一种高吸水性树脂材料，不溶于水，但能迅速吸收自重数百倍的水分而溶胀。例如，表观密度为 0.6～0.8 g/cm³、粒径为 38～200 μm 的 SDL-400 在 90 s 内吸水量为自重的 300～800 倍。交联聚丙烯酸钠的吸水机制与羧酸基团的亲水性有关，在交联网络结构内，羧酸基团可吸引与之配对的可动离子和水分子，产生高渗透压，在结构内外渗透压差和聚电解质对水的亲和力的双重作用下，大量水分子迅速进入树脂内，如图 4-1 所示：

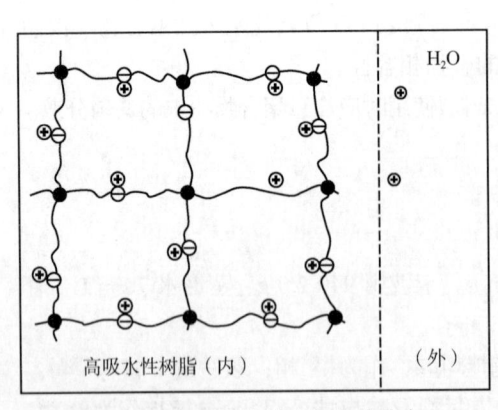

图 4-1 高吸水性树脂中水分分布

（二）应用特点

交联聚丙烯酸钠主要用作外用软膏或乳膏的水性基质，也是凝胶贴膏的主要基质材料，具有保湿、增稠、胶凝、皮肤浸润等作用。在软膏中用量为 1%～4%（水溶液或乳液量），在凝胶贴膏中常用量为 6%左右。此外，交联聚丙烯酸钠还大量用作医用尿布、吸血巾、妇女卫生巾等一次性复合卫生材料的主要填充剂或添加剂。

（三）应用实例

吲哚美辛软膏

【处方组成】 吲哚美辛 10 g，交联聚丙烯酸钠 10 g，PEG 4000 80 g，甘油 100 g，苯扎溴铵 10 mL，蒸馏水加至 1000 g。

【制法】 把处方量的 PEG 4000、甘油置于烧杯中微热至完全溶解加入吲哚美辛混匀作为 A 相，将交联聚丙烯酸钠和 800 mL 水（60℃）置于研钵中研匀作为 B 相，将 A 相与 B 相混匀，加水至 1000 g 即得。

【注解】 适用于肩周炎、肱骨外髁炎、腱鞘炎、关节炎、风湿性关节炎、闭合性软组织挫伤、增生性关节炎、关节扭伤、末梢神经炎、类风湿性关节炎及颈椎综合征之上肢疼痛等。在加热状态下，药物透皮释放度有所提高，且局部温热更有助于缓解疼痛。

三、聚丙烯酸水凝胶

英文名：Polyacrylic Acid Hydrogel。聚丙烯酸水凝胶是亲水性聚合物通过化学键、氢键、范德瓦耳斯力或物理缠结形成的交联网络。聚丙烯酸水凝胶网络结构与交联聚丙烯酸钠相似，二者差异在于聚丙烯酸水凝胶中的—COOH 在较高 pH 介质中解离成—COO$^-$。通常采用丙烯酸单体的水溶液自由基聚合的方法来制备聚丙烯酸水凝胶。

结构式：

$$\left[H_2C-CH \right]_n \underset{H}{\overset{OH}{\rightleftharpoons}} \left[H_2C-CH \right]_n$$
$$\quad\quad\quad | \quad\quad\quad\quad\quad\quad\quad\quad |$$
$$\quad\quad\quad C=O \quad\quad\quad\quad\quad\quad C=O$$
$$\quad\quad\quad | \quad\quad\quad\quad\quad\quad\quad\quad |$$
$$\quad\quad\quad OH \quad\quad\quad\quad\quad\quad\quad O^-$$

（一）性状与性质

聚丙烯酸水凝胶在高 pH 介质中解离成—COO$^-$，—COOH 的解离增加了凝胶的水合程度，导致凝胶体积突然膨胀，呈现出 pH 敏感性。为改善水凝胶的性能，聚合过程中常加入其他烯类单体，如丙烯酰胺、甲基丙烯酸羟乙酯、异丙基丙烯酰胺等，形成共聚物水凝胶。聚丙烯酸类水凝胶在 pH＞4 时体积突然膨胀，在 pH＝7～9 时有较大的膨胀度，因此，常用来设计中性和微碱性环境下进行药物释放的凝胶型药物制剂系统。凝胶的膨胀度随交联剂用量的增大而减小，随介质小分子盐浓度的增大而减小。

除 pH 敏感水凝胶外，通过分子设计，还可将丙烯酸与其他单体共聚形成共聚物水凝胶，以开发多种具有特殊性能的聚丙烯酸类水凝胶，包括如下：①温度敏感性水凝胶：共价交联的温敏水凝胶、热可逆性水凝胶、新型"智能"共聚物等。②葡萄糖敏感水凝胶：固定葡萄糖氧化酶的 pH 敏感膜体系、刀豆球蛋白固定化体系、可逆的溶液——凝胶转变的水凝胶体系等。③电信号敏感水凝胶：不同电信号存在时，该类凝胶的物理化学性质也会发生变化。④双重敏感水凝胶：温度及 pH 双敏感水凝胶、热及光敏感水凝胶、磁及热敏感水凝胶、pH 及离子刺激响应水凝胶等。⑤其他敏感性水凝胶：压敏性水凝胶、特殊离子敏感性水凝胶、抗原敏感性水凝胶、凝血酶敏感性水凝胶等。

（二）应用特点

聚丙烯酸水凝胶性质优良，广泛应用于药物控释体系的研究，还可用于酶和细胞固定化及生物分离等领域的研究。

（三）应用实例

羟乙基甲壳素/聚丙烯酸双氯芬酸钾缓释凝胶

【处方组成】 羟乙基甲壳素 1 g，丙烯酸单体 1 g，N,N-亚甲基双丙烯酰胺 0.02 g，过硫酸钾 0.02 g，双氯芬酸钾 500 mg，适量去离子水。

【制法】 称取羟乙基甲壳素 1 g 溶解到盛有 20 g 去离子水的烧杯中，加入丙烯酸单体 1 g 和交联剂 N,N-亚甲基双丙烯酰胺 0.02 g，再加入过硫酸钾 0.02 g 搅拌至充分混合，在 60℃的水浴中反应 24 h 后取出，切成小胶块，用去离子水多次洗涤，50℃真空干燥至恒重。向胶块中加入双氯芬酸钾 500 mg，然后搅拌至充分混合后得到羟乙基甲壳素/聚丙烯酸双氯芬酸钾缓释凝胶。

【注解】 羟乙基甲壳素/聚丙烯酸凝胶在弱碱性介质人工肠液中的溶胀度大于在酸性介质人工胃液中的溶胀度，具有明显的 pH 敏感性，并且溶胀度随着温度的升高而增大，是一种"热胀型"的水凝胶。以这种凝胶为骨架的双氯芬酸钾缓释制剂能够在 12 h 匀速释放，适合作为肠溶型药物释放体系。

四、聚丙烯酸树脂

英文名：Polyacrylic Resin。别名：甲基丙烯酸共聚物（Methacrylic Acid Copolymer）、甲基丙烯酸酯共聚物（Polymethacrylate Copolymer）。

结构式：

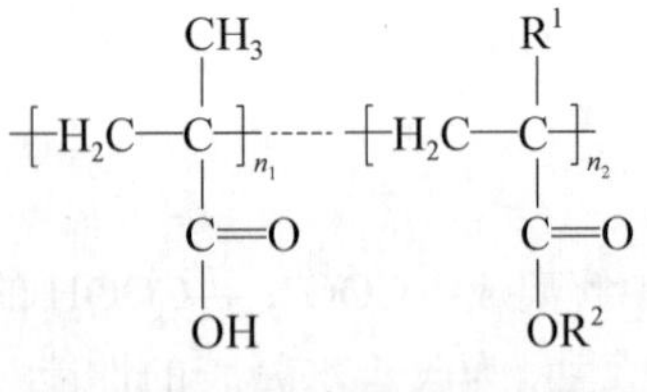

甲基丙烯酸共聚物

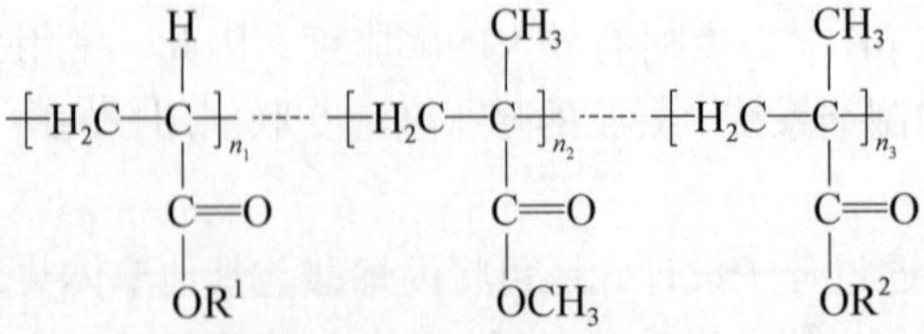

甲基丙烯酸酯共聚物

本品是甲基丙烯酸酯、丙烯酸酯、甲基丙烯酸等单体按不同比例共聚而成的一大类聚合物。甲基丙烯酸、甲基丙烯酸酯和丙烯酸酯等单体在光、热、辐射或引发剂作用下易发生共聚，同时大量放热。生产药用树脂时，一般以过硫酸盐引发，并根据产品要求采用乳液聚合、溶液聚合和本体聚合等方法制备。

（1）肠溶型Ⅰ号、肠溶型Ⅲ号树脂和胃溶型Ⅳ号树脂。以溶液聚合的方法制备，操作步骤为将共聚单体及引发剂溶解在适宜有机溶剂（如低毒性的乙醇或乙醇水溶液）中，控制反应温度为60～70℃即有聚合物生成。

（2）丙烯酸树脂胶乳液（Latex）。可采用乳液聚合方法制备，例如，胃崩型丙烯酸树脂乳液的制备过程：将共聚单体加入1.4%的十二烷基磺酸钠水溶液中，以过硫酸钾为引发剂，控制反应温度为90～95℃，反应60 min后冷却至室温，用水调整浓度至规定值（通常固含量为30%）即得丙烯酸树脂乳液。乳胶液也可采用其他物理方法（如溶剂转换法等）制备。

（3）渗透型树脂Eudragit RL100和RS100是采用本体聚合方法制备的，即将共聚单体与过氧化物混合均匀后，在低温条件下引发聚合。反应中必须迅速消除聚合热以避免丙烯酸酯单体的支化聚合和交联。反应得到的共聚物经热熔后挤压而后冷却成约4 mm×2 mm大小白色或半透明颗粒，残余单体和引发剂可在热熔过程中除去。该类产品可以溶解后使用，也可以直接在热水中分散成乳胶液使用。渗透型树脂含氯化氨基及疏水主链，其表面活性较高，在水分散液中可作为自乳化剂而形成稳定胶乳液。

表4-1和表4-2分别表示了目前国内外生产的药用丙烯酸树脂的化学结构和相应品名。

表4-1 甲基丙烯酸共聚物

共聚物单体（$n_1:n_2$）	M_w	R_1	R_2	国产树脂名	德国树脂（EVONIK公司）品名	黏度/（mPa·s）
甲基丙烯酸/丙烯酸丁酯（1:1）	$2.5×10^5$	H	C_4H_9	肠溶性Ⅰ号丙烯酸树脂胶乳液	Eudragit LD30-55[①]	≤50
甲基丙烯酸/丙烯酸甲酯（1:1）	$1.35×10^5$	CH_3	CH_3	肠溶性Ⅱ号丙烯酸树脂胶乳液	Eudragit LD100-55[②]	50～100
甲基丙烯酸/丙烯酸甲酯（1:2）	$1.35×10^5$	CH_3	CH_3	肠溶性Ⅲ号丙烯酸树脂胶乳液	Eudragit S100	50～200

注：①国外产品为甲基丙烯酸/丙烯酸乙酯共聚物。②Eudragit L100-55供肠溶衣用；55表示pH=5.5以上溶解，可重分散为水胶乳的商品；带有P者表示加有苯二甲酸二丁酯作增塑剂。

表4-2 甲基丙烯酸酯共聚物

共聚物单体（$n_1:n_2:n_3$）	M_w	R_1	R_2	国产树脂名	德国树脂（EVONIK公司）品名	黏度/（mPa·s）
丙烯酸丁酯[①]/甲基丙烯酸甲酯（2:1）	$8.0×10^5$	C_4H_9	—	胃崩型[②]酸树脂胶乳液型	Eudragit NE30D	
丙烯酸丁酯/甲基丙烯酸甲酯/甲基丙烯酸氯化二甲胺基乙酯（1:2:1）	$1.5×10^5$	C_4H_9	$C_2H_4N(CH_3)_2$	胃溶型Ⅳ号丙烯酸树脂	Eudragit E10[③]	3～12
丙烯酸丁酯/甲基丙烯酸甲酯/甲基丙烯酸氯化三甲胺基乙酯（1:2:0.2）	$1.5×10^5$	C_2H_5	$C_2H_4N(CH_3)_3^+Cl^-$	高渗透型丙烯酸树脂	Eudragit RL100[④]	≤15

续表

共聚物单体（$n_1:n_2:n_3$）	M_w	R_1	R_2	国产树脂名	德国树脂（EVONIK公司）品名	黏度/（mPa·s）
丙烯酸丁酯/甲基丙烯酸甲酯/甲基丙烯酸氯化三甲胺基乙酯（1:2:0.1）	$1.5×10^5$	C_2H_5	$C_2H_4N(CH_3)_3^+Cl^-$	低渗透型丙烯酸树脂	Eudragit RS100	≤15

注：①国际市场商品为含丙烯酸乙酯/甲基丙烯酸甲酯共聚物的胶乳液（水分散体）。②本品为非 pH 控制型甲基丙烯酸酯共聚物；结构中不含其他功能基团，不含增塑剂，具膨胀性及渗透性，用于制备骨架片或缓释片包衣。③国际市场商品中相关型号带有 PO 者，表示供应式为细粉。④带有 RD 者为快速崩解薄膜包衣用型号。

（一）性状与性质

丙烯酸树脂常温下呈白色粉末或颗粒状。

丙烯酸树脂能够在药片上形成薄膜衣主要依赖于分子中酯基与药片表面分子带电负性原子形成氢键、分子链对药片隙缝的渗透及包衣液中其他成分的吸附。聚合物中酯基碳链越长，分子聚合度越大，薄膜衣对药片的黏附性就越强，薄膜具有更大的拉伸强度和断裂伸长率。为改善薄膜的机械性能，可将不同性质的树脂混合应用及加入适宜增塑剂。几种肠溶性树脂薄膜的拉伸强度和断裂伸长率见表 4-3。本品易溶于甲醇、乙醇、异丙醇、丙酮和三氯甲烷等极性有机溶剂，树脂结构中的侧链基团和水溶液 pH 决定了其在水中的溶解度，几种丙烯酸树脂的溶解性见表 4-4。

作为阴离子聚合物，肠溶型树脂结构中的羧酸基团在酸性环境下不发生解离，大分子保持卷曲状态。当溶液 pH 升高时，羧酸基团解离，卷曲分子伸展而发生溶剂化。溶解速率与 pH 呈正相关。分子中羧基比例越大，需要在 pH 更高的溶液中溶解。肠溶型 I 号树脂分子中的丙烯酸酯结构增加了大分子的柔性，在 pH = 5.5 即开始溶解。几种肠溶型树脂混合使用，其溶解 pH 取决于混合比例并介于各自溶解 pH 之间。

胃崩型树脂和渗透型树脂中的酯基和季铵基在酸性和碱性环境中均不解离，故不发生溶解。胃溶型树脂在胃酸环境溶解取决于其叔胺碱性基团。

表 4-3 丙烯酸树脂及混合物的机械性质

树脂及其混合物的组成	拉伸强度（Pa）	断裂伸长率（%）
肠溶型 I 号树脂（含 10% PEG 6000）	9.8	14
肠溶型 II 号树脂	23.5	1
肠溶型 III 号树脂	51.0	3
肠溶型 I 号树脂/胃崩型树脂（含 10%吐温-80）		
9/1	21.6	72
8/2	16.7	93
7/3	5.9	290
5/5	16.7	75
3/7	6.9	410
肠溶型 III 号树脂/胃崩型树脂（含 10%吐温-80）		
3/7	20	620

表 4-4 丙烯酸树脂的溶解性

树脂名称	溶解作用基团	溶解 pH	应用
肠溶型 I 号树脂水分散（Eudragit L$_{90}$D-55*）	—COOH	>5.5	缓释膜
肠溶型 II 号树脂（Eudragit L100）	—COOH	>6.0	肠溶衣
肠溶型 III 号树脂（Eudragit S100）>	—COOH	>7.0	肠溶衣
胃崩型树脂水散体（Eudragit NE300）	—	不溶，在水中可膨胀并具有渗透性	缓释膜，片剂骨架
胃溶型树脂（E10D）	—C$_2$H$_5$(CH$_3$)$_2$	1.2～5.0	薄膜衣
渗透型树脂（包括所有渗透型 Eudragit 树脂及水分散体）	—	不溶	缓释膜

胃崩型树脂结构中的酯链侧基具有一定疏水性，渗透性很小，单独应用在胃肠液中既不溶解也不崩解，必须添加适量亲水性物质，如糖粉、淀粉等，使树脂成膜时形成孔隙，利于水分渗入。

在纯水和稀酸溶液中，肠溶型树脂不溶解且对水分子的渗透有一定的抵抗作用，适合用作阻滞水分或潮湿空气渗透的隔离层。胃溶型树脂对非酸性溶液和潮湿空气亦有类似阻隔性能。

目前 2020 年版《中国药典》收载聚丙烯酸树脂 II、聚丙烯酸树脂 III 和聚丙烯酸树脂 IV 三个品种。

聚丙烯酸树脂 II：本品为甲基丙烯酸与甲基丙烯酸甲酯以 1：1 的比例共聚而得。为白色条状物或粉末，在乙醇中易结块。本品（如为条状物断成长约 1 cm 的条状物，粉末则不经研磨）在温乙醇中 1 h 内溶解，在水中不溶。

聚丙烯酸树脂 III：本品为甲基丙烯酸与甲基丙烯酸甲酯以 35：65 的比例共聚而得。本品为白色条状物或粉末，在乙醇中易结块。本品（如为条状物断成长约 1 cm 的条状物，粉末则不经研磨）在温乙醇中 1 h 内溶解，在水中不溶。

聚丙烯酸树脂 IV：本品为甲基丙烯酸二甲氨基乙酯与甲基丙烯酸甲酯、甲基丙烯酸丁酯的共聚物。本品为淡黄色粒状或片状固体；有特臭。本品在温乙醇中 1 h 内溶解，在盐酸溶液（9→1000）中 1 h 内略溶，在水中不溶。

（二）应用特点

丙烯酸树脂可用作薄膜包衣材料，主要用于片剂、微丸、缓释颗粒等；用作缓释、控释制剂的辅料，作为骨架材料、微囊囊材及包衣膜，以及采用溶剂法将药物及其他调节药物释放性能的低熔点物料（如硬脂酸、PEG 6000 等）制成固体分散体。

（三）应用实例

替米考星肠溶包衣微丸

【处方组成】 替米考星原料药 2.4 g，药用淀粉 2.9 g，药用糊精 0.3 g，羟丙甲纤维素 2.4 g，聚丙烯酸树脂 II 2 g，十二烷基硫酸钠 20 mg，邻苯二甲酸二乙酯 2 g。

【制法】 称取药、淀粉、糊精，过 100 目筛，混合均匀，以 1%羟丙甲纤维素溶液为黏合剂制作软材，用孔径 0.6 mm 的筛孔挤出，挤出后在滚圆机内以 600 r/min 的速度滚转 3 min，微丸于 50℃干燥 6 h，筛分。称取处方量的聚丙烯酸树脂 II，加无水乙醇，以磁力搅拌使其溶解后，加入抗静电剂十二烷基硫酸钠和增塑剂邻苯二甲酸二乙酯。过滤备用。将替米考星载药微丸置滚圆机内，用聚丙烯酸树脂 II 包衣，包衣结束后 40℃老化 4 h。

【注解】 替米考星是 20 世纪 80 年代英国开发的半合成大环内酯类畜禽专用抗生素，临床上主要用于治疗胸膜肺炎放线杆菌、巴氏杆菌及霉形体引起的感染。制备替米考星微丸丸芯，然后进行肠溶包衣，以达到掩味、减少药物刺激等作用。

丹酚酸膜控释滴丸

【处方组成】 PEG 400 9 g，PEG 6000 60 g，邻苯二甲酸二乙酯 2.5 mL，乙基纤维素 3 g，低渗丙烯酸树脂（RS100）1.5 g，高渗丙烯酸树脂（RL100）1.0 g，95%乙醇 100 mL，丹参酚酸原料药 20 mg。

【制法】 称取 PEG 6000 和 PEG 400 基质于 70℃水浴加热熔融。称取处方量丹酚酸加入基质中，用电动搅拌器搅拌均匀。调节滴丸机温度控制系统，滴丸由滴丸机的出口将收缩成形的滴丸取出，用石油醚清洗 3 次后，放置挥干石油醚，于干燥器中保存待用。配制包衣液，超声使其完全溶解。将丸芯置于普通包衣锅中，在一定工艺条件下包衣至包衣膜厚度达预定标准，将包衣丸于干燥箱放置 12 h 即得。

【注解】 丹酚酸静脉注射后在体内分布快，消除快，难以维持长时间的有效血药浓度。以乙基纤维素为包衣材料，丙烯酸树脂 RL100 和 RS100 为致孔剂，应用膜缓控释滴丸技术，缓慢释放药物，有利于药物在体内形成平稳的血药浓度，延长药物的有效作用时间。

五、卡波姆

英文名：Carbomer。别名：卡波普、聚丙烯酸、羧基乙烯共聚物。

卡波姆分为卡波姆共聚物、卡波姆均聚物及卡波姆间聚物。卡波姆共聚物是以非苯溶剂为聚合溶剂的丙烯酸键合多元醇烷基醚的长链烷基甲基丙烯酸酯高分子共聚物。卡波姆均聚物是以非苯溶剂为聚合溶剂的丙烯酸键合烯丙基蔗糖或季戊四醇烯丙醚的高分子聚合物。卡波姆间聚物是以非苯溶剂为聚合溶剂的含有 PEG 和长链烷基酸酯嵌段共聚物的卡波姆均聚物或共聚物。本部分内容以卡波姆均聚物为例进行介绍。

卡波姆均聚物最早由美国 Goodrich 化学公司生产，商品名是卡波普（Carbopol），包括卡波普 941、卡波普 934、卡波普 940 等多种品种，分子量分别为 1.00×10^6、3.00×10^6、4.00×10^6。

丙烯酸与烯丙基蔗糖或烯丙基季戊四醇的共聚物可在苯、乙酸乙酯或乙酸乙酯与环己烷混合液中交联聚合，称为卡波姆 900 系列，该产品交联度不高，丙烯酸羧酸基团含量为 56%～68%，交联剂（烯丙基蔗糖）含量仅 0.75%～2%。将聚合物骨干用烷基甲基丙烯酸盐长链进行疏水性改性即可得卡波姆 1300 系列。聚卡波菲（Polycarbophil）钙盐是其与丁二烯、乙二醇相交联的丙烯酸聚合物。卡波姆钠盐产品则是由卡波姆 900 系列聚合物部分中和而制得。

卡波姆 900 结构式：

$$\left[H_2C-CH \right]_{n_1} \left[C_3H_5-C_{12}H_{21}O_{12} \right]_{n_2}$$
$$|$$
$$COOH$$

（一）性状与性质

卡波姆为白色粉末、质疏松。本品呈酸性，微有特异臭味，吸湿性强，通常含水量可高达 2%。卡波姆与聚丙烯酸水凝胶物理化学性质相似，不溶于水但可分散于水中迅速溶胀，从而形成交联的微凝胶。其 1%水分散液的 pH = 2.5～3.0，呈弱酸性，黏性很低，易与无机或有机碱反应生成树脂盐。常用氢氧化钠、氢氧化钾、氨水、碳酸氢钠及硼砂等无机碱，以及三乙醇胺等有机碱作为中和剂以中和卡波姆。中和作用迅速，可即刻增稠。一般而言，在中和开始时黏度逐渐增加，在 pH = 6～11 时达到最大黏度。

卡波姆在乳剂系统中具有乳化和稳定双重作用。一方面由于其分子中存在亲水与疏水部分，因而具有乳化作用，常用作乳化剂的型号为 Carbomer1342；另一方面它可在较大范围内调节两相黏度，大部分型号均可采用，这是卡波姆用于乳剂系统的最有利条件。通过水溶性无机碱、油溶性（长链）有机胺分步中和卡波姆是发挥其稳定作用的关键，分布中和后形成了具备两种不同溶解性的盐类，即可溶于水相的钠盐和可溶于油相的胺盐，它们在乳剂系统的水相和油相之间发挥桥梁作用，所形成的乳剂物理化学稳定性极佳。

（二）应用特点

卡波姆可作为黏合剂与包衣材料，还可用作局部外用制剂基质，同时中分子量的卡波姆因其具有交联的网状结构可作为乳化剂、增稠剂和助悬剂，可利用卡波姆形成凝胶及吸水溶胀性质制备亲水性凝胶骨架型控释制剂，还可用作黏膜黏附材料。

以卡波姆为骨架材料、阻滞剂或黏合剂的缓控释制剂，长期储存其释药性能可能发生变化，需特别注意。本品可与碱性药物形成内盐并形成可溶性凝胶，发挥缓控释作用，适用于缓释液体制剂的制备，如滴眼剂、滴鼻剂等，同时还可发挥掩味作用。

（三）应用实例

辛伐他汀肠黏附型脉冲片

【处方组成】　辛伐他汀粉末 1 g，十八醇 6 g，卡波姆 2 g，硬脂酸镁 70 mg，丙烯酸树脂 400 mg。

【制法】　将适量的辛伐他汀粉末与十八醇、卡波姆、硬脂酸镁等辅料等量递增混合均匀后粉末直接压片得片芯。在适量的95%乙醇溶液中加入丙烯酸树脂，边加边搅拌，待其全部溶解后，加入乙基纤维素和 PEG 6000，不停搅拌 3 h，得包衣液。片芯置于包衣锅内包衣，完毕后，热孵 20 min，取出药片。

【注解】　辛伐他汀具有调脂、控制高血压、降低心脏事件发生的概率、有效提高高血压合并高血脂老年患者的生存率，肠黏附性脉冲片片芯包衣使制剂能够达到迟释的效果。

六、聚甲丙烯酸铵酯

英文名：Methacrylic Acid Copolymer。聚甲丙烯酸铵酯为甲基丙烯酸甲酯、丙烯酸乙酯与甲基丙烯酸氯化三甲铵基乙酯共聚而成。国产有聚甲丙烯酸铵酯Ⅰ与Ⅱ，单体的比例分别为 60∶30∶10 和 65∶30∶5。

结构式：

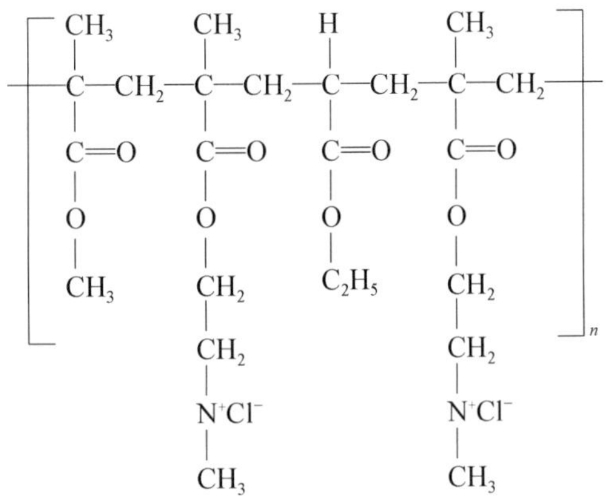

(一)性状与性质

本品为类白色半透明或透明的形状大小不一的固体。Ⅰ型溶于沸水和丙酮,不溶于异丙醇;Ⅱ型略溶于丙酮,不溶于沸水和异丙醇。

(二)应用特点

本品可用作控释制剂包衣材料或控释骨架材料;可用作肠溶包衣、缓控释包衣、保护隔离包衣材料和缓释骨架材料,如非洛地平、茶碱缓释片、双氯芬酸钠缓释片等;还可用在透皮传递系统的骨架层中,也可在直肠给药中作为凝胶基质。

(三)应用实例

格列齐特缓释片

【处方组成】 格列齐特 30 g,磷酸氢钙 60 g,麦芽糊精 8 g,聚甲丙烯酸铵酯 40 g。

【制法】 将处方量格列齐特、磷酸氢钙和麦芽糊精混合均匀得混合物;然后将上述混合物湿法制粒,整粒,得药物颗粒;最后将药物颗粒与聚甲丙烯酸铵酯混合均匀,压片,即得。

【注解】 制备的格列齐特缓释片具有较稳定的溶出释放性质,不会出现突释现象;同时,该制剂具有较好的质量稳定性,且制备工艺简单,生产成本低,适合工业化大规模生产。该格列齐特缓释片的骨架材料为聚甲丙烯酸铵酯。

七、丙烯酸乙酯-甲基丙烯酸甲酯共聚物水分散体

英文名:Ethyl Acrylate and Methyl Methacrylate Copolymer Dispersion (Eudragit E30D)。丙烯酸乙酯-甲基丙烯酸甲酯共聚物水分散体的平均分子量约为 800 000,是丙烯酸乙酯-甲基丙烯酸甲酯中性共聚物的 30% 水分散体,所含 1.5% 壬苯醇醚 100 为乳化剂。

结构式:

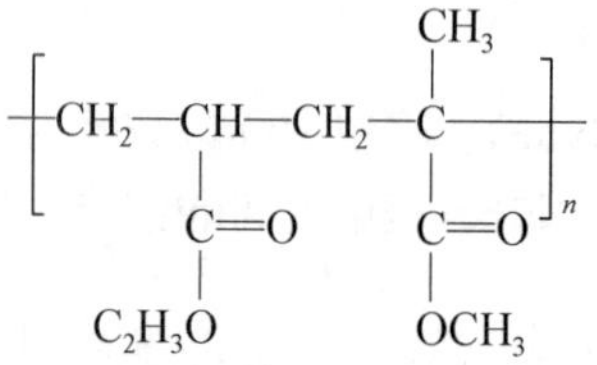

$$\left[CH_2-CH-CH_2-\underset{\underset{OCH_3}{\overset{\overset{CH_3}{|}}{C}}}{\overset{\overset{}{|}}{C}}\underset{\underset{}{\overset{}{|}}}{} \right]_n$$
$$\quad\quad\; |\quad\quad\quad\;\; |$$
$$\quad\; C=O\quad\;\; C=O$$
$$\quad\; |\quad\quad\quad\;\;\, |$$
$$\;\, C_2H_5O\quad\; OCH_3$$

(一)性状与性质

丙烯酸乙酯-甲基丙烯酸甲酯共聚物水分散体为乳白色低黏度的液体,具有微弱的特殊气味,相对密度为 1.037~1.047。能与任何比例的水混溶,呈乳白色;与丙酮、乙醇或异丙醇(1:5)混合,开始会有沉淀析出,加过量溶剂后溶解成透明或略微浑浊的黏性溶液;与 1 mol/L 氢氧化钠溶液按 1:2 混合时,分散体不溶解且依然呈乳白色。

(二)应用特点

本品作为药用辅料、缓释包衣材料、骨架缓释片黏合剂和阻滞剂,得到广泛应用。可掩盖药物的不良口味;所形成的薄膜不溶于水和消化液中,但能膨胀并具渗透性;并且薄膜的渗透性与 pH

无关，因此药物释放受消化道影响较小；加入水溶性物质及在水中能膨胀的辅料后，可使薄膜迅速崩散。

第三节 聚乙烯醇类

聚乙烯醇类主要包含聚乙烯醇及其衍生物聚乙烯醇乙酸酞酸酯，为全合成的药用高分子材料。聚乙烯醇可用作黏合剂、缓释骨架材料、成膜材料、经皮吸收制剂材料、凝胶基质、微囊囊材、药物载体和乳化剂等，在药物新剂型的研究方面发挥着重要的作用。聚乙烯醇乙酸酞酸酯为聚乙烯醇的衍生物，在制剂中通常用作肠溶包衣和糖衣片片芯的隔离层包衣。

一、聚 乙 烯 醇

英文名：Polyvinyl Alcohol。英文缩写：PVA。分子式为$(CH_2CHOH)_n(CH_2CHOCOCH_3)_m$，其中 $m+n$ 为平均聚合度，m/n 应为 0～0.35；分子量为 20 000～220 000。聚乙烯醇不能直接通过其单体而聚合，由于游离的乙烯醇极不稳定容易异构转化为乙醛或环氧乙烷。因此，本品为聚乙酸乙烯酯的甲醇溶液中加碱液醇解反应制得。也可用酸催化醇解聚乙酸乙烯酯，但反应速度较慢，污染严重，且聚乙烯醇分子含有少量酸极难去除，致使干燥过程中聚乙烯醇脱水形成醚键而降低成品质量，因此酸催化醇解法目前很少应用。

结构式：

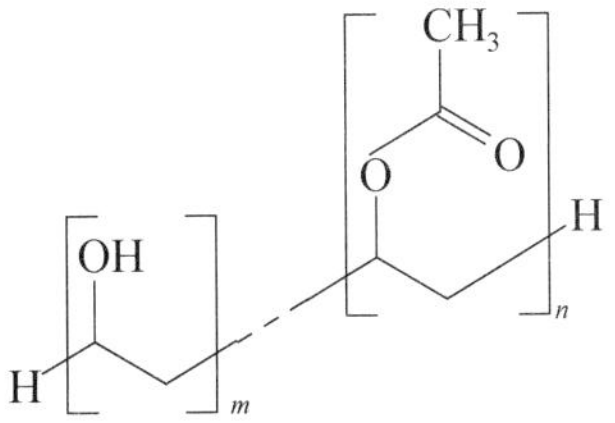

（一）性状和性质

本品为白色至黄色粉末或半透明状颗粒；无臭，无味。

聚乙烯醇亲水性极强，可溶于水，在酯、酮、醚、烃及高级醇中微溶或不溶。聚乙烯醇的水溶解性与聚合度和醇解度有关，其中醇解度是影响溶解性的主要因素。由于结构中存在的大量—OH 导致聚乙烯醇分子内和分子间存在极强的氢键，阻碍了聚乙烯醇在水中的溶解性，因此，对于中等和完全醇解的聚乙烯醇而言，醇解度越高，聚乙烯醇的水溶解性越差，而部分醇解的聚乙烯醇分子链上残余的—OCOCH₃能够削弱氢键缔合，破坏分子的定向性，因此适量的—OCOCH₃可以改善聚乙烯醇的水溶性，但—OCOCH₃是疏水性的，含量过高反而使聚乙烯醇的水溶性下降。

聚乙烯醇水溶液的黏度受醇解度、聚合度、温度、浓度及放置时间等因素的影响。在相同的温度下，聚乙烯醇溶液黏度随浓度的升高而增加，聚乙烯醇溶液黏度随温度升高而降低。部分醇解聚乙烯醇水溶液的黏度较稳定，基本上不受放置时间的影响；而高醇解度聚乙烯醇水溶液，黏度随放置时间延长增大最终出现凝胶化。表 4-5 为 20℃时 4%（w/v）不同级别聚乙烯醇产品的水溶液黏度值。

表 4-5 市售聚乙烯醇产品级别的黏度（20℃）

产品级别	4%（w/v）水溶液黏度（mPa·s）
高黏度	40.0～65.0
中等黏度	21.0～33.0
低黏度	4.0～7.0

部分醇解的聚乙烯醇具有疏水性的—OCOCH$_3$和亲水性的—OH，具有一定的表面活性。醇解度越低，残存的—OCOCH$_3$越多，表面张力越小，乳化能力越强。不同醇解度聚乙烯醇的表面张力随聚乙烯醇浓度的变化规律见图 4-2。

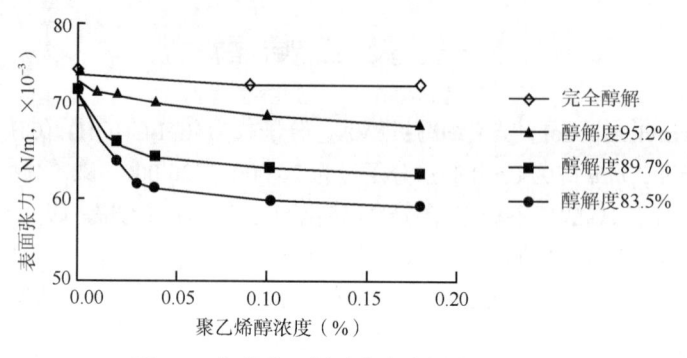

图 4-2 各种聚乙烯醇水溶液的表面张力

聚乙烯醇溶液具有良好的成膜性，可以形成透明、柔韧及具有黏着力的薄膜。聚乙烯醇膜的机械性能优良，拉伸强度大、耐磨性高，不易腐败，与其他黏附剂具有很好的相容性，对各类纤维素都具有良好的黏附性能，是一种很好的黏附材料。聚乙烯醇薄膜的拉伸强度、黏附性随聚合度、醇解度升高而增强；柔顺性则随醇解度的升高而降低，加入增塑剂如水、甘油、PEG、己内酰胺等均可降低膜的脆性，改善膜的柔韧性。聚乙烯醇成膜性与聚合度和醇解度相关，其变化规律见表 4-6。

表 4-6 不同聚合度、醇解度对聚乙烯醇成膜性的影响

性质	聚合度	醇解度
膜拉伸强度	聚合度↑，膜拉伸强度↑	醇解度↑，膜拉伸强度↑
膜伸长率	聚合度↑，膜伸长率↓	醇解度↑，膜伸长率↓
膜耐溶剂性	聚合度↑，膜耐溶剂性↑	醇解度↑，膜耐溶剂性↑

由于聚乙烯醇的结构特点，其热稳定性较差。聚乙烯醇在 100℃时缓慢脱水降解，变色、脆化且溶解度下降，至 170℃失去水溶性；加热至 200℃时聚乙烯醇熔融并迅速脱水降解，同时发生分子间醚化。

（二）应用特点

聚乙烯醇具有良好的成膜性和亲水性，常用作膜剂、涂膜剂的成膜材料，亦可用作包衣成膜材料，阻隔氧气，防治吸潮和掩味，同时其在眼用制剂中可作为较理想的助悬剂、增稠剂及增黏剂，也可作为缓控释骨架材料用于控制药物释放。由于其极强的亲水性和优良的黏着性，可用作经皮吸收制剂如凝胶贴膏剂的基质或骨架材料，从而改善凝胶贴膏剂的内聚力和黏弹性。此外，聚乙烯醇

具有优良的黏结性,可被用作片剂的黏合剂。聚乙烯醇作为乳化剂,可以被吸附在乳滴的周围,形成多分子乳化膜,阻止乳滴的合并,并可以增加分散介质的黏度,使乳剂稳定。

聚乙烯醇在强酸中降解,在弱酸和弱碱中软化或溶解。与大多数无机盐有配伍禁忌。与西黄蓍胶、阿拉伯胶、海藻酸钠等混合时,放置后出现分离倾向。硼砂/硼酸水溶液与聚乙烯醇作用形成不可逆凝胶,高锰酸钾、重铬酸盐等多价金属盐均可使聚乙烯醇水溶液转变成不溶性凝胶。

(三)应用举例

疏痛安涂膜剂

【处方组成】 透骨草 143 g,伸筋草 143 g,红花 48 g,薄荷脑 6.7 g。

【制法】 以上四味,除薄荷脑外,其余透骨草等三味加水适量,用稀乙酸调 pH 至 4~5,煎煮三次,每次 1 h。合并煎液,滤过,滤液浓缩为相对密度为 1.12~1.16,加乙醇使含醇量为 60%,放置过夜,滤过,备用。另取聚乙烯醇(药膜树脂 04)100 g,加 50%乙醇溶液适量使溶解,加入上述备用液,再加薄荷脑及甘油 8.3 g,搅匀,加 50%乙醇溶液调整总量至 1000 mL,即得。

【注解】 本品被收载于 2020 年版《中国药典》一部,为涂膜剂。使用时,喷至作用部位,溶剂迅速挥发而形成质地均匀、厚薄适宜的药膜。本品制剂前处理采用水提醇沉法提取富集药效成分,纯化后可有效改善药物膜剂的载药量。聚乙烯醇(药膜树脂 04)为成膜材料,50%乙醇溶液为溶剂。甘油为增塑剂,可提高药膜的柔韧性,同时改善其保湿性。聚乙烯醇溶解时,可边搅拌边将该品缓缓加入溶剂中,充分溶胀、分散、溶解,直到溶液不再含有微小颗粒。

二、聚乙烯醇乙酸酞酸酯

英文名:Polyvinyl Acetate Phthalate。英文缩写:PVAP。分子式为$(CH_2CHOC_8H_5O_3)_a(CH_2CHOH)_b(CH_2CHOCOCH_3)_c$,其中 a 随 b 的摩尔百分数而不同,乙酰基的含量 c 保持不变,取决于起始物质。聚乙烯醇乙酸酞酸酯,又称为聚乙酸乙烯邻苯二甲酸酯、聚乙酸乙烯酞酸酯,为聚乙烯醇的衍生物,是酞酸酐和部分水解的聚乙酸乙烯酯的反应产物。本品为《美国药典》收载的品种,目前国外已有销售。

结构式:

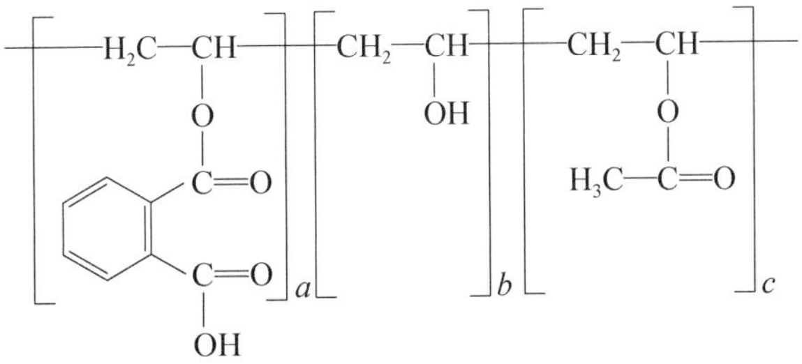

(一)性状和性质

聚乙烯醇乙酸酞酸酯为自由流动的白色至类白色微有醋臭的无定形粉末。

(1)溶解性。聚乙烯醇乙酸酞酸酯在乙醇和甲醇中可溶,在丙酮和异丙醇中微溶,在三氯甲烷、二氯甲烷和水中不溶,其具体溶解度见表 4-7。聚乙烯醇乙酸酞酸酯的溶解度对于溶液的 pH 具有极其敏锐的响应性,而响应性发生于 pH 4.5~5.0。当溶液 pH<4.5 时,聚乙烯醇乙酸酞酸酯不溶;

当溶液 pH>5.0 时,聚乙烯醇乙酸酞酸酯溶解。该 pH 低于其他大多数肠溶包衣材料溶解所需的 pH,而聚乙烯醇乙酸酞酸酯在整个十二指肠部位均能溶解。另外,聚乙烯醇乙酸酞酸酯的溶解度也受溶液中离子强度的影响。

表 4-7 聚乙烯醇乙酸酞酸酯在不同溶剂中的溶解度

溶剂	溶解度(25℃)
丙酮/乙醇(1∶1,w/w)	1∶3
丙酮/甲醇(1∶1,w/w)	1∶4
甲醇/二氯甲烷(1∶1,w/w)	1∶3
甲醇	1∶2
乙醇(95%)	1∶4

(2)T_g。聚乙烯醇乙酸酞酸酯的 T_g 为 42.5℃,随着增塑剂酞酸二乙酯的加入量增大,T_g 降低。

(3)黏度。聚乙烯醇乙酸酞酸酯∶甲醇(1∶1,w/w)溶液黏度为 5000 mPa·s。在甲醇-二氯甲烷混合溶液中,随甲醇浓度的增加,聚乙烯醇乙酸酞酸酯黏度增加。

(4)稳定性。聚乙烯醇乙酸酞酸酯应储藏在气密容器中,对温度和湿度比较稳定。在高温和高湿下,聚乙烯醇乙酸酞酸酯与其他肠溶包衣聚合物材料相比,不易水解。在聚乙烯醇乙酸酞酸酯的水分散体中,水解产生的游离酞酸,对物理稳定性有不良影响。

(5)安全性。聚乙烯醇乙酸酞酸酯作为辅料用于口服制剂中,通常被认为无毒、无刺激性。

(二)应用特点

聚乙烯醇乙酸酞酸酯是一种黏度调节剂,在制剂中用作肠溶包衣和糖衣片片芯的隔离层包衣。聚乙烯醇乙酸酞酸酯包衣时浓度为 10%~30%,喷雾包衣时多选用 10%。聚乙烯醇乙酸酞酸酯包衣处方中常加入增塑剂,与几种常用增塑剂如三乙酸甘油酯,枸橼酸三乙酯,乙酰基枸橼酸三乙酯,邻苯二甲酸二乙酯及 PEG 400 等具有良好的相容性。增塑剂∶聚乙烯醇乙酸酞酸酯的比例为 1∶10 效果最佳。

(1)肠溶包衣材料。用作肠溶包衣时,聚乙烯醇乙酸酞酸酯同其他辅料如邻苯二甲酸二乙酯和硬脂酸一起溶解于溶剂中。无色包衣膜采用甲醇为溶剂,而有色包衣膜可采用甲醇或乙醇/水作溶剂。无色包衣体系和有色包衣体系通常包衣增重 8%、6%。应用于片剂肠溶包衣时,浓度一般为 9%~10%。苏特丽(Sureteric)是一种全配方的水性肠溶包衣系统,为微粉化干粉,其组成包括聚乙烯醇乙酸酞酸酯、增塑剂、着色剂等成分。

(2)糖衣包衣材料。聚乙烯醇乙酸酞酸酯在片剂糖包衣工艺中已取代某些材料如虫胶用于包衣的隔离层。在溶剂系统中可使用高比例的乙醇和其他辅料。2 层包衣通常足以密封大多数药片,含有碱性组分的药片需包到 5 层,而对于肠溶包衣需包 6~12 层。用于糖衣隔离层时,浓度一般为 28%~29%。

(3)固体分散体的载体。聚乙烯醇乙酸酞酸酯与羟丙甲纤维素以一定比例混合后作为固体分散体的载体材料,可显著增加生物药剂学分类系统第Ⅱ类药物的溶解度和溶出速率。

聚乙烯醇乙酸酞酸酯应保存于密闭容器中。聚乙烯醇乙酸酞酸酯与聚维酮反应可形成不溶性复合物,并从溶液中沉淀。

(三) 应用实例

泮托拉唑钠肠溶片

【处方组成】 泮托拉唑钠 45.1 g，无水碳酸钠 14 g，乳糖 62.9 g，微晶纤维素 50 g，交联聚维酮 15 g，聚维酮 K30 10 g，微粉硅胶 1 g，硬脂酸镁 2 g，羟丙甲纤维素 48 4 g，苏特丽 20 g。

【制法】 泮托拉唑钠，无水碳酸钠，乳糖，微晶纤维素，交联聚维酮，聚维酮 K30 混合均匀并加入适量异丙醇湿法制粒，颗粒干燥后与硬脂酸镁、微粉硅胶混匀，压制成 1000 片；将羟丙甲纤维素 48 均匀分散于异丙醇和二氯甲烷（2∶1，w/w）的混合液中，用于包裹片心，包衣增重为 2%；苏特丽分散于适量蒸馏水中，持续搅拌混合 20~25 min 至分散均匀，包衣前 250 μm 筛网过筛，将泮托拉唑钠片心置于包衣锅中，调节喷枪角度和流速，使包衣液均匀分布于片心表面，持续以上操作至色泽均匀，包衣增重 10%。

【注解】 泮托拉唑钠肠溶片采用湿法制粒压片法，乳糖、微晶纤维素为填充剂，交联聚维酮为崩解剂，聚维酮 K30 为黏合剂，微粉硅胶为助流剂，硬脂酸镁为润滑剂。

苏特丽是聚乙烯醇乙酸酰酸酯、增塑剂及其他成分的全配方预混辅料。包衣前苏特丽水分散液应用过筛除去不溶性聚合物粒子，以免堵塞喷枪或影响片面光滑度。包衣过程中肠溶性水分散体应充分持续搅拌，避免沉淀和粒子聚集。

第四节 聚维酮类

一、聚维酮

英文名：Povidone。英文缩写：PVP。别名：聚乙烯吡咯烷酮、聚 N-乙烯基丁内酰胺。分子式为 $(C_6H_9NO)_n$。本品系吡咯烷酮和乙烯在加压下生成乙烯基吡咯烷酮单体，在催化剂作用下聚合得到的 1-乙烯基-2-吡咯烷酮均聚物，以 K 值表示不同的规格类型，K 值的范围常为 10~100，K 值越高分子量越大。中国药典规定聚维酮 K30 的平均分子量为 3.8×10^4。

结构式：

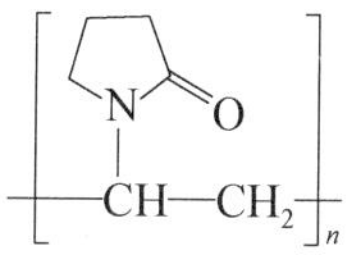

(一) 性状与性质

本品为白色至乳白色粉末或颗粒；无臭或稍有特臭，无味；具引湿性。本品在水、甲醇或乙醇中易溶，在丙酮中极微溶解，在乙醚中不溶。其水溶液具有一定的黏度，通常 K 值越大，其黏度也越大。

(二) 应用特点

本品广泛用作片剂、颗粒剂等固体制剂的黏合剂，用量为 3%~15%(w/w)，溶液浓度为 0.5%~5%(w/v)。根据药物的性质选用水溶液或乙醇溶液，其中聚维酮乙醇液适用于对湿热敏感的药物制粒，降低颗粒干燥温度并缩短时间。制备胶囊剂时，若主药质轻可用本品 1%~2% 乙醇溶液制粒，以此改善药粉流动性，便于填充。此外，聚维酮能够促使片剂发生崩解，且崩解时间较快。

本品在液体制剂制备过程中可用作助溶剂；在固体分散体制备的过程中作为水溶性载体材料，可加速和提高难溶性药物的溶出，提高药物的生物利用度。在不溶性骨架或溶蚀性骨架缓控释制剂中，常用作致孔剂，以调节药物释放速率。聚维酮还可用于透皮吸收膜剂的控释膜组分。

在滴眼剂中加入适量聚维酮，可减少刺激性，提高溶液稠度，延长药效。且聚维酮具有亲水性和润滑作用，含聚维酮2%～10%的滴眼液可作人工泪液。另可与碘合成聚维酮碘（PVP-I_2），消毒杀菌剂，减少碘对皮肤的刺激，提高碘的杀菌效力。

本品与磺胺噻唑钠、水杨酸、水杨酸钠、鞣质、苯巴比妥及其他化学物质在溶液中可形成分子加合物。

（三）应用实例

复 明 片

【处方组成】 羚羊角1 g，蒺藜40 g，木贼25 g，菊花50 g，车前子25 g，夏枯草25 g，决明子40 g，人参15 g，酒萸肉25 g，石斛40 g，枸杞子40 g，菟丝子25 g，女贞子25 g，石决明50 g，黄连10 g，谷精草25 g，木通25 g，熟地黄25 g，山药25 g，泽泻10 g，茯苓25 g，牡丹皮25 g，地黄25 g，槟榔25 g，聚维酮 15 g，硬脂酸镁1.5 g，制成1000片。

【制法】 以上二十四味，蒺藜、木贼、菊花、车前子、决明子、人参、酒萸肉、石斛粉碎成细粉，过筛，混匀；羚羊角粉碎成细粉，与上述细粉混匀，其余枸杞子等十五味，加水煎煮两次，每次2 h，煎液滤过，滤液合并，减压浓缩至相对密度为1.12～1.15（60℃），与上述细粉及聚维酮，喷雾制颗粒，加入硬脂酸镁，混匀，压片，包糖衣或薄膜衣，即得。

【注解】 方中聚维酮为黏合剂。

二、交联聚维酮

英文名：Crospovidone。英文缩写：PVPP。别名：交联聚乙烯吡咯烷酮、不溶聚维酮。分子式为（C_6H_9NO）$_n$。本品是由 N-乙烯基-2-吡咯烷酮经过交联反应得到的高分子水不溶性聚合物。

结构式：

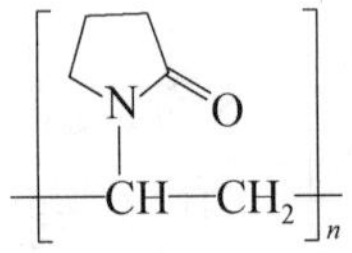

（一）性状与性质

本品为白色或类白色粉末，几乎无臭，极具引湿性。在水、乙醇、乙醚或三氯甲烷等溶剂及强酸、强碱中不溶。本品比表面积大，水合能力极强，吸水膨胀能力强（58.5%），溶胀系数为2.25～2.30。本品为非离子型，其膨胀和崩解不受 pH 影响，且溶胀时不出现高黏度的凝胶层，所以崩解能力相对较高。本品具有聚维酮相同的络合能力，能络合多种物质，如酚类、碘等。

（二）应用特点

本品有很高的毛细管活性及水合能力，遇水能迅速将水引入，促使其网格结构膨胀而产生崩解作用，且几乎无形成凝胶的倾向，主要用作片剂的崩解剂，在直接压片和干法或湿法制粒压片工艺中使用的浓度一般为 2%～5%。同时，由于其具有良好的可压性，制得的片剂外观光洁美观，硬度高，脆碎度低，且制成的片剂崩解时限和溶出效果不会经时改变。此外，其也可用作片剂、丸剂、颗粒剂、硬胶囊剂的干性黏合剂、崩解剂和填充剂。其粒度较小者可以减少片剂表面的斑纹，改善片剂的均匀性，常用量是 20~80 mg/片。另外，本品是很好的亲水性聚合物，可作为稳定剂用在混悬液、口服液等制剂中，并可改善片剂、颗粒剂和胶囊剂活性物质的释放。

本品采用直接混合、共碾磨或共蒸发等方法与有效成分进行混合，可提高难溶性药物的溶解度。采用共蒸发技术混合时，需先把药物用适当的溶剂吸附于交联聚维酮，然后将溶剂蒸发，即可达到增溶目的。共碾磨时，交联聚维酮的添加量一般是药物的 1~10 倍。作为澄清剂与吸附剂使用时，将药物混悬液过滤或者将溶液缓慢通过交联聚维酮床层，交联聚维酮可与多酚或单宁形成稳定的络合物，从而除去中药提取液中的单宁和多酚。

交联聚维酮与大多数无机或有机酸类药物相容，但暴露在有水环境中时，交联聚维酮可与这些物质产生加合作用。另外，本品有吸湿性，成品应密封包装，在阴凉干燥处保存。

（三）应用实例

桔贝止咳祛痰片

【处方组成】 桔梗 225 g，远志浸膏 44.12 g，川贝母 150 g，氯化铵 100 g，桉油 2 g，八角茴香油 2 g，甘草 25 g，交联聚维酮 10 g，羧甲淀粉钠 12 g，制成 1000 片。

【制法】 以上七味药材，桔梗加水煎煮两次，合并煎液，滤过，滤液浓缩成稠膏；川贝母、甘草分别粉碎成细粉，与上述稠膏、远志浸膏混匀，干燥，粉碎成细粉，加入氯化铵及交联聚维酮、羧甲淀粉钠混匀，制成颗粒，干燥，将桉油与八角茴香油混合后用氢氧化铝吸收，再与上述颗粒混匀，压片，包薄膜衣，即得。

【注解】 由于本品黏性大，可压性差，崩解缓慢，采用羧甲淀粉钠和交联聚维酮作为崩解剂，可加快片剂崩解，利于药物的体内溶出和吸收。

三、共 聚 维 酮

英文名：Copovidone。别名：乙烯吡咯烷酮-乙酸乙烯酯共聚物、N-乙烯基-2-吡咯烷酮-乙酸乙烯（60∶40）共聚物。分子式为 $(C_6H_9NO)_n(C_4H_6O_2)_m$。本品是 N-乙烯基吡咯烷酮（NVP）与乙酸乙烯酯（VA）以 3∶2 投料反应的线性共聚物。

结构式：

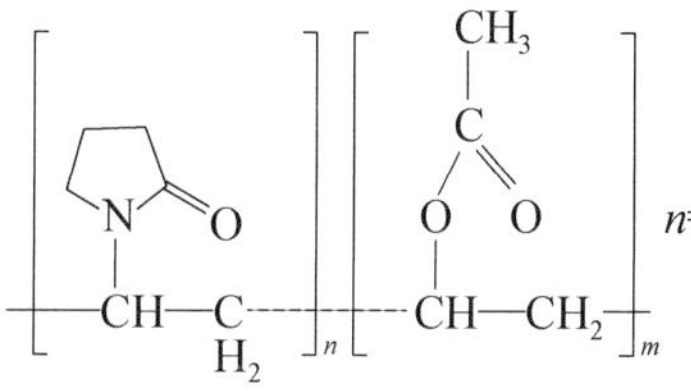

（一）性状与性质

本品为白色或黄白色粉末或片状固体，流动性好，可塑性强，具有良好的成膜性，无味，无臭或微臭。在水、乙醇、二氯甲烷、异丙醇、甘油、丙二醇、低分子量 PEG 等诸多溶剂中都有良好的溶解性，不溶于乙醚、液状石蜡等，其水溶液和醇溶液黏度较低。有吸湿性，但较聚维酮低。

（二）应用特点

本品可作为水溶性黏合剂和干性黏合剂应用于干法、湿法制粒和直接压片中，尤其适用于对水敏感的、水溶性差和高剂量药物。湿法制粒中根据不同的药物和辅料，可分别采用水或乙醇、异丙醇等为溶剂，在大多数情况下其用量为总量的 2%～5%，一般为 3% 左右，浓度一般为 5%～10%。其作为干性黏合剂用于直接压片法时，可使用乳糖、山梨糖、甘露醇、微晶纤维素等为辅料，用量一般为 5% 左右，即能较大程度地改善物料的压片性能，故常用于提高片剂的硬度和降低片剂的脆碎度，但要注意控制配料中的水分含量以保持适当的黏结性。

本品是一种优良的成膜剂，用于片剂、颗粒、微丸和糖包衣片芯的包衣溶液及局部用药的喷雾剂中。本品用于薄膜包衣，常和纤维素衍生物、虫胶、高分子量 PEG 合用，制得的薄膜包衣柔韧性好，具有低吸水性、高塑性和低黏性，一般情况下不必再加酯类增塑剂。

共聚维酮兼有亲水和疏水性，可作为固体分散体的载体和稳定剂，用于喷雾干燥、热熔挤出、溶剂蒸发法和流化床法等工艺制备固体分散体，可提高药物的溶解度，改善吸湿性效果显著，降低固体分散体老化现象。

本品性质稳定，但在和强酸或强碱溶液混合至一定程度时，分子链中的乙酸乙烯酯结构发生水解或皂化作用，导致物理性质的变化。本品的水溶液黏度不会因 pH 变化而变化，适用的 pH 范围较大。密闭于干燥处保存。

（三）应用实例

丹皮酚片

【**处方组成**】 丹皮酚 40 g，微晶纤维素 10 229 g，乳糖-纤维素复合物 29 g，共聚维酮 S630 1 g，微粉硅胶 1 g，制成 1000 片。

【**制法**】 原料药及辅料过 80 目筛，混匀，粉末直接压片，即得。

【**注解**】 丹皮酚是牡丹皮的主要成分，具有抗炎、抗氧化、抗糖尿病等药理作用，不溶于水。方中选用乳糖-纤维素复合物、微晶纤维素 102、微粉硅胶、共聚维酮 S630 分别作为填充剂、崩解剂、助流剂和黏合剂，压出的片剂外观光滑、硬度高、崩解迅速、累积释放度良好。其中微晶纤维素 102 与乳糖-纤维素复合物比例、共聚维酮 S630 用量和片剂硬度是影响崩解及脆碎度主要因素，共聚维酮 S630 用量对崩解时间影响较大。

第五节 环氧乙烷类

环氧乙烷类均聚物分 PEG 和聚氧乙烯两类。两者化学结构并无区别，只是分子量有差别。其中 PEG 的分子量小于 2.5×10^4，它是由环氧乙烷在酸或碱催化下，在引发剂水、乙二醇、乙醇等存在下，发生聚合反应，属于离子型聚合，聚合方法为液相或气相聚合。液相聚合以脂肪烃和芳烃为溶剂，氢氧化物为催化剂。而分子量大于 2.5×10^4 的环氧乙烷均聚物习惯上称为聚氧乙烯（Polyoxyethylene，PEO），其物理性质（如热塑性好、低吸湿性和高黏度）与 PEG 有较大的区别。与 PEG 合成不同，聚氧乙烯是用环氧乙烷开环聚合制得的，采用不同的金属催化剂，可得到分子量为 2.5×10^4～1.0×10^6 的产品，其主要用于日用化学工业和食品工业。

一、聚乙二醇

英文名：Macrogols、Polyethylene Glycol。英文缩写：PEG。别名：聚氧乙烯二醇、碳蜡。分子式为 HO（CH$_2$CH$_2$O）$_m$H，其中 m 代表氧乙烯基团的平均数，$m \geq 4$；平均分子量为 200～8000，药剂中常用的平均分子量为 300～6000，通常在名称后附有分子量数值以表明品种。本品是乙烯乙醇与环氧乙烷在氢氧化钠参与下，于大约 4 个大气压下，温度 120～135℃中反应缩合而得的聚合物的混合物。其分子量因聚合度不同而异，分子量低于 2.5×10^4 的环氧乙烷均聚物称为 PEG。

结构式：

$$\text{HO}-\overset{\overset{H}{|}}{\underset{\underset{H}{|}}{C}}-(\text{CH}_2-\text{O}-\text{CH}_2)_m-\overset{\overset{H}{|}}{\underset{\underset{H}{|}}{C}}-\text{OH}$$

（一）性状与性质

PEG 是环氧乙烷开环聚合得到的分子量较低的一类水溶性聚醚。室温下，PEG200、PEG300、PEG400 和 PEG600 为无色或近乎无色、澄明的黏性液体；PEG900、PEG1000、PEG1450、PEG1500、PEG3350、PEG4000、PEG4500、PEG6000 和 PEG8000 呈白色蜡状固体，微有异臭。本品在通常环境下不会水解和变质，另有如下性质（表 4-8、表 4-9）。

（1）溶解性。所有药用型号的 PEG 均易溶于水和多数极性溶剂，在乙醚中不溶，在脂肪烃、苯及矿物油等非极性溶剂中也不溶。液态 PEG 能溶于丙酮、甘油和二醇类化合物；固态 PEG 能溶于丙酮、二氯甲烷和甲醇。随着分子量的升高，PEG 在极性溶剂中的溶解度逐渐下降。温度升高时，PEG 在溶剂中的溶解度增大，即使高分子量的 PEG 也能与水混溶，在苯中也能溶解。温度升高至接近 PEG 溶液沸点时，聚合物中的高分子量部分可能会析出，导致溶液变浑浊或形成胶状沉淀。分子量越高，加热时越容易观察到此现象。不同型号的 PEG 相互可以任意比例混合（必要时熔化后混合）。

表 4-8 PEG 的部分物理性质

PEG	聚合度（n）	平均分子量	形态	溶解性 水	乙醇	三氯甲烷	乙醚	5%水溶液的 pH
300	5 或 6	285～315	黏液	S	S	S	i	4.0～7.0
400	8～10	380～420	黏液	S	S	S	i	4.5～7.5
600	11～13	570～613	黏液	S	S	S	i	4.5～7.5
1000	20～24	950～1050	蜡状	S	S	S	i	
1500	28～36	1300～1600	蜡状	1∶1	1∶100	1∶3	i	4.0～7.0
2000	40～50	1800～2200	蜡状	1∶2	1∶10	1∶2	i	4.4～7.0
3000	60～75	2700～3300	蜡状				i	
4000	69～84	3000～4800	蜡状	1∶3	1∶2	1∶2	i	4.5～7.5
6000	112～158	5400～7800	蜡状	1∶2	微溶	1∶2	i	4.5～7.5

注：S 为可溶；i 为不溶。按药典方法检查，PEG 5%水溶液的 pH 应为 4.0～7.0。

表 4-9 PEG 的部分物理性质

主要性质	PEG400	PEG600	PEG1000	PEG1500	PEG4000	PEG6000
平均分子量	380～420	570～613	950～1050	1300～1600	3000～4800	5400～7800
密度（g/cm³）	1.120	1.080	1.080	1.080	1.080	1.080
固化点或凝点（℃）	4～8	15～25	35～40	42～48	53～59	55～61
运动黏度[mm²/s⁻¹(cSt)]	94～116	13.9～18.5	20.4～27.7	31～46	102～158	185～250

注：上述表内数据引自 2002 年版《欧洲药典》（EP2002）。

PEG 水溶液发生浑浊或沉淀时的温度称为昙点或浊点（cloud point），也称为沉淀温度。聚合物分子量越高，浓度越高，昙点越低，原因是温度升高，PEG 分子结构中醚氧原子与水分子的水合作用被破坏。常温常压下，通常分子量低于 2.5×10^4 的 PEG 观察不到起昙现象，但水溶液含有大量电解质时，由于离子化成分竞争水合分子，导致昙点降低。例如，0.5%PEG6000 水溶液在含 5%氯化钠时，即使加热至 100℃也不会发生浑浊，但含 10%氯化钠时，昙点降低至 86℃，含 20%氯化钠时，昙点降低至 60℃。

PEG 在水中溶解时有明显的热效应，释放的热量主要来自醚氧键的水合热，固态 PEG 的水合热被溶解时所需热量抵消，因此观察不到热效应。

（2）吸湿性。较低分子量的 PEG 具有很强的吸湿性，随着分子量增大，吸湿性迅速下降，这是由于分子量增大，削弱了末端羟基对整个大分子极性的影响，但高温条件下长期放置，即使分子量较大的 PEG 也会吸收一定量的水分。

（3）表面活性与黏度。PEG 有微弱的表面活性。10%液态 PEG 水溶液的表面张力约为 44 mN/m，10%固态 PEG 水溶液的表面张力约为 55 mN/m。PEG 分子的末端羟基被酯基等其他疏水基团取代后，表面活性会明显增强。许多药用非离子表面活性剂如吐温、苄泽等都是低分子量 PEG 的末端羟基被取代的衍生物。

分子量较低的 PEG 水溶液的黏度不高，低浓度溶液的黏度几乎与水相似，随着分子量增大，PEG 的黏度会上升，但分子量在数万以内的 1% PEG 水溶液的黏度仍低于相近分子量和相同浓度的甲基纤维素、羧甲基纤维素、海藻酸钠等水溶性聚合物，PEG 只有在很高浓度或在某些极性溶剂中才会形成凝胶。盐、电解质及温度对 PEG 溶液的黏度影响不大，仅在高温和大量盐存在时，黏度才会出现较明显的下降。

（4）化学反应性。PEG 分子链上两端的羟基具有反应活性，能发生所有脂肪族羟基的化学反应，如酯化反应、氰乙基化反应及被多官能团化合物交联等，120℃以上可与空气中的氧气发生氧化作用，尤其在产品中残留过氧化物时，这种氧化作用更容易发生。

PEG 与多种化合物具有良好的相容性，特别是极性较大的物质，甚至某些金属盐在加热时也能溶解在 PEG 中并在室温下保持稳定，如钙、铜、铁、锌的氯化物或碘化物等，由于 PEG 分子上大量醚氧原子的存在，能与许多物质形成不溶性络合物，如苯巴比妥、茶碱及一些可溶性色素等，有些抗生素和抑菌剂也可因络合而造成活性降低或失活。酚、鞣酸、水杨酸、磺胺等可使 PEG 软化或变色。PEG 及其水溶液可经受热压灭菌、滤过除菌或 γ 射线灭菌；固态 PEG 在 150℃干热灭菌 1 h，会发生氧化，颜色变暗，有酸性降解产物生成，加入适宜的抗氧化剂可防止氧化。

（二）应用特点

由于 PEG 有广泛的溶解范围、兼容性、成膜性、增塑性、分散性、亲水性等性能，在中药制药中有如下应用。

1. 药物溶剂

（1）中药软胶囊溶剂、稀释剂和增溶剂。分子量为200～600的PEG在常温下呈液体状态，此状态下PEG具有与水完全混溶性，在水溶液中有较大的水动力学体积，且能与各种溶剂广泛相容，略有吸湿性，是良好的中药软胶囊溶剂、稀释剂和增溶剂。当植物油（如大豆油、玉米油、菜籽油、葡萄籽油、玫瑰油）等不适合作为活性药物配料载体时，PEG则成为首选材料。中药软胶囊囊材主要选用药用明胶，但药用明胶存在崩解程度低等缺点。在囊皮中加入PEG400可加速软胶囊的崩解，明显改善囊皮的硬度，归因于PEG400有一定吸水作用，起到保湿效果，进而减小内容物对囊皮的吸水作用。但不同用量的PEG400对囊皮的溶解性能和稳定性影响不同。

（2）中药注射剂的溶剂。PEG用作注射液的溶剂可提高药物溶解度，对遇水不稳定的药物兼有稳定作用，可选用特定浓度的PEG300和PEG400，以制成稳定的注射液。

2. 润滑剂与黏合剂

中药提取物片剂的质量不仅取决于主药的性质，处方组成、辅料性质和比例也影响其质量的好坏。载药量大、可压性差的药物制备片剂时更应选择合适的辅料，PEG4000和PEG6000是中药片剂（如可溶片、泡腾片、口腔崩解片、靶向片剂等）常用辅料，是优良的黏合剂和润滑剂。PEG6000作润滑剂，能显著改善中药提取物粉末的压缩成形性，其熔点低，加压部分溶解，后解压固化，颗粒间形成"固体桥"，故药粉在较小压力下即可压缩成片，但其无增强片剂硬度的作用。PEG可使片剂表面光滑、有光泽，且不易损坏。小剂量高分子PEG可防止糖衣片剂之间黏结，片剂与药瓶之间黏结。

3. 药物基质

（1）中药软膏剂基质。中药软膏剂是以中医理论为基础、透皮给药的一种剂型，为半固体外用制剂。PEG作为水溶性软膏剂基质，具有以下特点：在水中有较高的溶解度，虽有油样外观，却能与水以任意比例混合，但在有机溶剂中的溶解力（芳香族碳氢化物＞脂肪族碳氢化物）显著低于在水中的溶解力。本品性质稳定，可溶解多种可溶性药物，黏稠度适中，易涂布，无油腻感，释放和透皮吸收较快。本品有较强的吸湿性，对皮肤病灶面的水性分泌物有吸收作用，基本无毒，无刺激性。本品易清洗，不污染衣物，接受度好，广泛应用于中药软膏剂中。

（2）中药栓剂基质。PEG及其混合物是良好的栓剂水溶性基质，在水中能完全分散，进而促进药物的释放，且易于洗除，增强患者用药的依从性。除普通栓剂外，在中空栓、双层栓、缓释栓等新剂型中，PEG水溶性基质同样性能优良，如PEG400、PEG1000、PEG2000、PEG4000、PEG6000等可用作栓剂基质。经临床使用证明，PEG在水溶性中药栓剂基质中应用广泛，效果优良；最大的缺点是吸湿性较强，同时当基质中含水量低于20%时，用于腔道对黏膜有刺激。

（3）中药滴丸剂基质。滴丸剂基质的选择对滴丸的形状是否圆润，表面是否光滑有重要影响。在熔融状态时，药物与基质的密度不同，比例不当会导致一定的分层，影响滴丸质量。PEG是中药滴丸剂中一类较理想的水溶性基质，可容纳液体药物，溶散性能良好、无生理活性、化学性质稳定，最常用的是PEG4000、PEG6000，可药物混合制成高度分散的固体分散体系。

（4）凝胶贴膏剂基质。凝胶贴膏剂是指药材提取物或药材与适宜的亲水性基质混匀后，涂布于背衬材料上制成的贴膏剂。凝胶贴膏剂基质处方主要分为两类：一类为非交联型，以动植物胶为主；另一类为交联型，以高分子聚合物为主。PEG400常作为中药凝胶贴膏剂中亲水性基质部分。中药浸膏性质的多样性、浸提物与基质的添加顺序、基质与药物合理的比例关系等因素均会引起各项指标的改变和影响制剂成形的质量，将浸膏加入基质中一并筛选是提高制剂稳定性的最佳选择。

4. 固体分散体材料载体

PEG 分子量在 1000~20 000 时为蜡状固体，是优良的固体分散体载体。作为载体，PEG 可使药物高度均匀分散，进而增加药物的溶出速率，提高药物的生物利用度。

5. 包衣材料

较高分子量的 PEG（M 为 4000~6000）可成膜，但对热敏感，温度高时易熔融，可与其他薄膜衣合用。例如，以 PEG6000、枸橼酸、碳酸氢钠、安赛密为罗布麻泡腾片辅料。PEG6000 包裹碳酸氢钠成适宜厚度，可有效地避免酸源与碱源发生反应，且不易黏冲。

6. 增塑剂与致孔剂

PEG 是结构规整、柔性良好的高分子聚合物，水溶性的 PEG 作增塑剂时可应用于微丸、薄膜包衣、微囊、膜剂、涂膜剂等剂型中，以促进均匀药膜生成、增强膜的机械强度和韧性、提高透湿性、减少膜裂纹发生率。用乙基纤维素、醋酸纤维素制成的渗透性缓释或控释包衣膜，通常需加入亲水性的 PEG 作为致孔剂。当含有致孔剂的包衣膜与水或消化液接触时，包衣膜上的致孔剂部分溶解或脱落，使膜形成微孔或海绵状结构，增加药物和介质的通透性，从而获得所需的释药速率。PEG 可用作膜控型缓控释药物的孔剂，如醋酸纤维素半透膜。因不同分子量的 PEG 在水中的溶解度不同，PEG 作为致孔剂呈现不同的释药行为。此外，微囊形式的缓释制剂中也常用 PEG 为致孔剂。

7. 修饰材料

PEG 因特有的水溶性、无毒性、免疫学惰性等特点，现已成为应用最广泛的长循环修饰材料。PEG 修饰也称 PEG 化，其修饰范围已从蛋白质拓展到脂质体、纳米粒、小分子药物及多肽。表面疏水的纳米载体进入体内易被蛋白质吸附并被网状内皮系统捕获，从而影响靶向效果。利用 PEG 修饰，PEG 包裹在制剂的表面形成亲水性的毛刷状结构，能够有效防止纳米粒子被内源性蛋白质吸附，在体内可实现长循环的效果，增加药物被递送到其有效部位的概率。PEG 除了与化学合成的可生物降解材料形成共聚物外，目前也有较多关于将 PEG 与壳聚糖、聚氨基酸等高分子材料进行共聚的研究报道。PEG 也可修饰小分子药物，现以抗肿瘤药物为主，如紫杉醇、喜树碱、18α-甘草次酸等。小分子药物经修饰后，能显著改善或提高难溶性药物的水溶性、提高其生物活性。很多抗肿瘤药物通过高分子量材料修饰，可实现对肿瘤组织的被动靶向给药。

8. 注意事项

本品的化学活性主要集中在两端的羟基，既能酯化又能醚化，所以不得与氧化剂、酸类如碘、铋、汞、银盐、阿司匹林、茶碱衍生物等配伍；固体级别 PEG 可与苯巴比妥形成水不溶性复盐；与一些酸性色素也发生配伍形成复盐；可降低青霉素、杆菌肽等的抗菌活性和降低苯甲酸酯类防腐剂的抑菌效果；与酚、鞣酸、水杨酸配伍，可发生软化、液化；遇磺胺、蒽醌可发生色变；可使山梨醇从混合物中析出；塑料、树脂可被本品软化或溶解；能从薄膜包衣中发生迁移，可与片芯成分作用。所以在使用 PEG 时应特别注意上述的配伍变化。聚乙烯、聚氯乙烯等塑料及滤器中的纤维素酯膜可被 PEG 软化或被溶解，因此，液态 PEG 一般用不锈钢、铝、玻璃或搪瓷容器保存。PEG 需密封，在干燥处保存。

PEG 在药剂学领域中已应用多年，作为中药药用辅料应用广泛，同时也具有隐含的不良影响。近年来已有关于其不良反应的报道，认为分子量较低的 PEG 毒性较大。局部用药可能引起过敏反应，包括荨麻疹和延迟性过敏反应，特别是黏膜给药可导致刺激性疼痛。烧伤患者局部应用 PEG 会发生高渗性、代谢物酸中毒和肾功能衰退，因此对于肾衰竭、大面积烧伤或开放性外伤患者局部应用 PEG 应当特别谨慎。2022 年版《美国药典/国家处方集》规定 PEG 含乙二醇和二乙二醇限量应≤0.25%。

大剂量口服 PEG 可能会出现腹泻，口服液态 PEG 可能会被吸收，但分子量较高的 PEG 在胃肠道不会被吸收。PEG200、PEG400、PEG600（大白鼠，经口）的 LD_{50} 分别为 28.9 mL/kg、43.6 g/kg 和 59 g/kg，PEG800 的 LD_{50} 为 >50 g/kg（大白鼠，经口），因此本品毒性低，允许作为动物饲料和饮料水的添加剂。WHO 确定 PEG 可接受的每日剂量最高为 10 mg/kg。静脉注射时应用高剂量 PEG 应慎重。

PEG 用于软胶囊中作基质时，干燥时间过长或过短均易使 PEG 性质改变，进而影响软胶囊质量；储存过程中，也出现 PEG 致使囊壳变硬，导致崩解时限延长。PEG300 在注射液中的最大含量建议约为 30%，含量大于 40%可见溶血作用。当 PEG 用作栓剂基质时，由于它们的高渗性能可引起局部刺痛，长时间使用可引起皮肤干燥，并对黏膜有一定的刺激性。对皮肤的刺激作用低，但药物溶于 PEG 中，这种副作用可增强。此外，与其他药物或防腐剂配伍会降低药效，影响作用强度。在聚合物修饰方面，PEG 的不良反应：PEG 分子本身或在合成过程中引入的副产物可能会引起机体的过敏反应；载体在 PEG 化修饰后，其在体内的药动学行为不可预测的变化可能发生；PEG 的不可生物降解性和在有氧环境中易降解性可能会对制剂产生不利影响。在实际中药制剂的研制中应根据剂型、主药、适应证需要等合理选择 PEG 聚合物种类及用量配比，以减少 PEG 不良反应。

（三）应用实例

妇痛宁滴丸

【处方组成】 当归油 100 g，PEG6000 850 g，硬脂酸 50 g，二甲硅油 300 若干。

【制法】 取 PEG6000、硬脂酸置容器中，加热至 100~110℃，全部熔融，加入当归油搅拌溶解，滴速为 40~45 滴/分，用二甲硅油 300 作为冷却剂，制得每丸平均重为 50 mg。

【注解】 本品为肠溶滴丸，处方中当归油为脂溶性成分，为使药物在局部发挥持久作用，本处方选择亲水性基质 PEG 制成滴丸。PEG 亲水性强，与脂溶性基质比较，易与体液混合，容易被吸收，具有良好的药物相容性，是理想的栓剂基质，在室温时具有适宜的硬度，口服给药后能缓缓溶于肠道中，从而缓慢释放药物。PEG6000 熔点高，耐受高温天气，在储存期内滴丸物理性质稳定，储存方便；加入硬脂酸，可以减轻 PEG 的刺激性。

二、聚 氧 乙 烯

英文名：Polyethylene Oxide。英文缩写：PEO。别名：氧化聚乙烯。分子式为 $(CH_2CH_2O)_n$，其中 n 为氧乙烯基的平均数；分子量高于 $2.5×10^4$，$n=2000~20000$。本品是由环氧乙烷在高温和高压下，并在引发剂和催化剂存在下聚合而制得，为环氧乙烷的非离子型均聚物。

结构式：

$$HO+CH_2—CH_2—O+_nH$$

（一）性状与性质

聚氧乙烯为白色至灰白色的自由流动粉末，有轻微的氨臭。聚氧乙烯密度为 1.3 g/cm³，熔点为 65~70℃，含水量<1%，溶于水，水溶液具有一定的黏度。根据水溶解的黏度特性曲线，本品可分为不同级别，不同级别在水-异丙醇溶液中显不同的黏度。本品吸水能力强，膨胀度大，产品可含有适当的抗氧化剂。

聚氧乙烯能溶于水及乙腈、三氯甲烷、二氯甲烷，不溶于乙醇、乙二醇和脂肪族碳氢化合物。聚氧乙烯水溶液具有一定的黏性，据此可将其分为不同的产品。聚氧乙烯在高温下黏度会降低。相对分子量大于 $1.0×10^5$ 的聚氧乙烯，表现出很高的黏性，容易形成凝胶。美国 DOV 公司聚氧乙烯产品数据见表 4-10。

本品的黏附力、凝胶强度和溶胀性取决于分子量，高聚合度的聚氧乙烯对悬浮在水中的各种细微物质具有凝聚作用，分子量越大，凝聚作用越强。

表 4-10　聚氧乙烯重复单元、分子量及 25℃时的黏度

聚氧乙烯级别	重复单元	平均分子量	黏度（mPa·s） 1% 溶液	2% 溶液	5% 溶液
WSR N-10	$2.275×10^3$	$1.0×10^5$			30～50
WSR N-80	$4.5×10^3$	$2.0×10^5$			55～90
WSR N-750	$6.8×10^3$	$3.0×10^5$			$6×10^2$～$1.2×10^3$
WSR N-205	$1.4×10^4$	$6.0×10^5$			$4.5×10^3$～$8.8×10^3$
WSR N-1105	$2×10^4$	$9.0×10^5$			$8.8×10^3$～$1.76×10^4$
WSR N-12K	$2.3×10^4$	$1.0×10^6$		$4×10^2$～$8×10^2$	
WSR N-60K	$4.5×10^4$	$2.0×10^6$		$2×10^3$～$4×10^3$	
WSR-301	$9×10^4$	$4.0×10^6$	$1.65×10^3$～$5.5×10^3$		
WSR Coagulant	$1.14×10^5$	$5.0×10^6$	$5.5×10^3$～$7.5×10^3$		
WSR-301	$1.59×10^4$	$7.0×10^6$	$7.5×10^3$～$1×10^4$		

注：来自 DOW 公司产品 Polyox 的数据。

（二）应用特点

由于聚氧乙烯具有吸水能力强、膨胀度大等性质，在药剂制造中常用作片剂、丸剂的崩解剂，多用于直接压片的崩解剂。在湿法制粒压片工艺中，外加比内加效果好，使用浓度酌情而定。本品作为崩解剂的优点是适用的药物范围广，压制的片剂外形美观、光滑、硬度较高，不易破碎，崩解时限短，是一种新型崩解剂。

分子量大于 $1.0×10^5$ 的聚氧乙烯，在双层渗透泵片远离释药小孔的下层作为双层渗透泵片的促渗透剂，吸水膨胀产生推动力，将上层药物推出释药小孔。也可在渗透泵片的片心含药层及助推层同时使用聚氧乙烯促渗透剂。分子量在 $1.0×10^5$～$6.0×10^6$ 的聚氧乙烯，因其分子链较长，可与黏蛋白紧密结合，是优质的黏膜黏附剂，可用于膜剂、贴剂、凝胶剂等制剂的制备。聚氧乙烯的分子量增大，黏附作用随之加强。

聚氧乙烯为亲水凝胶骨架材料，可以通过骨架溶胀而延缓药物的释放，用于缓释制剂中。此外浓度为 5%～85% 的聚氧乙烯水溶液可用作片剂的黏合剂；聚氧乙烯还可用于脂质体、亚微球的表面修饰。

本品为高分子化合物，性质稳定，不能与强氧化剂配伍，需避光，在阴凉、干燥通风处密封保存。

（三）应用实例

酒石酸美托洛尔缓释片

【处方组成】　酒石酸美托洛尔（MT）100 mg，聚氧乙烯 170 mg，卡波姆 65 mg，碳酸钠 102 mg。

【制法】 将药物 MT、聚氧乙烯、卡波姆、碳酸钠用研钵研细过 80 目筛，按处方量称取药物和辅料，混合均匀，用 10 cm 的浅凹冲，单冲压片机压片，硬度 6～8 kg。

【注解】 本处方中，利用聚氧乙烯中醚氧键的非共用电子对氢键具有亲和力的性质，在处方中加入能够接受电子的卡波姆，同时加入无机盐碳酸钠，组成一个全新的骨架组合。这个全新的骨架组合能够有效控制水溶性大的药物释放。此外，聚氧乙烯和卡波姆合用，体系黏度增大，同时卡波姆溶胀吸收水分，能延长在上消化道中停留时间，从而改善缓释效果和体内外相关性。MT 24 h 药物释放的整个过程与聚氧乙烯、卡波姆和碳酸钠三者都有关系。在开始 2 h 的 pH 为 1.2 的释放介质中，由于碳酸钠的碱性能使片子表面卡波姆中少量羧基离子化溶胀；同时聚氧乙烯在水中形成凝胶，亦可减慢药物的释放，三者的相互作用避免了突释。在第二阶段 pH 为 6.8 的磷酸盐缓冲液（PBS）的释放介质中，卡波姆中的羧基离子化，吸水溶胀，与聚氧乙烯一起形成的稳定水凝胶层，保证药物的平稳释放。在释药后期，药物浓度下降，扩散速率减小，但聚氧乙烯水凝胶吸水饱和，药物释放是通过扩散和骨架的溶蚀，同时碳酸钠的溶解也加快了其溶蚀，保证了药物释放速率。在整个药物释放的过程中，聚氧乙烯、卡波姆和碳酸钠三者的相互作用，使药物释放前期避免突释，后期释放完全，整个过程释放接近零级。

三、聚氧乙烯蓖麻油衍生物

英文名：Polyoxyethylene Castor Oil Derivatives。别名：蓖麻油聚氧乙烯醚、乳化剂 EL、乳化剂 BY。分子式：$RO(C_2H_4O)_nH$，其中 $R = C_{12}～C_{18}$，$n = 40～80$。

结构式：

$$\begin{array}{l} C_6H_{13}CHC_{10}H_{18}CO_2CH_2 \\ \quad | \\ \quad O(CH_2CH_2O)_{n_1} \\ C_6H_{13}CHC_{10}H_{18}CO_2CH \\ \quad | \\ \quad O(CH_2CH_2O)_{n_2} \\ C_6H_{13}CHC_{10}H_{18}CO_2CH_2 \\ \quad | \\ \quad O(CH_2CH_2O)_{n_3} \end{array} \quad 其中，n_1 + n_1 + n_3 = 40～80$$

聚氧乙烯蓖麻油衍生物是由低分子量的 PEG、蓖麻醇酸和甘油反应形成的一系列非离子型表面活性剂，其制备主要采用加成法合成，是以三蓖麻酸甘油酯和环氧乙烷为原料，在氢氧化钾催化剂存在下，进行加成反应所得的多组分混合物，包括聚乙二醇蓖麻油酸酯、乙氧基甘油三蓖麻油酸酯及未反应的蓖麻油和乙氧基化甘油等。蓖麻醇酸与甘油和 PEG 组成疏水基部分，聚乙二醇甘油醚及多元醇组成亲水基部分，疏水基部分与亲水基部分比例不尽相同，产品型号不同，但均以疏水部分为主。

其中应用较广的聚氧乙烯蓖麻油衍生物有以下两个品种：①聚氧乙烯（35）蓖麻油（商品名为 Cremophor EL），其主要成分为聚乙氧基化甘油蓖麻油酸酯，其他成分包括聚乙二醇脂肪酸酯和未反应的蓖麻油，氧乙烯链节数（E.O.）为 35～40，疏水基成分约占 83%，亲水成分为 PEG 和乙氧基化甘油。②聚氧乙烯（40）氢化蓖麻油（商品名 Cremophor RH40），其主要成分为氧乙烯化甘油三羟基硬脂酸酯，还有少量聚乙烯三羟基硬脂酸和游离的聚乙二醇，氧乙烯链节数（E.O.）为 40～45，疏水基成分约占 75%，亲水成分为 PEG 和乙氧基化甘油。

（一）性状与性质

Cremophor EL 为白色、类白色或淡黄色糊状物或黏稠液体，26℃以上澄明，微有异臭。Cremophor RH40 为白色半固体糊状物，30℃时液化，水溶液微有异臭。另有如下性质。

1. 溶解性

聚氧乙烯蓖麻油衍生物易溶于水，在水中能形成澄明稳定的溶液，也可溶于乙醇、丙二醇及三氯甲烷、乙酸乙酯、苯等有机溶剂，在加热条件下能与脂肪酸及动植物油混溶。耐硬水、耐酸、耐无机盐，遇强酸或强碱会引起水解。部分聚氧乙烯蓖麻油衍生物的一般物理性质见表 4-11。

表 4-11 部分聚氧乙烯蓖麻油衍生物的一般物理性质

类别	密度（g/cm³）	pH	熔点（℃）	凝固点（℃）	HLB	昙点（℃）	黏度（25℃，mPa·s）
Cremophor EL	1.05~1.06	6~8	19~20	—	12~14	72.5	650~800
Cremophor RH40	—	6~7	30	21~23	14~16	95.6	20~40[1]

注：[1] 30%（w/v）水溶液。

2. 表面活性

0.1% Cremophor EL 水溶液和 0.1% Cremophor RH40 水溶液的表面张力分别为 40 mN/m 和 43 mN/m，在水中的临界胶束浓度分别为 0.009%和 0.039%，具有较强的表面活性。聚氧乙烯蓖麻油衍生物 HLB 值均大于 10，且随着分子中氧乙烯链节数的增加，亲水性增加，HLB 值升高。

（二）应用特点

聚氧乙烯蓖麻油衍生物对疏水性物质具有很强的增溶和乳化能力，可增溶或乳化各种挥发油、脂溶性维生素或形成 O/W 型乳剂。在含有水相的气雾剂介质中，加入 Cremophor RH40 能有效改善抛射剂在水相中的溶解度，改善气雾剂中药物的分散状态。

Cremophor EL 已经作为地西泮、丙泮尼地等注射剂的溶剂使用；天然抗肿瘤药物紫杉醇不溶于水，目前临床最为常用的紫杉醇注射剂是由 6 mg/mL 的紫杉醇溶解于 Cremophor EL 和无水乙醇（v/v = 1 : 1）的混合溶剂中制备而成。以 Cremophor EL 作为缓冲溶剂的托品卡胺滴眼液，与市售制剂相比，对眼睛刺激性小，生物利用度高。Cremophor RH40 可以用于含水的气雾剂中，以改善抛射剂在水相中的溶解度；还可以用于乳化脂肪酸和脂肪醇。此外，Cremophor EL 可用作栓剂的基质。

Cremophor EL 在除氯化汞外的低浓度电解质如酸类或盐类溶液中稳定；在 121℃热压灭菌，颜色会变深。Cremophor RH40 在 121℃热压灭菌，会导致轻微的 pH 下降；与含酚羟基的化合物如苯酚、间苯二酚、鞣酸等合用在较高温度下会产生沉淀而发生配伍变化；一般情况下不受硬水中盐类影响。聚氧乙烯蓖麻油衍生物一般需避光，在阴凉、干燥通风处密封保存，避免与酸、碱或氧化剂接触以免发生氧化、分解反应。

Cremophor EL 毒性低，一般认为是安全的，偶尔可发生过敏反应、高脂血症、血液黏度增高、红细胞聚集等不良反应。作为注射给药时有过敏反应报告，患者用药前须进行抗过敏处理。

（三）应用实例

芎冰自乳化滴丸

【处方组成】 川芎嗪 2.5 g，冰片 0.5 g，油酸乙酯、Cremophor EL、OP 乳化剂、甘油、乙醇

（10:18:18:21:3）。

【制法】 按比例取油酸乙酯、Cremophor EL、OP 乳化剂、甘油、乙醇（10:18:18:21:3），在 37℃，400 r/min 磁力搅拌 20 min，加入川芎嗪 2.5 g、冰片 0.5 g，超声溶解，搅拌均匀得芎冰自微乳化给药系统（self-microemulsion drug delivery system，SMEDDS）。取芎冰自微乳化给药系统，按 1:3 比例加入熔融的基质中（PEG4000 与 PEG6000 的比例 1:1），混合均匀，80℃保温，以 45 滴/分的滴速滴入液状石蜡冷凝剂中（滴距 6 cm），冷却，固化成丸，风干，即得。

【注解】 自微乳化给药系统是由于所使用的表面活性剂比例较大，或由于助表面活性剂的存在，而使其自乳化后形成的乳滴粒径在 10～100 nm 的自乳化系统。芎冰复方水溶性差，口服生物利用度低、代谢快，半衰期短。自微乳化给药系统可增加疏水性药物的溶解度，改善其口服吸收，起到提高生物利用度和治疗效果的作用。这种滴丸将自微乳化给药技术与中药滴丸固体分散体技术相结合，既充分发挥了自微乳给药系统的优势，又避免了液体制剂携带和服用不便且稳定性差的不足，在生理条件下可自发乳化形成微乳，增加药物的生物利用度。Cremophor EL 用作混合乳化剂组分。PEG 类基质具有良好的成形性，自乳化速度较快，且平均粒径较小。其中，PEG4000 易熔融，稠度低，成形及外观较好，但硬度欠佳，而 PEG6000 稠度高，成形及外观较差，硬度较好，故将二者混合使用。

四、泊 洛 沙 姆

英文名：Poloxamer、Pluronic。别名：普流罗尼克。分子式为 $HO(C_2H_4O)_a(C_3H_6O)_b(C_2H_4O)_aH$，其中 a 为聚氧乙烯链节数，b 为聚氧丙烯链节数；平均分子量为 1000～16 000。

结构式：

$$HO\left[\begin{array}{c}\\O\end{array}\right]_a\left[\begin{array}{c}CH_3\\O\end{array}\right]_b\left[\begin{array}{c}\\O\end{array}\right]_aH$$

本品为聚氧乙烯聚氧丙烯醚[α-氢-ω-羟基聚(氧乙烯)$_a$-聚(氧丙烯)$_b$-聚(氧乙烯)$_a$]嵌段共聚物；在共聚物中，a 为 2～130，b 为 15～67。含聚氧乙烯为 81.8%±1.9%。其合成方法是先将氧化丙烯缩合到丙二醇基上，形成聚氧丙烯二醇，再将氧化乙烯缩合到聚氧丙烯基的两端而制得的氧乙烯、氧丙烯嵌段共聚物，其共聚物分子中聚氧乙烯亲水链占 10%～80%，余下的则为聚氧丙烯亲脂链，不同的规格型号，所占比例各不相同。

国外的药用泊洛沙姆商品名称为普朗尼克或普流罗尼克（Pluronic），其命名规则：在泊洛沙姆后附三位数字，前两位数字乘以 100 代表聚氧丙烯嵌段的近似分子量，第三位数乘以 10 为聚氧乙烯嵌段在共聚物中所占的重量百分比。例如，泊洛沙姆 188，编号前两位 18 表示聚氧丙烯嵌段为 18×100=1800（实际为 1750），后一位数字 8 表示聚氧乙烯嵌段占总数的 80%。由此推算该聚合物的分子量为 9000（实际为 8350）。在泊洛沙姆的命名规则中，最后一位数是 7 或 8 的共聚物均为固体，5 以下的共聚物为半固体或液体。国际市场的泊洛沙姆共聚物主要由 BASF 公司提供，商品名为普朗尼克（Pluronic）的产品在美国指药用级别和工业级别的泊洛沙姆，商品名为 Lutrol 的产品在欧洲指药用级别的泊洛沙姆。普朗尼克的命名原则为前一位或前两位是聚氧丙烯链段相对分子量的代号，最后一位数代表聚氧乙烯链段的重量百分比；字母 L、P 或 F 分别代表液态、糊状或片状。国际市场中具有代表性的泊洛沙姆产品对应普朗尼克型号及其平均分子量见表 4-12。

表 4-12　泊洛沙姆分子量和聚合度

泊洛沙姆型号	普朗尼克型号	平均分子量	a	b
124	L-44	$2.09\times10^3\sim2.36\times10^3$	12	20
188	F-68	$7.68\times10^3\sim9.51\times10^3$	80	27
237	F-87	$6.84\times10^3\sim8.83\times10^3$	64	37
338	F-108	$1.27\times10^4\sim1.74\times10^4$	141	44
407	F-127	$9.84\times10^3\sim1.46\times10^4$	101	56

（一）性状与性质

随着聚合度的增大，泊洛沙姆形态从液体变为半固体、固体。基本无臭、无味。固体密度为 $1.06\ g/cm^3$；室温下，泊洛沙姆 124 为无色液体。另有如下性质。

1. 溶解性和吸湿性

泊洛沙姆是由不同比例聚氧乙烯链段和聚氧丙烯链段构成的嵌段共聚物。由于聚氧乙烯的相对亲水性和聚氧丙烯的相对亲油性，使得这类共聚物具有极不相同的表面活性，衍生出从难溶于水的液体到易溶于水的固体等多种产品。

多数型号的泊洛沙姆在水中易溶，溶解度随分子中氧乙烯含量的增加而升高。在矿物油中不溶，在乙醚和石油醚中几乎不溶，溶于无水乙醇、乙酸乙酯、三氯甲烷。2.5%水溶液的 pH 为 5.0～7.5，注射用者 pH 为 6.0～7.0。本品有一定的起泡性，1%水溶液在 40℃、400 mg/min 的流速时，泡沫高度为 600 mm。水溶液在空气中较稳定，遇光则 pH 下降；在酸碱条件下稳定，但易生霉菌；可高压灭菌不会分解破坏。

泊洛沙姆含水量通常小于 0.5%，当相对湿度大于 80%时有吸湿性。

2. 表面活性

本品属于非离子型表面活性剂，具有良好的乳化性，同系物中，聚氧丙烯链段含量越高，乳化性越好，泊洛沙姆的 HLB 值从极端疏水性的泊洛沙姆 401（HLB 值为 0.5）到极端亲水性的泊洛沙姆 108（HLB 值为 30.5）。聚氧乙烯链段含量越高，HLB 值越大，聚氧乙烯链段含量相同时，相对分子量越小，其 HLB 值越大。其对矿物油和烷烃类的乳化性比对脂肪油的乳化性好。选择适宜的泊洛沙姆单独使用或配合使用，容易获得乳化液体所需的适宜 HLB 值。本品临界胶束浓度约为 0.2%，胶团结构的分子数在 8 个以下。

聚氧乙烯链段较小、分子量较高的泊洛沙姆具有较强的润湿能力。含 10%聚氧乙烯链段的泊洛沙姆 101、231、331、401 等均具良好的润湿性。其中以泊洛沙姆 401 分子量最大，对于像油这类疏水性物质的铺展效果最佳，而且在室温至 60℃的温度范围内均保持不变。

3. 昙点

泊洛沙姆分子中存在众多醚氧键，能与水形成氢键，温度升高到一定程度会破坏氢键而出现起昙现象。泊洛沙姆溶解度下降，水溶液发生浑浊的温度（即昙点）随分子中亲水性链段和疏水性链段的比例不同而在很大范围内变化。聚氧乙烯链段分子量 70%以上的泊洛沙姆，即使浓度高达 10%，常压下加热到 100℃，仍观察不到起昙现象，随着聚氧乙烯链段含量下降，泊洛沙姆的亲水性减弱，昙点降低。溶液浓度升高，昙点也会相应降低，如有些型号产品如泊洛沙姆 108、188、124，10%水溶液的昙点为 80～90℃，1%水溶液的昙点在 100℃以上。

4. 胶凝作用

除一些分子量较低的品种外,分子量较大的泊洛沙姆具有在水溶液中形成凝胶的性质。泊洛沙姆存在两个临界温度,即低溶液-凝胶转变温度(LCST)和高溶液-凝胶转变温度(UCST),较高浓度的泊洛沙姆水溶液在这两个温度之间形成水凝胶。分子量越大,凝胶越易形成。分子量在 8000 以上的泊洛沙姆,凝胶形成的浓度在 20%~30%。通过加热其溶解然后冷却至室温,或在 5~10℃ 冷藏其水溶液,然后转移至室温可自然形成凝胶。循环加热和冷却可使凝胶发生可逆的变化,但不影响凝胶的性质。胶凝作用是泊洛沙姆分子中醚氧原子与水分子形成氢键的结果。泊洛沙姆胶凝过程亦具有浓度依赖性,浓度越高,形成凝胶的温度越低。

利用泊洛沙姆分子端羟基的反应性,通过γ射线辐射或丙烯酰衍生化,可以制备其水不溶性凝胶。低剂量γ射线辐射形成的凝胶在振摇后仍能恢复成溶液;高剂量γ射线辐射形成的凝胶则通常不可逆;丙烯酰氯取代羟基后聚合形成的凝胶则具有稳定的化学交联结构。

(二)应用特点

1. 乳化剂和稳定剂

泊洛沙姆 188 HLB 值为 16.0,1%水溶液昙点大于 100℃,常作为 O/W 型普通乳剂、亚微乳、纳米乳及 W/O/W 型复乳的乳化剂使用,特别是泊洛沙姆 188 与磷脂合用,能形成稳定的乳化膜,且制备的乳剂能够耐受热压灭菌和低温冰冻而不改变其物理稳定性,是目前静脉乳中使用的极少数合成乳化剂之一。如采用泊洛沙姆 188 和蛋黄磷脂为混合乳化剂(用量为 1∶1.2)制备人参皂苷 Rh2 静脉乳剂,能使 Rh2 以微细的乳滴形式均匀分散,且粒径分布较窄,从而保证乳剂的稳定性。

2. 增溶剂

泊洛沙姆因表面活性作用,可增加多种难溶性药物的表观溶解度,如地西泮、吲哚美辛、甲硝唑、地高辛及抗生素等,研究表明,地西泮注射液在输注过程中因药物接触血液后结晶产生沉淀,容易引发血栓性静脉炎。在加入泊洛沙姆 188 增溶后,可以显著降低地西泮的副作用。在糖浆剂中使用泊洛沙姆,其增溶作用可以改善糖浆剂的澄清度。

3. 吸收促进剂

一方面由于本品可使肠道蠕动变慢,使药物在胃肠道中滞留时间增长,吸收增加,从而能提高口服制剂的生物利用度。另一方面,本品与皮肤相容性好,能增加皮肤通透性,可促进外用药剂的吸收。

4. 固体分散体载体材料

固体型号的泊洛沙姆能与难溶性药物形成速释型固体分散体,提高药物的生物利用度,促进难溶性药物的吸收,泊洛沙姆用量控制在 2%~10%。例如,水飞蓟宾分别选用泊洛沙姆 188、尿素、聚维酮为载体材料,采用熔融法制备固体分散体,经差热分析及 X 射线衍射进行物相鉴别,水飞蓟宾在泊洛沙姆 188 中以微晶形式存在,水飞蓟宾与泊洛沙姆 188 以 1∶6 和 1∶5 比例制成的固体分散体,半衰期分别为 2.24 min 和 2.82 min,表明泊洛沙姆 188 对药物体外溶解度和溶出速率的提高优于尿素和聚维酮固体分散体。

5. 乳膏剂、栓剂的基质

固体型号的泊洛沙姆具有可溶性,能促进药物的吸收,作为基质使用可起到缓释与延效的作用,上市产品有灰黄霉素乳膏剂、吲哚美辛栓、阿司匹林栓等。本品常用量为 4%~10%,有时高达 90%。

6. 缓释材料

分子量大的固体型号产品用作黏合剂、包衣材料等,用于制备片剂、胶囊剂、凝胶剂等,可达到缓释、控释的目的,现已获得了较满意的效果,其用量为5%~15%。

7. 温度依赖型水凝胶材料

泊洛沙姆407为近年来研究较为深入的温度敏感型原位凝胶聚合物,其水溶液(质量分数大于15%)低温时是自由流动的液体,体温时形成澄明凝胶,可用于眼、鼻腔、直肠、阴道等黏膜给药系统以定位释药。例如,以泊洛沙姆407/泊洛沙姆188为主要材料制备的凝胶栓剂,37℃内很快发生胶凝,牢固黏附在直肠黏膜,滞留时间长达6 h以上,可显著提高药物的疗效。

8. 固体脂质纳米粒材料

固体脂质纳米粒系将药物包裹于具有良好生物相容性的类脂核中,形成平均粒径在50~1000 nm的固体胶粒,其物理稳定性好,药物泄漏少,具有缓释性和靶向性。泊洛沙姆是固体脂质纳米粒制备中常用的材料。例如,蟾酥提取物选用山嵛酸甘油酯、注射用大豆磷脂及泊洛沙姆为材料制成的固体脂质纳米粒,可明显提高药物的包封率和载药量。

9. 脂质体、亚微球修饰材料

泊洛沙姆188含有80%的聚氧乙烯链段,亲水性较强,可用于脂质体、亚微球的表面修饰,延长药物的消除半衰期及在血液中的循环时间。

此外,泊洛沙姆338和泊洛沙姆407被用于隐形眼镜护理液中。

10. 注意事项

本品对酸、碱水溶液和金属离子稳定,但易染霉菌;与苯酚、间苯二酚、α-萘酚和羟基苯甲酸酯类有配伍禁忌,取决于相应浓度。本品密封、避光置于阴凉处保存。

泊洛沙姆无毒,无抗原性,对皮肤黏膜无刺激性、过敏性,亦不会引起溶血,使用安全。10%浓度对家兔眼无刺激性,对家兔和犬的齿龈未见刺激或充血。以0.1 g/kg和1.0 g/kg剂量分别静脉注射入犬和家兔,均未观察到毒性症状,5%溶液静脉注射入小鼠和大鼠,其LD_{50}分别为5.5 g/kg和3.95 g/kg,小鼠腹腔注射其LD_{50}为5~10 g/kg,以每日0.5 g/kg的剂量静脉给予家兔和狗,连续14天,未显示毒性。大白鼠饲料中加3%~5%本品饲养两年,也未见明显毒性症状。泊洛沙姆188在0.001%~10%浓度内,用人血细胞在25℃观察18 h以上无溶血作用,作静脉乳剂的乳化剂和稳定剂很安全,在体内不参与代谢,90%左右从肾排出,10%从胆汁分泌进入大便而排泄。

(三)应用实例

去甲斑蝥素温敏型原位凝胶

【**处方组成**】 去甲斑蝥素(NCTD)62.5 mg,泊洛沙姆407(P407)7 g,泊洛沙姆188(P188)0.4 g,羟丙甲纤维素0.025 g

【**制法**】 精密称取去甲斑蝥素62.5 mg于50 mL烧杯中,加入25 mL纯化水,搅拌使其溶解。然后将其倒入一个预先加入7 g泊洛沙姆407、0.4 g泊洛沙姆188及0.025 g羟丙甲纤维素的烧杯中。混合物自然溶胀后于4℃储存过夜除气泡,直到形成透明的溶液。

【**注解**】 去甲斑蝥素是中药斑蝥中抗肿瘤的主要药效成分,较大剂量或长期使用可产生一定程度的泌尿系统毒性;临床使用的注射液去甲斑蝥素多以pH较高的钠盐形式存在,具较强刺激性。泊洛沙姆407、泊洛沙姆188均为温敏性凝胶基质,在凝胶中所占的比例对胶凝温度的影响较大,为使温敏型原位凝胶在注入人体后随温度升高迅速发生相转变,应以胶凝温度略低于人体体温为最适宜。泊洛沙姆407在低温下(4℃)为液体,体温下(温度升高)迅速胶凝;其机制是泊洛沙姆407在水溶液中形成以疏水性聚氧丙烯为内核,亲水性聚氧乙烯为外壳的球状胶束,温度升高至胶凝温度时，胶束间相互缠结和堆积，从而形成半固体状的凝胶。羟丙甲纤维素主要用于调节凝胶的黏度及体外溶蚀，使药物在体外溶蚀的时间尽可能延长。本制剂局部注射给药后，可较长时间存留于注射部位，药物随着泊洛沙姆缓慢溶解而逐步释放，具有缓释作用。体外释药实验表明，其具有良好的缓释性能，去甲斑蝥素随泊洛沙姆 407、泊洛沙姆 188 凝胶的溶解而逐步释放，随着介质温度升高，去甲斑蝥素释放度相应增加。

第六节　其他药用高分子材料

一、二甲硅油

英文名：Dimethicone，别名：硅油、二甲基硅油、聚二甲基硅醚、二甲基聚硅氧烷。
结构式：

$$\text{H}_3\text{C}-\underset{\underset{\text{CH}_3}{|}}{\overset{\overset{\text{CH}_3}{|}}{\text{Si}}}-\left[\text{O}-\underset{\underset{\text{CH}_3}{|}}{\overset{\overset{\text{CH}_3}{|}}{\text{Si}}}\right]_n-\text{O}-\underset{\underset{\text{CH}_3}{|}}{\overset{\overset{\text{CH}_3}{|}}{\text{Si}}}-\text{CH}_3$$

二甲硅油是一系列不同黏度的低分子量聚二甲基硅氧烷的总称，系二甲基硅氧烷的线型聚合物，含聚合二甲基硅氧烷为 97.0%～103.0%。

本品化学合成：首先二氯二甲基硅烷在 25℃水解成不稳定的二元硅醇，然后在酸性条件下，以六甲基二硅氧烷为封端剂，二元硅醇缩合成低黏度（运动黏度低于 50 mm^2/s）二甲硅油。高黏度二甲硅油的合成则是采用二元硅醇及根据分子量要求计算所需量的封端剂（2～10 mm^2/s 的低运动黏度二甲硅油），并添加四甲基氢氧化铵催化剂，在 85～90℃下减压缩聚而成。随聚合度的不同而具有不同的黏度。

（一）性状与性质

二甲硅油随分子量的增加为无色或淡黄色透明油状液体至稠厚的半固体，有如下性质。

1. 黏度

随分子量的增加，其黏度也随之增加，运动黏度范围为 $0.65×10^6～3×10^6$ mm^2/s。二甲硅油在 −40～150℃的使用温度内黏度变化极小，具有很高的耐热性。

2020 年版《中国药典》四部按其运动黏度的不同，收载 10 个不同型号的二甲硅油产品：20、50、100、200、350、500、750、1000、12 500 和 30 000，其主要物理常数参见表 4-13。

表 4-13　2020 年版《中国药典》收载 10 个不同型号二甲硅油产品的主要物理常数

标示黏度（mm^2/s）	黏度（mm^2/s）	相对密度	折光率	干燥失重（%）
20	18～22	0.946～0.954	1.3980～1.4020	20.0
50	47.5～52.5	0.955～0.965	1.4005～1.4045	2.0
100	95～105	0.962～0.970	1.4005～1.4045	0.3
200	190～220	0.964～0.972	1.4013～1.4053	0.3
350	332.5～367.5	0.965～0.973	1.4013～1.4053	0.3
500	475～525	0.967～0.975	1.4013～1.4053	0.3

续表

标示黏度（mm²/s）	黏度（mm²/s）	相对密度	折光率	干燥失重（%）
750	712.5～787.5	0.967～0.975	1.4013～1.4053	0.3
1000	950～1050	0.967～0.975	1.4013～1.4053	0.3
12 500	11 875～13 125	0.968～0.976	1.4015～1.4055	2.0
30 000	27 000～33 000	0.969～0.977	1.4010～1.4100	2.0

2. 稳定性

本品具有优良的耐氧化性，可耐受160℃长达2 h以上的干热灭菌。本品对大多数化合物稳定，但在强酸、强碱中可发生降解。本品具有优良的疏水性，易溶于非极性溶剂，随黏度增大，其溶解度逐渐下降。本品在常见溶剂中的溶解情况参见表4-14。

表4-14　二甲硅油在常见溶剂中的溶解性

溶解性	溶剂
极易溶解	甲苯、三氯甲烷
溶解	苯、二甲苯、乙醚、二氯甲烷、四氯化碳
混溶	羊毛脂、鲸蜡醇、硬脂酸、单硬脂酸甘油酯、聚山梨酯、脂肪酸山梨坦
部分溶解	异丙醇、丙酮、二氧六环
不溶	甲醇、乙醇、液状石蜡、植物油、甘油、水

（二）应用特点

作为制剂辅料，二甲硅油具有良好的疏水性和较小的表面张力（20.4 mN/m），能够有效降低水-气界面张力，因此具有良好的消泡作用。中药提取回流和生物发酵过程中经常会产生大量的气泡，导致溢漏或爆锅等现象。此时可适当加入少量二甲硅油，能改变气泡的表面张力，使其破裂，从而可消除中药回流提取和生物发酵过程中被泡沫贮留的气体。其作为消泡剂的用量约为每立方米提取液（发酵液）10 mL。

滑石粉加二甲硅油以适当比例混合（4∶1）是常用的片剂压片抗黏着剂，也可将二甲硅油喷于颗粒上直接压片。片剂冲模在清洁后涂抹少许二甲硅油也能解决部分品种的"黏冲"问题。

二甲硅油疏水性强，能与油脂性基质混溶，易涂布，具有优良的润滑性，且对皮肤无刺激性和致敏性，也常用作乳膏及化妆品的添加剂，起润滑作用，最大用量可达10%～30%。此外，二甲硅油还可用作滴丸生产中的冷凝剂、药粉和微丸生产中的抗静电剂、栓剂生产中的脱模剂、糖衣片打光时的增光剂和薄膜包衣时的增塑剂。为防止某些药液对玻璃容器内壁的腐蚀，或防止药包材成分对药液的影响，有时用二甲硅油处理容器内壁形成疏水性极强"硅膜"。

二甲硅油无毒，一般公认安全性良好。它在生理活性上表现为极端惰性，口服不被胃肠道吸收，每日允许摄入量为0～1.5 mg/kg；二甲硅油对皮肤和黏膜无刺激性和致敏性，有极好的皮肤润滑效果，能防止水分蒸发及药物的刺激。如果产品中存在残留未水解完全的氯硅烷，则遇水可能会释出氯化氢（HCl）而产生刺激性。本品对眼睛有一过性的刺激作用，故不宜用作眼膏基质。由于二甲硅油在肌肉组织内不被吸收而可能导致颗粒性肉芽肿，因此不宜用于注射剂。

（三）应用实例

铝碳酸镁片

【处方组成】 铝碳酸镁 600 g，二甲硅油 50 g，二氧化硅 5 g，波拉克林钾 50 g，水苏糖 50 g，微晶纤维素 150 g，三氯蔗糖 2 g，薄荷脑 3 g，乳糖 450 g，硬脂酸镁 15 g。

【制法】 称取二氧化硅 5 g，二甲硅油 50 g，均匀混合后，在 115℃条件下，加热活化 2 h 而成的活化二甲硅油。根据处方，称取原辅料，将铝碳酸镁、波拉克林钾、水苏糖、微晶纤维素、三氯蔗糖、乳糖、薄荷脑和硬脂酸镁加工成粒度小于 200 μm 的粉末。取处方量的乳糖和微晶纤维素加入处方量的活化二甲硅油中搅拌稀释，然后过 80 目筛备用，最后将铝碳酸镁、波拉克林钾、活化二甲硅油稀释物、薄荷脑、三氯蔗糖、硬脂酸镁、水苏糖加入三维运动混合机中，混合时间为 15～30 min，即得总混物。将总混物直接压片即得铝碳酸镁片。

【注解】 铝碳酸镁是一种抗酸剂，并兼有黏膜保护作用。口服铝碳酸镁能快速中和胃酸，并与胃蛋白酶、胆酸、溶血卵磷脂结合，减弱胃黏膜的损伤因子，同时促进前列腺素的合成与释放，促进黏膜血液流动，从而加强胃黏膜的保护作用，利于溃疡愈合。二甲硅油与二氧化硅搅拌均匀后，在高温下活化一定时间后成为超强消泡能力的活化二甲硅油，在医学上常用作消泡剂，减轻因气体潴留引起的腹胀等。

二、硅橡胶

英文名：Silicone Rubber。

结构式：

$$HO-\underset{R}{\underset{|}{Si}}-O-\left[\underset{R}{\underset{|}{Si}}-O\right]_n-\underset{R}{\underset{|}{Si}}-OH \quad R = CH_3, C_2H_5, CH=CH_2 或 C_6H_5$$

硅橡胶是由硅氧原子交替组成的主链和硅原子上带有不同基团的侧链构成的合成橡胶。构成其侧链的不同基团可以是甲基（—CH_3）、乙基（—C_2H_5）、乙烯基（—$CH=CH_2$）或苯基（—C_6H_5）等。

线型结构的高分子聚有机硅氧烷系由高纯度的二烃基二氯硅烷经水解缩聚制得。当有单官能团化合物存在时，产物为低分子量的硅油；当反应中有多官能团化合物存在时，则生成支链型或体型结构（如有机硅树脂），其分子量可高达 $4.0×10^5$～$8.0×10^5$。用作医药材料的硅橡胶，主要是已交联并呈体型结构的聚烃基硅氧烷橡胶，应用诸如过氧化物处理、丁基锡或丙基原硅酸酯交联及辐射交联等不同的硫化方法，在不同温度下进行交联，进一步通过改变侧链基团 R 的结构及不同结构 R 的相对比例，可以形成具有不同溶解性的硅橡胶。

硅橡胶按其硫化特性可分为热硫化型和室温硫化型；按性能和用途可分为通用型、超耐低温型、超耐高温型、高强力型、耐油型、医用型等；按单体不同可分为二甲基硅橡胶、甲基乙烯基硅橡胶、甲基苯基乙烯基硅橡胶、氟硅橡胶、腈硅橡胶等。

（一）性状与性质

一般为无色透明的弹性体，或无色透明或带乳白色光的黏稠液体或半固体。硅橡胶既耐高温又耐低温，还具有柔软性、耐氧化、抗老化和良好的透气性等优良性能，这与其重复链节（—O—Si—）

的分子结构、立体构型、空间构象、侧链基团的种类和数量及分子量的大小与分布密切相关。具体性质如下。

1. 耐高/低温

硅橡胶结构中聚有机硅氧烷的分子结构具有对称性，分子间作用力很弱，玻璃化温度很低，因此具有良好的耐低温性能和柔软性。同时，其结构中硅氧键的极性近似于离子键，平均键能可达 370 kJ/mol，远高于一般橡胶中碳-碳键的键能（240 kJ/mol），即使在高温下主要发生支链的氧化和裂解而主链却没有变化，故具有优异的热氧化稳定性。因此硅橡胶是一种既耐高温又耐低温的弹性体，其使用温度介于–60～250℃，这种热力学性质是大多数有机弹性体难以实现的。

2. 稳定性

硅橡胶分子中硅氧键的极性很强，但其分子结构呈螺旋状，使偶极矩相互抵消从而极大降低了键的极性。侧链的非极性基团阻碍了外界环境中的水分子与亲水硅原子的接触，使得硅橡胶表现出极强的疏水性。这种疏水性也使其具有很强的耐氧化及抗老化性能。研究表明：将硅橡胶置于密闭无光照的恒温试验箱中，暴露于含有恒定臭氧浓度的空气中，在静态拉伸或连续的动态拉伸变形下，其硬度、拉伸强度和延伸率等没有明显变化。将硅橡胶于自然或人工气候条件下暴露一定时间后，表面未见裂纹或裂痕，拉伸强度、硬度和断裂伸长变化小。

3. 透气性

硅橡胶的交联网状结构中具有可供分子扩散的"自由体积"，故对水蒸气、气体和药物有良好的通透性。硅橡胶与其他弹性体透气性的比较参见表 4-15。

表 4-15 室温下弹性体对不同气体和 200℃空气的透气率

弹性体	透气率[$\times 10^{-7}$, cm^3·cm/(cm^2·s·Pa)]					
	H_2	CO_2	N_2	O_2	空气	空气（200℃）
通用硅橡胶	47.8	232.2	20.0	43.8	25.6	74.0
耐极低温度硅橡胶	37.7	156.9	15.0	33.4	18.0	–
氟硅橡胶	13.5	51.4	4.0	8.10	4.80	–
丁基硅橡胶	–	–	0.025	0.098	0.02	10.0
聚氨硅橡胶	–	–	–	0.08	0.05	熔化
天然橡胶	–	–	–	1.30	0.67	26.2

（二）应用特点

硅橡胶是早已广泛应用的医用高分子材料，医疗领域所用的医用硅胶管是硅橡胶制品中发展最快、用途最广的产品。由于其良好的生物相容性和生理惰性，硅橡胶可用作人体器官或组织的代用品，如心脏瓣膜附件、膜型人工肺、人工关节、皮肤扩张和颜面缺损修补等。医用硅橡胶还广泛应用于生物医学工程领域，主要包括医疗用装置、医用电极、生物植入传感器的外包装材料。

硅橡胶与药物具有良好的配伍性和缓控释特性，故可作为药物的缓控释载体，如皮下植入剂、子宫植入剂、阴道环、缓释胶囊、外用膏剂等。黄体酮、18-甲炔诺酮、睾酮等甾体类药物可采用硅橡胶作为载体材料，可在体内缓慢释放长达 1 年，释药速度取决于硅橡胶的主链结构、侧链基团、交联度及填料等多种因素。硅橡胶作为缓控释包衣材料时，通常在包衣处方中加入水溶性的化合物，如 PEG、乳糖、甘油等，以改善亲水性药物或离子型药物的渗透性和释放；此外，还需加入二氧化钛等以增加膜的弹性和机械强度。

尽管硅橡胶在医药领域已占据了重要的地位,但由于硅橡胶的疏水性,其制品植入人体后仍可能存在轻微的异物感,因此有必要采用表面改性、辐射法使其表面接枝和通过共混改性等方法进一步提高硅橡胶的亲水性。另外,以硅橡胶为载体的长效皮下植入剂需要实施手术植入给药,硅橡胶本身不具备生物可降解性,有效期满后必须手术取出,增加了使用者的痛苦,这些都在一定程度上限制了硅橡胶的使用。

医用级硅橡胶具有良好的生理惰性,口服不易被胃肠道吸收;短期接触对皮肤无刺激性和致敏性;一般对眼无刺激性,某些产品与眼直接接触有一过性的刺激,会出现红肿及不适。

(三)应用实例

孕二烯酮硅橡胶皮下埋植剂

【处方组成】 硅橡胶管 2.41 mm×1.57 mm×44 mm,孕二烯酮结晶粉末 42 mg,705 胶、蒸馏水和 75% 乙醇溶液适量。

【制法】 硅橡胶管按要求切成 2.41 mm×1.57 mm×44 mm,用 705 胶密封硅橡胶管底端后,准确向管内装入孕二烯酮的结晶粉末 42 mg,随后用 705 胶密闭封口,药囊封口后晾干,分别使用蒸馏水和 75% 乙醇溶液清洗数次,干燥即得孕二烯酮硅橡胶皮下埋植剂。

【注解】 用无毒、无刺激性、无致敏作用并具有良好生物相容性的硅橡胶管作为控释材料,可使孕二烯酮在 2 年内按要求恒定地保持零级释放,每支胶囊每天释药量约为 25 μg,仅需 1 枚便可满足临床避孕要求。

三、离子交换树脂

英文名:Ion Exchange Resin。英文缩写:IER。

离子交换树脂是一类带有酸性或碱性功能基团的水不溶性高分子材料,主要由三部分组成:具有三维空间立体结构的网状骨架;与网状骨架载体主链以共价键结合的酸性或碱性功能基团;与活性基团以离子键结合的带相反电荷的活性离子。根据其功能基团可解离的反离子的电性,分为阳离子交换树脂和阴离子交换树脂。聚合物主链上以共价键结合的酸性功能基团通常有—SO_3^-、—COO^-、—PO_3^{2-} 等,属于阳离子交换树脂;主链上含有—NH_3^+、—NH_2^+、—NH^+ 等碱性功能基团,属于阴离子交换树脂。

在制备离子交换树脂时,常用的交联剂为二乙烯苯(Divinylbenzene,DVB);其他如苯乙烯亦可与 DVB 共聚交联形成树脂再经过碳化处理后,用氢氧化钠中和制成。

目前药用的离子交换树脂主要是聚克立林(Polacrilin)离子交换树脂,即二乙烯苯-甲基丙烯酸共聚物,是由 DVB 和甲基丙烯酸、苯乙烯或酚醛基聚胺共聚而成,其主要型号及应用参见表 4-16。

表 4-16 药用离子交换树脂的型号及应用

通用名	商品名/型号	离子形式	类型	共聚物化学名称	应用
聚克立林	Amberlite® IRP 64	H^+	弱酸型	甲基丙烯酸和 DVB	遮味剂、稳定剂、阳离子药物载体
聚克立林钾	Amberlite® IRP 88	K^+	弱酸型	甲基丙烯酸和 DVB	崩解剂、遮味剂
聚苯乙烯磺酸钠	Amberlite® IRP 69	Na^+	强酸型	聚苯乙烯和 DVB	缓释、稳定剂、遮味剂
考来烯胺	Doulite® AP 143	Cl^-	强碱型	聚苯乙烯和 DVB	缓释、稳定剂、遮味剂、阴离子药物载体

（一）性状与性质

离子交换树脂一般为乳白色、淡黄色、黄色、褐色、棕褐色或黑色的可自由流动的球形颗粒或粉末，其不同颜色来自树脂生产时加入的指示剂。通常树脂床使用的树脂粒径为 0.6~2.4 mm，特殊用途的细磨树脂粒径可低至 0.08 mm。

离子交换树脂应避免与强氧化剂接触，Doulite®AP 143 还应避免与硝酸接触。常用的药用离子交换树脂的理化性质参见表 4-17。

表 4-17 药用离子交换树脂的理化性质

商品名/型号	通用名	树脂粒径	交换容量
Amberlite® IRP 64	聚克立林	150 μm 以上，≤1% 75 μm 以上，15%~30% 50 μm 以上，≤70%	≥10 mmol/kg 干树脂
Amberlite® IRP 88	聚克立林钾	150 μm 以上，≤1% 75~150 μm，≤30%	离子交换容量 10 eq/kg
Amberlite® IRP 69	聚苯乙烯磺酸钠	150 μm 以上，≤1% 75 μm 以上，10%~25%	钾离子交换容量 110~135 mg/g
Doulite® AP 143	考来烯胺	150 μm 以下，≥85% 75 μm 以下，≥50%	胆酸钠交换容量 1.8~2.2 w/w

药用离子交换树脂为可自由流动的细粉，在所用溶剂和 pH 条件下均不溶解。结构中的活性基团不仅能与小分子无机离子发生交换，而且能与大分子有机离子（通常为药物）进行交换。以阴离子交换树脂为例，下式给出了它与药物（API）的交换平衡反应式：

$$N^+(R)_3Cl^- + API\text{-}COONa \rightleftharpoons N^+(R_3)API\text{-}COO^- + NaCl$$

该反应系可逆反应，向右表示载药，向左表示释药。影响平衡常数的因素包括分子量、药物及树脂的 pK_a、溶剂、溶解度、温度、油水分配系数及竞争离子的浓度等。

离子交换树脂的重要特征参数包括交换容量、酸碱度、交联度、粒径、孔隙率、溶胀性及其化学稳定性等。

1. 交换容量

交换容量是指离子交换树脂中所有可交换活性基团的总数，是一个与外界溶液条件无关的常数，可评价离子交换树脂交换反离子的能力。通常用重量交换容量（mmol/g 干树脂）和体积交换容量（mmol/L 湿树脂）表示。但在聚合物的链结构中，并不是所有的荷电基团都能与带有相反电荷的离子型药物发生结合，实际的有效交换容量还取决于聚合物的聚合度、物理结构等因素。

2. 酸碱度

该项指标主要取决于聚合物链结构上的各种酸性或碱性基团。磺酸（—SO$_3$H）、磷酸（—H$_2$PO$_3$）和羧酸（—COOH）的 pK_a 值依次为<1、2~3 和 4~6；季铵（—NH$_4^+$）、叔胺（—NH$_3^+$）和仲胺（—NH$_2^+$）基团的 pK_a 值依次为>13、7~9 和 5~9。聚合物的酸碱度显著影响树脂载药速度及药物从胃液或肠液中释放的速度。

3. 交联度、粒径、孔隙率和溶胀度

离子交换树脂的交联度是以合成时所用单体中交联剂的百分重量表示。离子交换树脂的水化速度、溶胀度是影响树脂的交换容量、交换速度的重要因素。交联度与离子交换树脂的很多性质（溶解度、交换容量、孔隙率、选择性、溶胀性、稳定性等)相关。离子交换树脂的交联度越大,则孔隙率越小,溶胀度越小,故使载药速率和载药量越小。离子交换树脂的粒径一般在几十至几百微米,溶胀后可扩大至1mm左右。粒径越小,树脂的比表面积越大,可以缩短树脂与离子型药物达到交换平衡的时间。

4. 化学稳定性

化学稳定性主要指离子交换树脂对氧化剂、还原剂、强酸、强碱及有机溶剂的稳定性。一般阴离子交换树脂的化学稳定性较阳离子交换树脂稍低,稳定性最低的是伯、仲、叔胺型的弱碱型阴离子交换树脂,稳定性最好的是强酸性苯乙烯系(磺酸型)阳离子交换树脂,对各种有机溶剂、强酸、强碱等均稳定。以苯酚为母体的离子交换树脂易受溶剂、氧气和氯的破坏。

(二)应用特点

1. 缓控释给药

离子交换树脂在缓控释给药系统中的应用,是当前较为成熟、活跃的领域,目前已有多种化学药的上市产品,如右美沙芬(Delsym®)、可待因-氯苯那敏(Penn-tuss®)等药物树脂控释混悬剂。国内亦有学者采用静态交换法,制备了夏天无总生物碱与强酸性阳离子交换树脂的复合物缓释制剂。另有研究以黄连总生物碱作为目标药物,以弱酸性阳离子交换树脂IRP 88为载体,制备了黄连总生物碱树脂复合物的骨架型缓释片。将阳离子型药物或阴离子型药物分别交换于阴离子树脂或阳离子树脂上生成药物-树脂复合物。这种复合物口服后,依靠胃肠道中存在的钠、钾、氢或氯离子等将药物置换出来,持续释放到胃肠液中而发挥疗效。由于胃肠液中的离子种类及其强度相对恒定,药物以恒定速率释放,不依赖于胃肠道的pH、酶活性及胃肠液的体积等生理因素。

2. 改善药物或制剂的稳定性

一些易受环境湿度、光线、pH等影响的药物与离子交换树脂结合后,可提高药物的稳定性。药物多晶型的存在会影响到药物的溶解度、溶出速率等性质。在大规模生产,尤其是制剂储存中很难避免药物发生晶型转变。将多晶型的药物制成药物-树脂复合物,由于复合物为无定形固体,不会结晶,也不会形成水化物,可以保证生产及储存中制剂质量的可靠性和一致性,避免由于晶型转换而影响制剂的质量。

3. 掩盖药物的不良味道

树脂颗粒口服给药后在口腔中停留时间很短,且口腔分泌的唾液量较少,药物还未解吸附就已进入胃中,可有效掩盖药物的不良气味,提高患者用药的依从性。

4. 提高药物的溶出速率

难溶性药物自身的网状结构及晶格能是其在水中快速溶出的屏障。与离子交换树脂形成药物-树脂复合物后,由于该复合物为无定形物,可提高难溶性药物的溶出速率。

5. 崩解性能优良

阳离子交换树脂波拉克林钾(Amberlite® IRP 88)遇水后迅速溶胀,可作片剂的崩解剂。以其作为崩解剂,由于溶胀后黏性小,可避免制剂崩解时粒子的黏结,压制的药片光洁度好,崩解性能优良,用量为2%~10%。

离子交换树脂的品种很多,应根据用途选择树脂类型。例如,要使药物-树脂复合物中药物的溶出速率加快可选择交联度低、粒径小的弱酸性或弱碱性树脂,当吸附药量较高时可提高溶出速率。相反,若要使药物缓慢释放或最大限度地掩盖药物的苦味,则应选择交联度高、粒径大的强酸性或强碱性树脂。当然,离子交换树脂也存在一些不足,如仅适用于离子型药物,其载药量不高,长时间服用树脂复合物会造成消化系统离子环境紊乱等。

离子交换树脂毒性小，无刺激性，但过量服用可影响体内电解质平衡。粉末对皮肤、眼及呼吸道有刺激性。

（三）应用实例

载布洛芬树脂

【处方组成】 布洛芬 0.5 g，预处理过的 D301R 树脂 1 g，无水乙醇、蒸馏水适量。

【制法】 取 0.5 g 布洛芬置于 100 mL 圆底烧杯中，先加入一定体积的无水乙醇将其溶解，然后加入蒸馏水至 50 mL。将 1 g 树脂加入，在一定温度下搅拌 12 h。将上清液倾出，用蒸馏水洗涤树脂数次，自然晾干，即得负载布洛芬的树脂。

【注解】 布洛芬微溶于水，溶于乙醇等有机溶剂。根据布洛芬含有羧基和疏水性基团的特点，通过静电和疏水作用的共同作用可将布洛芬负载于大孔弱碱性阴离子交换树脂上。

四、压 敏 胶

压敏胶（pressure sensitive adhesive，PSA）是一类无须借助溶剂、热或其他手段，只需施加轻度压力，即可与被黏物牢固黏合的胶黏剂。压敏胶的黏弹性质和对被黏合材料表面的良好湿润性是产生压力敏感黏合特性的主要原因。由于压敏胶的特殊黏弹性质，使之能在缓慢和适当的外压力作用下产生黏性流动，从而实现与被黏物表面的紧密接触。另外，压敏胶对被黏物表面的润湿性，能使其与被黏物表面充分接近（5×10^{-10} m 以内），形成分子间的相互作用力，并产生足够的界面黏合力。

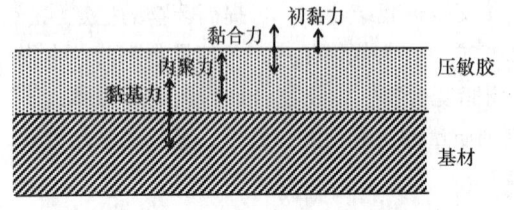

图 4-3 压敏胶黏附力示意图

压敏胶的黏附力指标包括初黏力（tack，T）、黏合力（adhesion，A）、内聚力（cohesive，C）和黏基力（keying，K），压敏胶黏附力示意图参见图 4-3。

初黏力表示压敏胶与被黏合表面轻轻地快速接触时表现出黏结能力，即所谓的手感黏性。黏合力是指用适当的压力和时间粘贴后压敏胶与被黏合表面之间的抵抗界面分离的能力，可用 180°剥离强度衡量。内聚力是指本身的内聚力，可用压敏胶粘贴后抗剪切蠕变和破坏的能力（即持黏力和拉剪强度）衡量。黏基力是指胶黏剂与基材或胶黏剂与底涂剂及底涂剂与基材之间的黏合力、180°剥离测试发生胶层和基材脱开时所测得的剥离强度即为黏基力。正常情况下，黏基力应大于黏合力。四种黏附力指标应满足初黏力＜黏合力＜内聚力＜黏基力的要求。如初黏力≮黏合力，则无压力敏感性能，如黏合力≮内聚力，则揭除时会出现胶层破坏，导致胶黏剂粘污被粘表面、拉丝或粘背衬等问题，如内聚力≮黏基力，则会产生胶层脱离基材的现象。

压敏胶的特点是"粘之容易，揭之不难，剥而不损"。正是由于这些特点，压敏胶是中药经皮给药贴膏剂中必不可少的辅料。压敏胶在经皮药物传递系统中的作用是与皮肤紧密贴合，有时又作为药物储库或载体材料，可调节药物的释放速度。压敏胶应具有良好的生物相容性，对皮肤无刺激性，不引起过敏反应，具有足够的黏附力和内聚强度，化学稳定，对温度和湿气稳定，且有能黏结不同类型的皮肤的适应性，能容纳一定量的药物和经皮吸收促进剂而不影响化学稳定性和黏附力。

现代中药经皮吸收制剂中常用的压敏胶主要有丙烯酸酯压敏胶、硅橡胶压敏胶、聚异丁烯压敏胶、热熔压敏胶和水凝胶型压敏胶等，分别介绍如下。

（一）丙烯酸酯压敏胶

英文名：Acrylate PSA。

结构式：

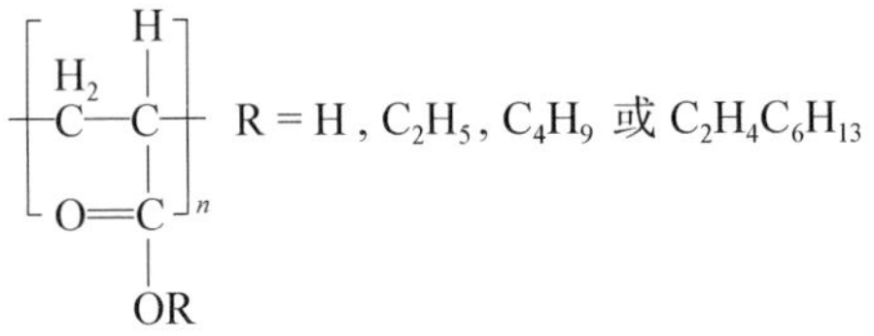

$$\left[\begin{array}{c} H_2 \\ -C-C- \\ | \ | \\ H \\ O=C \\ | \\ OR \end{array} \right]_n \quad R = H, C_2H_5, C_4H_9 \text{ 或 } C_2H_4C_6H_{13}$$

丙烯酸酯压敏胶是以丙烯酸高级酯（4～8个碳原子）为主成分，配合其他丙烯酸类单体共聚制得。

1. 性状与性质

制备丙烯酸酯压敏胶常用的单体参见表 4-18。其中，第一单体是 T_g 较低并具有柔软性的丙烯酸酯类，用于提高压敏胶的黏附性；第二单体用量较少，但 T_g 较高，具有刚性，其作用是提高压敏胶的内聚力；官能团单体则用于化学交联以改进内聚力。

表 4-18 丙烯酸酯压敏胶常用的单体

名称	单体	单体含量（%）	T_g（℃）
第一单体	丙烯酸-2-乙基己酯	30～79	−70
	丙烯酸丁酯	10～20	−55
第二单体	乙酸乙烯酯	1～5	32
官能团单体	丙烯酸，丙烯酰胺	1～6	106

2. 应用特点

采用溶液聚合和乳液聚合可分别制得溶剂型丙烯酸酯压敏胶和乳剂型丙烯酸酯压敏胶，目前，经皮给药贴剂中大多采用溶剂型丙烯酸酯压敏胶。

丙烯酸酯压敏胶在常温下具有优良的压敏黏合性，不需加入增黏剂、抗氧化剂等，很少引起过敏、刺激反应，同时又具有优良的耐老化性、耐光性和耐水性，长期储存压敏性没有明显下降。丙烯酸酯压敏胶的内聚力较低，抗蠕变性较弱，但采用乳液聚合容易制得分子量高的聚合物，其内聚力较采用溶液聚合制得的压敏胶有所提高。

溶剂型丙烯酸酯压敏胶可与适量聚酰胺树脂混合，或在共聚单体中使用少量甲基丙烯酸缩水甘油酯之类多官能团单体，使压敏胶内聚力与压敏黏合性、黏合力之间保持平衡。

丙烯酸酯压敏胶的剥离强度为 1.76～17.64 N/cm，但低温条件下黏性可能下降。对非极性表面的黏合力较硅橡胶压敏胶略低。

3. 应用实例

止痛活血压敏胶贴片

【处方组成】 止痛活血浸膏 38 g，丙烯酸酯压敏胶 62 g，背衬材料适量。

【制法】 称取止痛活血浸膏 38 g，于 40℃水浴加热搅拌，向浸膏中加入丙烯酸酯压敏胶 62 g，150 r/min 搅拌 30 min 至均匀，于 40℃水浴静置脱气 30 min，涂膜，80℃干燥 20 min，冷却后压覆背衬材料制得止痛活血压敏胶贴片。

【注解】 止痛活血类中药在中药外用制剂中占有重要地位。目前，天然橡胶膏由于组成和制备工艺等原因导致对皮肤的局部刺激性，因而应用受到一定限制。合成压敏胶作为现代经皮给药的重要载体，不仅要具有良好的黏附性和与药物良好的相容性，同时还需要具有生理惰性，对皮肤的刺激性低，并能够持续有效的释放药物。采用合成压敏胶制备中药贴剂已经引起人们的广泛关注。

（二）硅橡胶压敏胶

英文名：Silicone PSA。硅橡胶压敏胶是低黏度（12～15 Pa·s）聚二甲基硅氧烷与硅树脂（多官能团）经缩聚反应形成的高分子量体型聚合物。交联可发生在线型聚硅氧烷链之间，也可发生在硅树脂与线型大分子之间，或硅树脂与硅树脂之间。硅树脂与硅橡胶的比例、硅烷醇基的含量等均影响压敏胶的性质，一般作粘贴用的有机硅压敏胶，硅树脂的重量百分率为50%～70%。

结构式：

$$R'-\underset{\underset{CH_3}{|}}{\overset{\overset{CH_3}{|}}{Si}}-O-\underset{\underset{CH_3}{|}}{\overset{\overset{CH_3}{|}}{Si}}-O-\underset{\underset{CH_3}{|}}{\overset{\overset{CH_3}{|}}{Si}}-O-\left[\underset{\underset{CH_3}{|}}{\overset{\overset{CH_3}{|}}{Si}}-O\right]_x-\left[\underset{\underset{R}{|}}{\overset{\overset{R}{|}}{Si}}-O\right]-\underset{\underset{O}{|}}{\overset{\overset{O}{|}}{Si}}-\underset{\underset{CH_3}{|}}{\overset{\overset{CH_3}{|}}{Si}}-R'$$

1. 性状与性质

本品常温下为无色黏性液体。硅橡胶压敏胶中的硅烷醇基数量减少，压敏胶的黏着力下降，但化学稳定性提高。硅橡胶压敏胶具有耐热氧化性、耐低温、疏水性和内聚强度较低等特点，这些性质使硅橡胶压敏胶在粘贴应用时具有良好的柔性。本品无毒、无刺激性。

2. 应用特点

本品适合用作皮肤粘贴制剂的黏着材料，也可以用于控制某些药物的经皮渗透速度。

由于硅氧烷压敏胶的极低表面自由能，在许多高、低表面能的基材上都能黏附，因此适用范围广，但同时也较难选择适宜的防黏材料以方便剥离。硅橡胶压敏胶的软化点较接近于皮肤温度，故在正常体温下具有较好的流动性、柔软性及黏附性。此外，由于分子结构中硅氧烷链段的自由内旋转，使其黏度不受外界环境温度的影响，同时链段的运动及较低的分子间作用力造成了较大的自由容积，有利于水蒸气及药物的渗透，降低了对皮肤的封闭效应。

（三）聚异丁烯压敏胶

英文名：Polyisobutylene PSA。平均分子量为20万～8700万。聚异丁烯压敏胶是一种自身具有黏性的合成橡胶，系由异丁烯在三氯化铝催化下聚合得到的均聚物。根据末端双键的化学结构，可分为普通聚异丁烯和反应性聚异丁烯。普通聚异丁烯的末端 α-烯烃含量低于15%，其他结构主要是 β-烯烃和内烯；反应性聚异丁烯是指末端 α-烯烃结构含量占70%以上的聚异丁烯，商品化的反应性聚异丁烯的 α-烯烃结构含量通常在80%以上。

结构式：

$$\sim\sim CH_2-C\begin{smallmatrix}CH_3\\ \\CH_2\end{smallmatrix}$$

末端α-双键

$$\sim\sim CH=C\begin{smallmatrix}CH_3\\ \\CH_3\end{smallmatrix}$$

末端β-双键

$$(H_3C)_3C\diagdown C=C\diagup CH_3 \atop \sim\sim H_2C(H_3)HC\diagup \quad\diagdown CH_3$$

$$H_3C\diagdown C=C\diagup CH_3 \atop \sim\sim H_2C(H_3)HC\diagup \quad\diagdown CH(CH_3)_2$$

末端四取代内双键（内烯）

1. 性状与性质

本品常温下为无色至淡黄色黏稠液体或有弹性的橡胶状半固体（低分子量者呈柔软胶状，高分子量者呈韧性和弹性），均无味，无臭或稍有特异臭气。

聚异丁烯系线型无定形聚合物，在烃类溶剂中溶解，其黏性取决于分子量、分子卷曲程度及交联度等。一般情况下可满足粘贴需要，但由于其非极性性质，对极性基材的黏附性较弱，可加入树脂或其他增黏剂予以克服。

聚异丁烯较长的碳氢主链上，仅端基含不饱和键，可反应部位相对较少，故本品非常稳定，耐候性、耐热性及抗老化性良好，对水的通透性很低。

2. 应用特点

市售的聚异丁烯分子量范围很宽，低分子量聚异丁烯是一种黏性半流体，主要在压敏胶中起增黏作用，以及改善黏胶层的柔韧性，改进对基材的润湿性；高分子量聚异丁烯主要增加压敏胶的剥离强度和内聚强度。使用不同分子量聚合物及配比或添加适量增黏剂、增塑剂、填充剂等可扩大其使用范围。

聚异丁烯是皮肤用贴剂可供选择的黏着材料之一。聚异丁烯压敏胶多由透皮制剂生产厂家自行配制，可以采用不同配比的高、低分子量聚异丁烯为原料，通常添加适当的增黏剂、增塑剂、填料、软化剂或稳定剂等。

3. 应用实例

妥洛特罗贴剂

【处方组成】 妥洛特罗 1000 mg，聚异丁烯 PB1300 20 g，聚异丁烯 B50 30 g，环烷烃油 NAPHSOL200 20 mL，正己烷 400 mL。

【制法】 称取处方量的聚异丁烯 B50、聚异丁烯 PB130 和环烷烃油 NAPHSOL200 于 150 mL 圆底烧瓶中，加入适量正己烷（约占溶质量的 50%），于 50℃加热回流搅拌 5 h，使成均匀黏稠状的半固态流体。然后加入妥洛特罗适量，搅拌均匀，制成 10 mg/mL 胶液，取适量的含药胶液均匀涂布，室温放置 6~12 h 固化使溶剂充分挥干，盖上背衬层，按使用要求裁剪成合适规格，密封包装即得妥洛特罗贴剂。

【注解】 为解决妥洛特罗口服给药在临床治疗中的不足，研究具有时辰药剂学特点的药物制剂具有临床应用价值。根据妥洛特罗药物的理化性质和生物学特性，将妥洛特罗制成贴剂，通过处方设计、制剂工艺和体内外释药特性研究表明双层压敏胶制成的控释贴剂达到缓释长效给药的目的，具有工艺简单、可控性强、适合工业化生产的特点，达到了对夜间哮喘预防与治疗的目的，制剂符合时辰药剂学释药要求。

（四）热熔压敏胶

英文名：Hot Melt PSA。苯乙烯-异戊二烯-苯乙烯嵌段共聚物（styrene-isoprene-styrene copolymer，SIS）是美国 Phillips 石油公司和 Shell 化学公司分别于 20 世纪 60~70 年代同步开发的新一代热塑性弹性体，由苯乙烯与异戊二烯溶聚生成，其合成方式有双官能团引发剂（钠萘或双锂化合物）工艺、三步逐段加料工艺（采用单官能团引发剂，以环己烷为溶剂，先与一个苯乙烯分子引发反应，再与苯乙烯进行增长反应，加入异戊二烯聚合，最后再加入苯乙烯得 SIS）、偶联工艺（前两步聚合同三步法，第三步加入双/多官能团偶联剂）。

结构式：

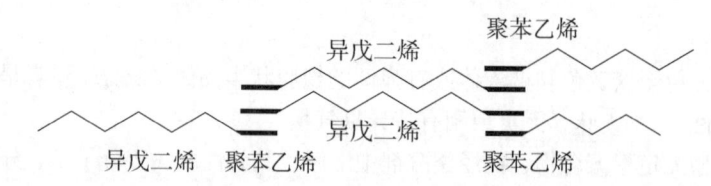

```
          异戊二烯           聚苯乙烯
     /\/\/\/\=====/\/\/\/\/\=====/\/\/\/\
异戊二烯  聚苯乙烯     异戊二烯          聚苯乙烯
```

1. 性状与性质

SIS 为白色半透明颗粒状，加热到 100℃左右（聚苯乙烯的 T_g）时，呈热可塑性，可作为热熔压敏胶的原料。采用热熔工艺的贴膏剂，生产过程无须有机溶剂和干燥设备，贴剂表面不出现气泡，生产过程安全、节能、环保。SIS 热熔压敏胶与皮肤的黏附性好，与药物混合性好，致敏性和刺激性低于天然橡胶。

2. 应用特点

SIS 热熔压敏胶在中药贴膏剂中的应用研究逐渐增多，有取代硬橡胶膏中的天然橡胶的趋势。

3. 应用实例

塞来昔布热熔压敏胶

【处方组成】 SIS-1611 热塑性弹性体 100 g，C5 加氢石油树脂 140 g，液状石蜡 40 g，酞酸二丁酯 20 g，羊毛脂 20 g，2,6-二叔丁基对甲酚 2 g，司盘-60 5.0 g，2%塞来昔布乙醇溶液 20 mL。

【制法】 准确称取处方量的 SIS-1611 热塑性弹性体和酞酸二丁酯加入 500 mL 三颈圆底烧瓶中，加入液状石蜡浸泡 2 h，温控电炉加热至熔化，加入增黏树脂（C5 加氢石油树脂）、羊毛脂和司盘-60，控制温度为 160~180℃并搅拌，观察体系混合均匀、无块状物质后加入抗氧化剂（2,6-二叔丁基对甲酚），搅拌后保温 20 min 趁热出料，冷却，即得热熔压敏胶基质。称取制得的压敏胶基质 180 g，加热至 85~95℃完全熔融后加入 2%塞来昔布乙醇溶液 20 mL，搅拌使药液与压敏胶混合均匀，用自制的涂布器快速均匀涂布于固定面积的背衬层铝箔上，厚度应均一，冷却后覆盖上离型纸，切割成适当大小的贴剂。

【注解】 苯乙烯-异戊二烯-苯乙烯嵌段共聚物为主要辅料，通过添加增黏树脂、增塑剂、抗氧化剂和交联剂等添加剂制成的外用透皮给药制剂，具有良好的皮肤黏附性能和药物释放性能，安全性和稳定性好，适合多种药物的透皮给药。

（五）水凝胶型压敏胶

与一般的贴剂或橡胶膏剂相比，水凝胶贴剂（凝胶贴膏或凝胶膏剂）所用的压敏胶基质组成较为复杂，通常这类压敏胶处方中含更多种的辅料，包括凝胶骨架成分、增黏（稠）剂、填充剂、保湿剂、成膜剂和水等，交联型水凝胶型贴剂还需添加适当的交联剂和交联调节剂。由于含水量较高，通常需添加适当的抑菌剂。压敏胶基质的组成对制剂的黏附性、含水量、生物利用度、透气性及舒适性等有重要影响。

凝胶基质成分和增黏剂为亲水性高分子材料，是主要的黏附材料。最常用的凝胶骨架成分和增黏剂为明胶和聚丙烯酸及其钠盐，以及羧甲基纤维素钠、聚维酮等水溶性高分子。聚丙烯酸钠在溶剂（水）中溶解，由于邻近羟基间的电荷斥力使聚合物溶胀、溶解，产生黏性。聚丙烯酸钠的分子量对压敏胶基质的性质有很大影响，分子量大则刚性较强，但黏附性差；分子量过小则易糊化、但黏附性好，通常应采用不同分子量的聚合物配合使用。市售水凝胶贴剂的基质中通常加入适量铝盐，利用聚丙烯酸与铝离子的交联反应改善膏体的内聚力。需要注意的是，这类压敏胶的黏附性不是单纯通过凝胶骨架成分和增黏剂实现的，而是处方中各种成分综合作用的结果。

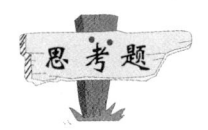

思 考 题

1. 举例分析PEG在中药制剂中的应用。
2. 讨论压敏胶的种类及应用特点。
3. 分析卡波姆与泊洛沙姆作为水凝胶基质的应用特点。

参 考 文 献

陈洪轩. 2001. 药剂辅料实用技术[M]. 开封：河南大学出版社.
程怡. 2011. 中药制药辅料应用学[M]. 北京：化学工业出版社.
程怡，傅超美. 2014. 制药辅料与药品包装[M]. 北京：人民卫生出版社.
方亮. 2015. 药用高分子材料学[M]. 北京：中国中医药出版社.
冯韵华，潘燕婷，梁勇坤. 2017. 樟脑薄荷柳酯乳膏处方改良及稳定性考察[J]. 中国医药工业杂志，48（6）：879-884.
郭俊民. 2000. 药用高分子材料学[M]. 北京：中国医药科技出版社.
郭俊民. 2009. 药用高分子材料学[M]. 3版. 北京：中国医药科技出版社.
郭圣荣. 2009. 药用高分子材料[M]. 北京：人民卫生出版社.
侯惠民. 2002. 药用辅料应用技术[M]. 2版. 北京：中国医药科技出版社.
梁秉文，黄胜炎，叶祖光. 2008. 新型药物制剂处方与工艺[M]. 北京：化学工业出版社.
刘文. 2017. 药用高分子材料学[M]. 北京：中国中医药出版社.
潘祖仁. 2013. 高分子化学[M]. 北京：化学工业出版社.
王世岭，牛瑞珍. 1990. 对盐酸苯海拉明霜处方的改进及质量观察[J]. 中国药学杂志，（12）：729-730.
王世宇. 2019. 药用辅料学[M]. 北京：中国中医药出版社.
王志，魏莉，陈挺. 2008. 三七总皂苷口腔崩解片的处方优化[J]. 中国中药杂志，33（14）：1676-1680.
项爱民，田华峰，康智勇. 2015. 水溶性聚乙烯醇的制造与应用技术[M]. 北京：化学工业出版社.
萧三贯. 2006. 最新国家药用辅料标准手册[M]. 北京：中国医药科技电子出版社.
徐浩. 2005. 药用辅料质量管理规范与现代辅料新技术应用全书（1-4册）[M]. 天津：天津电子出版社.
杨明，宋民宪. 2014. 中药辅料全书[M]. 北京：人民卫生出版社.
姚日生. 2003. 药用高分子材料[M]. 北京：化学工业出版社.
姚日生. 2008. 药用高分子材料[M]. 2版. 北京：化学工业出版社.
章晋，张立华，王少华. 1986. 消炎痛混悬型眼药水的配制及应用[J]. 中国药学杂志，（12）：727-728.
Adriane K，Huang J，Ding G，et al. 2006. Self assembled magnetic PVP/PVA hydrogel microspheres；magnetic drug targeting of VX2 auricular tumours using pingyangmycin[J]. J Drug Target，14（4）：243-253.
Al-Gousous J，Tsume Y，Fu M，et al. 2017. Unpredictable Performance of pH-Dependent Coatings Accentuates the Need for Improved Predictive in Vitro Test Systems[J]. Mol Pharm，14（12）：4209-4219.

Bi S, Wang P, Hu S, et al. 2019. Construction of physical-crosslink chitosan/PVA double-network hydrogel with surface mineralization for bone repair[J]. Carbohydr Polym, 224: 115176.

Mahmoudi Z N, Upadhye S B, Ferrizzi D, et al. 2014. In vitro characterization of a novel polymeric system for preparation of amorphous solid drug dispersions[J]. AAPS J, 16 (4): 685-697.

Rowe R C, Sheskey P J, Quinn M E. 2009. Handbook of pharmaceutical excipients (six edition) [M]. London: Philadelphia Pharmaceutical Press.

Sadaf B, Zakir H, Niazi M B K, et al. 2019. Biogenic synthesis of silver nanoparticles and evaluation of physical and antimicrobial properties of Ag/PVA/starch nanocomposites hydrogel membranes for wound dressing application[J]. J Drug Deliv Sci Technol, 52: 403-414.

Sheskey P J, Cook W G, Cable C G. 2017. Handbook of pharmaceutical excipients (Eighth Edition) [M]. Philadelphia: Pharmaceutical Press.

Wypych G. 2016. Handbook of Polymers (Second Edition) [M]. Toronto: Chem Tec Publishing.

Zaid A N. 2012. Development and stability evaluation of enteric coated Diclofenac sodium tablets using Sureteric[J]. Pak J Pharm Sci, 25 (1): 59-64.

第五章　新型可生物降解中药制药辅料

学习要点

※新型可生物降解中药制药用辅料的种类。
※常用的可生物降解中药制药用辅料性质及应用。
※各种辅料使用时的注意事项及应用实例。

可生物降解药用辅料系指在生物体内能被降解或酶解，生成的小分子物质被机体吸收并排出体外的一类高分子材料。近年来，新型可生物降解药用辅料在药物递送系统研究领域受到越来越多的关注，部分可生物降解药用辅料已经广泛应用到各种剂型。该类药用辅料作为药物载体时，可使释药时程持续数天。可生物降解药用辅料具有良好的生物降解性，其降解时间和药物释放速率可调节；同时具有良好的生物相容性，无毒、不致畸，且降解中间产物和最后产物对细胞无毒害作用，不引起炎症和突变反应等优点。可生物降解药用辅料可以作为缓控释、靶向给药系统的载体材料，新型可生物降解药用辅料的研发促进了药物传递系统的发展。

第一节　脂肪族聚酯类

一、聚乳酸

英文名：Polylactide。英文缩写：PLA。分子式：$(C_3H_4O_2)_n$。乳酸含有一个羟基、一个羧基，当一分子乳酸分子的羟基与一分子乳酸的羧基脱水缩合，羧基与另一分子乳酸的羟基脱水缩合，如此便构成了聚乳酸（又称为聚丙交酯），即聚乳酸是以乳酸为原料制成的聚酯。工业生产中原料乳酸主要通过淀粉的发酵，或者以厨余垃圾、鱼体废料等作为原料来制备，原料充足且可再生。由乳酸通过各种方法制备成聚乳酸，包括直接缩聚法、二步法及反应挤出制备聚乳酸等。

结构式：

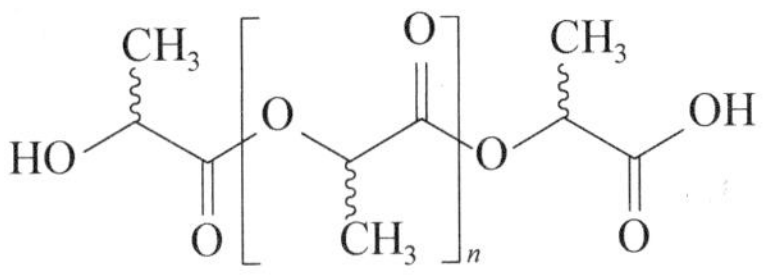

（一）性状与性质

聚乳酸是一种玻璃状物质，呈白色至金黄色的颗粒状。密度为 1.21~1.28 g/cm³。T_g 为 40~69℃。熔点为 165~180℃。延伸率（elongation）为 2.5%~7.0%。拉伸强度为 35~85 MPa。本品溶于二氯甲烷、二甲基甲酰胺（DMF）、乙酸乙酯、三氯甲烷、异戊醇和丙酮及油脂类，难溶于乙醇，不溶于水，有以下应用特点。

1. 热稳定性好

聚乳酸的加工温度可达到170～230℃。

2. 生物可降解性

聚乳酸降解为水解反应，分子量高者降解较慢。与传统塑料相比，聚乳酸能够经微生物、光等降解为二氧化碳和水。其降解产物无毒无害，不会对环境造成污染。

3. 生物相容和可吸收性

聚乳酸的制备是以乳酸为原料，进入体内后，被体内酶降解为乳酸。乳酸作为细胞的代谢产物，在酶的作用下，经三羧酸循环继续被分解为二氧化碳和水。

4. 物理加工性

聚乳酸作为热塑性的高分子材料，可塑性和物理加工性能好，具有良好的弹性和柔韧性，以及优良的热成形性。

（二）应用特点

聚乳酸作为药物控释载体已经进入临床应用中，如胰岛素的聚乳酸双层缓释片、庆大霉素的聚乳酸圆柱体及激素左炔诺酮的空心聚乳酸纤维体。聚乳酸应用在中药制剂中可降低药物毒性和刺激性。由于聚乳酸的单体乳酸为人体代谢产物，可以被彻底降解，对人体无不良反应。

聚乳酸与强酸或强碱类材料不相容；具有高疏水性，故使药物的溶出度降低，可能影响药物的溶出。高结晶性的聚乳酸降解时间较长，应用在人体中易引起炎症。

（三）应用实例

金合欢素聚乳酸纳米粒

【处方组成】 金合欢素 10 mg，无水乙醇 15 mL，聚乳酸 150 mg，1%泊洛沙姆 188 溶液 80 mL。

【制法】 称取金合欢素 10 mg，溶于无水乙醇中，另称取聚乳酸溶于丙酮中，两者合并后作为有机相；1%泊洛沙姆 188 溶液为水相。将有机相缓慢滴入水相中，用细胞破碎仪超声处理，并除去有机溶剂，即得金合欢素聚乳酸纳米粒。

【注解】 金合欢素聚乳酸纳米给药系统以聚乳酸为载体，该纳米粒具有增加难溶性药物的溶解度，提高药物的稳定性，增加药物进入体循环的量，实现药物靶向递送等优点。聚乳酸纳米粒通常以聚乙烯醇为表面活性剂，但最新的研究结果发现，聚乙烯醇存在一定的致癌性，且很难从聚乳酸纳米粒表面除去。因此，采用泊洛沙姆 188 代替聚乙烯醇。

二、丙交酯乙交酯共聚物

英文名：Poly（*DL*-lactide-co-glycolide）。英文缩写：PLGA。PLGA 是由两种单体（乳酸和乙醇酸）随机聚合而成。乳酸和乙醇酸比例不同可得到不同结晶度的共聚物，其摩尔比例可以有 50∶50、75∶25 及 85∶15 等。两种单体不同比例的共聚物不仅结晶度不同，降解速率亦不同。一般情况下，随着乙交酯比例的增大，降解速率增快，当乙交酯与丙交酯比例为 50∶50 时降解速度达最快。

结构式：

$$-\left[O-\overset{H}{\underset{CH_3}{C}}-\overset{O}{\overset{\|}{C}}\right]_m\left[O-\overset{H}{\underset{H}{C}}-\overset{O}{\overset{\|}{C}}\right]_n-$$

（一）性状与性质

本品为白色至浅棕色，无味。T_g 为 45～55℃。相较于纯的乳酸或乙醇酸聚合物，PLGA 展现了更为广泛的溶解性，可溶解于更多更普遍的溶剂当中，易溶于二氯甲烷、一氯甲烷、二甲基甲酰胺、二甲基亚砜、四氢呋喃等溶剂。PLGA 通过酯键的断裂，被降解为相应的单体（乳酸和乙醇酸），两者均为人体代谢途径副产物，然后通过三羧酸循环最终被转变为二氧化碳和水，对人体无不良反应。通过改变乳酸和乙醇酸的比例，可以对其降解速度进行控制性调节。

（二）应用特点

PLGA 作为药物的微球或纳米载体，可实现药物降解速度可控化。调整聚乳酸-乙醇酸单体比，可以改变降解时间，从而控制释药速率；另可延长药物释放时间，实现靶向递送。对 PLGA 纳米粒进行修饰，制备各种多功能型纳米粒，可以弥补缺陷、增加包封效率、调节释放、延长血液循环时间，并提高细胞摄取、增加靶向作用、减少药物不良反应和提高治疗效果。同时，PLGA 被广泛地应用于生物医用可吸收缝合材料，骨固定材料及组织修复材料等领域。

PLGA 作为载体，有突释药物的缺陷，易造成血液中的血药浓度较高，产生毒性。

（三）应用实例

黄芩素 PLGA 纳米粒

【处方组成】 黄芩素 1%，聚乙烯醇 20 mg/mL，PLGA（75/25，分子量为 15 000）20 mg/mL。

【制法】 取黄芩素溶于无水乙醇，PLGA 溶于丙酮，将两溶液混合作为有机相，取适量 PVA 溶于水中作为水相。将有机相缓慢滴加到水相中。持续搅拌直至丙酮完全挥干，将初乳于超声波细胞破碎仪中分散，经微孔滤膜过滤后，即得。

【注解】 PLGA 常用于制备微粒或纳米粒。本处方以 PLGA 为载体，制备了黄芩素 PLGA 纳米粒。在该纳米粒的制备过程中，将有机相中加入无水乙醇可减少 PLGA 的团聚，提高纳米粒产率。

三、聚 乙 醇 酸

英文名：Polyglycolide acid。英文缩写：PGA。分子式：$(C_4H_4O_4)_n$。PGA 是最简单的线性脂肪族聚酯，由乙醇酸单体聚合而成。乙醇酸广泛存在于自然界，甘蔗、甜菜及未成熟的葡萄内等含量极其丰富，但分离提纯难度大，当前主要通过有机合成的方法来制备。

结构式：

$$-\left[O-\overset{H}{\underset{H}{C}}-\overset{O}{\overset{\|}{C}}\right]_n-$$

（一）性状与性质

密度（20℃）：1.46～1.74 g/cm³（结晶态 1.7 g/cm³，无定形态 1.5 g/cm³）。T_g：35～53℃。熔化

温度（DSC）：200～231℃。延伸率为5%～20%。拉伸强度为61～72 MPa。在大多数有机溶剂中不溶，在异丙醇中可溶。具有良好的生物相容性、生物再吸收性，以及优良的力学性能和耐化学性。

（二）应用特点

PGA在所有的脂肪族聚酯中，单元含碳量最少，可完全降解的酯键相对比例较高，故降解速度最快，用于制剂中，可提高制剂的降解速度，促进药物释放。其降解产物乙醛酸一方面可以进入三羧酸循环，转变为水和二氧化碳排出体外；另一方面可以通过尿液排出，对人体无毒。

四、聚羟基烷酸酯

英文名：Polyhydroxyalkanates。英文缩写：PHA。分子式：$(C_4H_6O_2)_n$。PHA是一种天然的高分子生物材料，在微生物体内合成，在碳源过量与氮、磷等其他营养条件不足的情况下，可以作为微生物碳源的储备物质。

结构式：

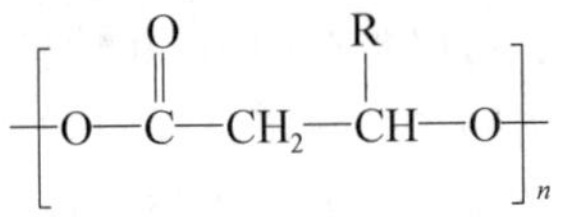

$$\left[O-\overset{O}{\overset{\|}{C}}-CH_2-\overset{R}{\overset{|}{CH}}-O \right]_n$$

（一）性状与性质

熔点：160～170℃。与聚乙烯材料在物理化学性质上十分相似，但是相比于聚乙烯，有较多缺陷，如硬度大、脆性大，由于温度稍高于熔点就易发生降解反应，使得熔点加工过程难以控制。另有以下应用特点。

1. 多样性

PHA的多样性主要体现在两个方面。其一，其单体是手性R型的羟基脂肪酸，碳链长度不同，侧链种类各异，因此导致聚合形成的PHA多种多样。其二，分子量不同导致了PHA的多样性，其分子质量从几万到几千万道尔顿不等。短链和长链的PHA的性质也有很多不同。例如，短链PHA结晶度高，呈现强而硬的塑料特性；而中长链的结晶度比较低，表现柔而软的特性。

2. 热塑性

PHA是一种热塑性微生物聚酯，可以用作商业化的降解热塑性材料，多数用于包装和涂层领域。

3. 生物相容性

PHA不仅与人体组织细胞相容性良好，而且降解生成的产物都是机体内源性物质，故目前已被用作靶向药物递送载体、外科手术器材和植入性组织材料等。

4. 生物可降解性

PHA在各种环境中如土壤、活性污泥、海水中均表现出良好的生物可降解性，其主要原理是微生物分泌的胞外酶作用于聚合物，使其酯键断裂，降解的最终产物为二氧化碳和水。

（二）应用特点

美国FDA已经批准PHA在人体组织工程方面的应用，与其他高分子材料相比，该类纳米复合材料能够满足多种人体组织器官的需求。其中，PHA在医药领域最大的贡献是心血管领域。

（三）应用实例

载多西紫杉醇聚羟基丁酸酯纳米粒

【处方组成】　聚羟基丁酸酯 8 mg，多西紫杉醇 6 mg，聚乙烯醇 40 mg，蒸馏水 8 mL。

【制法】　取聚乙烯醇水溶液，磁力搅拌条件下，加入多西紫杉醇-聚羟基丁酸酯混合液；超声乳化，形成白色乳状液；搅拌，固化 6 h，挥发除去有机溶剂，即得。

【注解】　如果在 PHA 侧链上接枝不同的化学成分和功能基团，就可以根据实际情况对其进行化学改性，用在各种不同的药物传递中，如聚羟基丁酸酯。以具有完全生物相容性及可生物降解性的聚羟基丁酸酯作为载体材料，以聚乙烯醇作为纳米胶体稳定剂，包载疏水性药物多西他赛（docetaxel），制成载药纳米粒，提高药物稳定性，同时具有控释效果。

五、聚己内酯

英文名：Polycaprolactone。英文缩写：PCL。分子式：$(C_6H_{10}O_2)_n$。PCL 是一种半结晶性聚合物，是利用有机金属催化进行开环聚合而得到的脂肪族聚酯。合成 PCL 的方法主要有 6-羟基己酸的缩聚反应、ε-己内酯的开环聚合反应两种，后者因为能形成有较高分子量的 PCL，是首选的合成方法。

结构式：

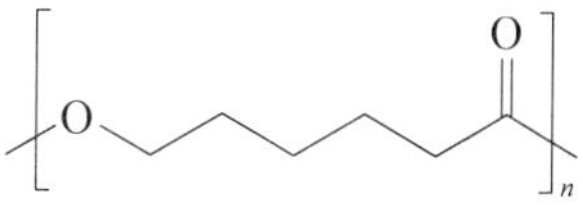

（一）性状与性质

PCL 是一种半晶型的高聚物，结晶度为 57%～76%，外观为白色固体粉末，无味。密度（20℃）为 1.07～1.20 g/cm³。T_g 为 -72～-60℃。熔点为 58～63℃，分解温度为 200～220℃。拉伸强度为 7.6～58 MPa，延伸率为 300%～600%。不溶于水，溶于乙醇、苯、三氯甲烷、二甲基乙酰胺、四氢呋喃。

PCL 热稳定性较好，其结构重复单元上有 5 个非极性亚甲基和一个极性酯基，因而具有良好的柔韧性和加工性，而制品则具有形状记忆性。PCL 在体内发生降解，主要包括两个阶段：第一阶段只发生分子量的降低而不发生失重和形变，并且分子量较大的 PCL 可以在体内完整存在 2 年，2 年之后逐渐被分解成分子量较低的碎片；第二阶段是分子量较低的 PCL 在体内代谢后主要从粪便中排出，代谢较快，排泄完全，不在脏器中分布积累。其 T_g 比一般其他材料较低，有较高的药物通透性。

（二）应用特点

PCL 可用于支架材料制备，尤其是在骨组织工程中应用最广。目前，PCL 作为骨钉已经应用于临床，PGA-PCL 嵌段共聚物作为手术缝合线也已经商品化。由于 PCL 具有很强的疏水性，生物降解速率比其他聚酯如聚丙交酯和聚乙交酯等慢得多。因此，对 PCL 纳米粒表面进行亲水修饰非常必要。PEG-PCL 是一种无毒的生物可降解材料，可用于制备各种剂型包括胶束、囊泡、纳米粒等。由于 PEG 嵌段的存在，不仅可以实现长循环作用，并且可通过两嵌段间的共价键或对 PEG 进行修饰实现肿瘤靶向性，被广泛应用于各种药物及基因传递系统中。

（三）应用实例

姜黄素 PEG-PCL 纳米粒

【处方组成】 姜黄素，PEG-PCL。

【制法】 取姜黄素和 PEG-PCL，溶于二氯甲烷与乙酸乙酯的混合溶剂中作为有机相；泊洛沙姆 188 溶于水中作为水相。把有机相与水相混合，超声，制得初乳；再制备一份泊洛沙姆 188 的水溶液，把初乳滴加至此水溶液中，继续搅拌，同时氮吹挥去有机溶剂和部分水，即得。

【注解】 姜黄素是姜黄的天然多酚成分，具有良好的生物学功能，如抗炎、抗癌、抗菌，但因其生物利用度差、溶解度低，限制了该药物的治疗应用。负载姜黄素的纳米粒子可以改善姜黄素的溶解度，降低毒性，提高生物利用度和疗效。

第二节 聚酸酐与聚 α-氰基丙烯酸酯类

一、聚 酸 酐 类

英文名：Polyanhydride。英文缩写：PAH。
结构式：

$$\text{HO}\!-\!\!\underset{\underset{O}{\|}}{C}\!-\!C_4H_8\!-\!\underset{\underset{O}{\|}}{C}\!-\!\text{OH} \quad \text{HO}\!-\!\!\underset{\underset{O}{\|}}{C}\!-\!C_7H_{14}\!-\!\underset{\underset{O}{\|}}{C}\!-\!\text{OH} \quad \text{HO}\!-\!\!\underset{\underset{O}{\|}}{C}\!-\!C_8H_{16}\!-\!\underset{\underset{O}{\|}}{C}\!-\!\text{OH}$$

a   b   c

a 为聚己二酸酐；b 为聚壬二酸酐；c 为聚癸二酸酐。

聚酸酐是由单体化合物通过酸酐键链接的一类人工合成的生物可降解高分子聚合物。酸酐键具有水不稳定性，能水解成二元酸单体。目前，已经被广泛应用的主要有脂肪族聚酸酐、芳香族聚酸酐、聚酞酸酐、杂环族聚酸酐、聚氨基酸酐、聚酰氨酸酐及可交联聚酸酐等。聚酸酐的合成方法主要有如下几种。①高真空熔融缩聚法：二元羧酸与乙酸酐反应生成混合酸酐预聚物，该预聚物在高真空熔融条件下发生缩聚反应，脱去乙酸酐而得到产物聚酸酐。②光气或双光气法：二元羧酸的羧基通过光气或双光气偶合，生成聚酸酐。虽然仅一步反应，操作简单，但光气和双光气毒性极大，在实际合成中基本不被采用。③酰氯-羧酸酰化法：通过二元酰氯对二元羧酸的酰化反应，生成聚酸酐。该反应中酰氯与羧酸只能按物质的量比 1∶1 反应，且合成的聚酸酐分子量较小，机械强度较差，因而在药物控释等领域无实用价值。④开环聚合法：环状酸酐单体在催化剂作用下开环聚合，此法的单体转化率和产物的分子量都有待进一步提高。由于真空熔融缩聚法对大多数羧酸单体都适用，且不同单体配比连续可调，合成的聚酸酐产率和纯度均较高，目前聚酸酐的合成普遍采用真空熔融缩聚法。

（一）性状、性质与分类

1. 性状与性质

物理性能：聚合温度为 150~200℃；密度为 0.97~1.07 kg/L；熔点为 50~90℃（脂肪族），>100℃（高至 240℃；芳香族）；特性黏度为 0.3 dL/g；T_g 为 41~65℃；多分散指数（Mw/Mn）为 1.2~4.9；回转半径为 1.51~2.27 nm（壬二酸）；结晶度为 40%~66%。

聚酸酐具有良好的生物相容性，细胞毒性极小，无致炎、致热、致突变和致畸等。聚酸酐可在生物体内降解，降解特征为表面溶蚀，这是生物体内近零级释放药物的重要条件。其降解速度可通过控制聚酸酐中疏水性组分的比例进行调节，继而调节药物释放速度。由于具有较好的疏水性，可避免药物在释放前水解失活。例如，聚[1,3-双（对羧基苯氧基）丙烷癸二酸][P（CPP-SA）]共聚物，由 1,3-双（对羧基苯氧基）丙烷酸酐（CPP）和癸二酸乙酸酐（SA）合成，可以通过调节疏水性 CPP 在聚酸酐 P（CPP-SA）中的比例来调节降解速度，降解时间可以从几天到几年不等，目前以 CPP 与 SA 物质的量比为 20∶80 的 P（CPP-SA）应用较为广泛，FDA 于 1996 年批准了以其制成的骨架型控释制剂 Gliadel 用于复发胶质母细胞瘤的术后辅助治疗。

2. 分类

（1）脂肪族聚酸酐：脂肪族聚酸酐能溶于一般有机溶剂，如氯代烃等。低熔点，结晶度较高，力学性能较差，降解速度较快，能在几天内降解完全。脂肪族聚酸酐包括聚己二酸酐（PAA）、聚癸二酸酐（PSA）、聚十二酸酐（PDA）、聚富马酸酐等（PFA）。其结构如下：

$$\left[\begin{matrix} O-(CH_2)_m-C \\ \| \quad\quad\quad\quad \| \\ O \quad\quad\quad\quad O \end{matrix} \right]_n \quad \begin{matrix} m=4, PAA \\ m=8, PSA \\ m=10, PDA \end{matrix}$$

$$\left[\begin{matrix} \quad\quad H \\ C-C=C-C \\ \| \quad H \quad \| \\ O \quad\quad\quad O \end{matrix} \right]_n \quad PFA$$

由于这些聚酸酐易水解，一般与芳香酸酐共聚后应用。

（2）芳香族-脂肪族共聚酸酐：芳香族聚酸酐中结晶度高的溶解性差，熔点一般在 200℃以上，因此难以制成微球或薄膜，而且降解较慢，要数年时间才能完成降解。其中，无规型芳香族聚酸酐的结晶度低，易溶，降解速度相对较快。降解速率可通过其脂肪族和芳香族在共聚物中的比例进行调节。

（3）活性端基聚酸酐：以上所述的 2 种聚酸酐端基不能再发生反应，但带有活性端基的聚酸酐能进一步共聚生成嵌段共聚物，或者能直接和药物发生化学反应结合在一起。聚酸酐的活性端基一般为羟基、酰氯基等。

（4）交联聚酸酐：聚酸酐的力学不稳定性及降解太快等性能限制了它的应用性，开发具有良好降解性、机械性能和生物相容性的材料可广泛用于骨科，如作为骨临时替代材料。但一般聚酸酐比较脆，缺乏足够的抗压强度，为了弥补这些缺陷，开发了交联聚酸酐，如聚富马酸酐（PFA）与癸二酸的共聚物 P（FA-SA），富马酸中的双键可与烯类单体如苯乙烯、甲基丙烯酸甲酯通过自由基聚合而交联。

（二）应用特点

聚酸酐生物相容性良好，可广泛用于小分子药物给药体系。例如，FDA 已批准用对羧基苯氨基丙烷和癸二酸合成的聚酸酐作为一种抗肿瘤药的控释载体；以 P（FAD-SA）作为肝素的载体材料，用于治疗内皮损伤；布比卡因和二丁卡因与 P（CPP-SA）组成的长效局部麻醉制剂，用于治疗慢性疼痛、手术镇痛和新生儿疼痛，并可减少全身性不良反应；含氨基甲酰甲基胆碱的 P（CPP-SA）微球制剂用于治疗阿尔茨海默病；成纤维细胞抑制剂（如氟尿嘧啶、氟脲苷和紫杉醇等）和聚酸酐组成的控释片用于青光眼滤过性手术后降低眼内压；合成的具有高机械强度的交联聚酸酐用于整容领域。

聚酸酐可被水解，需要在无水冷冻条件下储存，在有机溶液中或在室温及以上环境中储存时会自发解聚成低分子量聚合物。在不同的领域对材料的降解速率的要求有所不同，所以要解决降解材料的降解控制问题；目前还缺少统一的高分子材料降解性能评价标准。

（三）应用实例

紫杉醇-TPGS/聚酸酐微球

【处方组成】 紫杉醇 25 mg，P（CPP-SA）（CPP 与 SA 的物质的量比为 20∶80）250 mg，0.1% 维生素 E 琥珀酸聚乙二醇酯（TPGS）水溶液 75 mL。

【制法】 将 P（CPP-SA）和紫杉醇溶解于二氯甲烷中作为油相；0.1% TPGS 水溶液作为水相。将水相缓缓倒入油相，得水包油型乳液，挥干二氯甲烷，离心，冷冻干燥，即得。

【注解】 以 TPGS 作为乳化剂制备微球，其浓度为 0.1% 即可，而使用聚乙烯醇则需 1%，且以 TPGS 制得微球的药物包封率与载药量均显著高于以聚乙烯醇制得的微球，另 TPGS 作为乳化剂可降低微球突释效应的发生。

二、聚 α-氰基丙烯酸烷基酯类

英文名：Poly（alkyl cyanoacrylate）。英文缩写：PACA。

结构式：

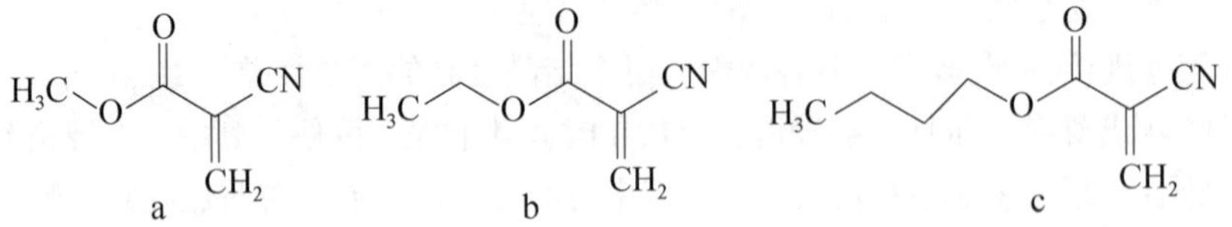

聚 α-氰基丙烯酸酯单体结构：a 为 α-氰基丙烯酸甲酯；b 为 α-氰基丙烯酸乙酯；c 为 α-氰基丙烯酸正丁酯。

PACA 可由氰基丙烯酸烷基酯与甲醛在水溶液中进行聚合反应而得到，该反应需要在碱性缩合催化剂和引发剂（如 N,N'-二甲基-对甲苯胺）存在的条件下进行。氰基丙烯酸烷基酯可以分为氰基丙烯酸甲酯（methylcyanoacrylate，MCA）、氰基丙烯酸乙酯（ethylcyanoacrylate，ECA）、氰基丙烯酸正丁酯（n-butylcyanoacrylate，BCA）、氰基丙烯酸异丁酯（iobutylcyanoacryate，IBCA）、氰基丙烯酸异己酯（isohexylcyanoacrylate，IHCA）等。氰基丙烯酸烷基酯中 α 碳原子上的氰基及酯基都具有很强的吸电子性，所以 β 碳原子能够显示较强的正电性，当遇到非常微量的阴离子时即可迅速发生阴离子聚合，而且由于结构中双键的存在，α-氰基丙烯酸烷基酯也非常容易进行自由基聚合。因此，当其处于潮湿的空气中或者与潮湿的物体接触时，氢氧根离子能够引发其迅速地发生聚合。

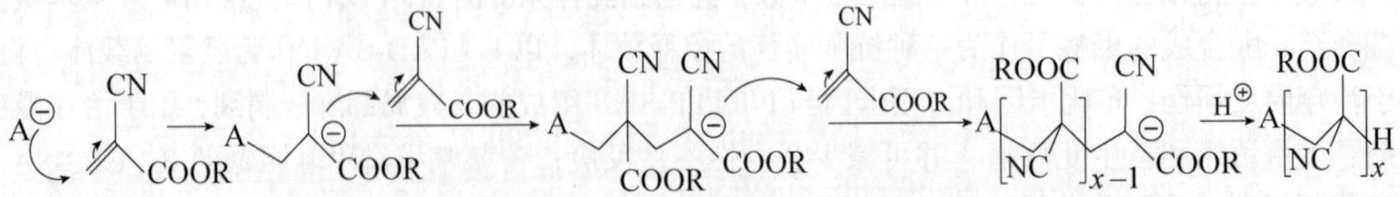

α-氰基丙烯酸烷基酯的阴离子聚合

（一）性状与性质

密度为 1.05～1.08 kg/L，降解温度为 160～300℃，T_g 为 50～120℃，多分散指数（Mw/Mn）为 1.09～1.35，熔体黏度为 1～25000 m Pa·s。本品易溶于醇、脂肪和芳香化合物，不溶于碱金属。

（二）应用特点

聚 α-氰基丙烯酸酯类毒性低，可生物降解，生物相容性好；流动性好，易在物体表面分散，对药物的吸附能力高，有缓释作用。高活性的氰基丙烯酸烷基酯单体被批准用作外科手术胶。聚 α-氰基丙烯酸酯纳米粒子被广泛用于药物输送载体，基因载体和靶向缓释药物制剂等。将载药聚 α-氰基丙烯酸酯微球或纳米微球混合在 α-氰基丙烯酸酯类医用胶中，可取代通过添加不易降解的聚甲基丙烯酸甲酯作为模塑粉增稠的方法，且因胶的成分与聚合物的成分单元相同，相容性好，药物可随聚合物的降解而释放。

（三）应用实例

多柔比星-姜黄素聚氰基丙烯酸正丁酯复方纳米粒

【处方组成】　聚 α-氰基丙烯酸正丁酯，壳聚糖，姜黄素，多柔比星。

【制法】　将壳聚糖溶于盐酸水溶液中，分别将姜黄素与多柔比星溶于无水乙醇和蒸馏水中，再加至壳聚糖水溶液中，滴加聚 α-氰基丙烯酸正丁酯，搅拌并用氢氧化钠调 pH 至中性，离心，洗涤，干燥，即得。

【注解】　采用乳化聚合法制备聚氰基丙烯酸正丁酯复方纳米粒。采用低毒性、具有优良的生物降解性和生物相容性的聚 α-氰基丙烯酸正丁酯作为纳米药物载体，将脂溶性的姜黄素和水溶性的多柔比星共载于纳米粒中。另外，所制备的纳米粒表面带正电荷，有助于增加肿瘤细胞对纳米粒的摄取。

第三节　聚 氨 基 酸

聚氨基酸是一种性能与结构和天然的蛋白质极其相近的新型可生物降解聚合物，通过分子自组装可以产生 α-螺旋或 β-折叠等二级构象。聚氨基酸能在体内酶的作用下降解为小分子的氨基酸，具有低毒、生物相容性好、容易被机体吸收和代谢等特点。聚氨基酸的研究受到了广泛的关注，在医药领域如药物控释、缝合线材料、人造皮肤等方面具有广泛的应用。通过改变合成过程中氨基酸的种类，可以赋予聚氨基酸类辅料不同的性质，如荷电性、亲/疏水性、生物降解度、药物渗透性等，以满足药物制剂制备的需求。目前，聚氨基酸在药物制剂领域的应用研究主要为均聚氨基酸、假性聚氨基酸、氨基酸共聚物及聚氨基酸-药物偶联物四种类型。

一、均聚氨基酸

均聚氨基酸是指由同一种氨基酸单体经化学法或微生物法合成的一类高分子聚合物，其中作为药用材料研究最多的为 ε-聚赖氨酸、γ-聚谷氨酸、聚天冬氨酸等。

（一）ε-聚赖氨酸

英文名：ε-polylysine。英文缩写：ε-PL。ε-PL 是由赖氨酸残基通过 α-羧基和 ε-氨基形成的酰胺键连接而成。目前，ε-PL 主要是通过小白链霉菌深层发酵来生产。

结构式：

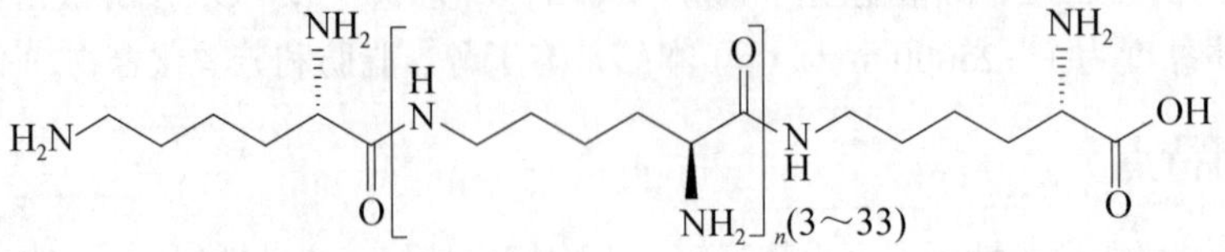

1. 性状与性质

ε-PL 为淡黄色粉末、吸湿性强，略有苦味。ε-PL 不受 pH 影响，对热稳定（于 120℃维生素 20 min），故加入后可热处理。本品易与酸性多糖类、盐酸盐类、磷酸盐类、铜离子等结合。ε-PL 是由不同聚合度分子组成的一种混合物，所以没有固定的熔点，250℃以上开始软化分解。ε-PL 溶于水，不溶于乙醇、乙酸乙酯及乙醚等有机溶剂。ε-PL 在 1680~1640 cm^{-1} 和 1580~1520 cm^{-1} 处有强吸收峰。

2. 应用特点

以 ε-PL 作为药物载体具有突出优点，主要表现在 5 个方面：①ε-PL 呈多价阳离子态，易于被细胞吸收至胞内；②ε-PL 有多个游离氨基存在，可与药物共价结合，具有极高的药物递送能力；③不同 ε-PL 分子量差别大，可选用不同分子量的 ε-PL 作为载体以满足不同药物的特定递送需求；④ε-PL 在目标细胞内可降解，且降解产物没有毒性；⑤药物与 ε-PL 共价聚合后的药物分子以活性形态在胞内释放。

3. 应用实例

竹叶黄酮纳米粒

【处方组成】 竹叶黄酮 1.2 mg，芜根多糖（TP）15 mg，ε-PL 3 mg，蒸馏水 6 mL

【制法】 取处方量竹叶黄酮、芜根多糖溶于蒸馏水中，将 ε-PL 溶液迅速滴入竹叶黄酮-芜根多糖溶液中，搅拌，即得。

【注解】 以 ε-PL 为载体材料，通过纳米技术制备竹叶黄酮纳米粒，不仅能有效隔绝空气中的光、热和氧气，提高药物稳定性，还能有效提高药物的生物利用度、靶向性和控释性，延长作用时间，从而充分地发挥竹叶黄酮的生物学功效。

（二）γ-聚谷氨酸

英文名：γ-Polyglutamic acid。英文缩写：γ-PGA。

结构式：

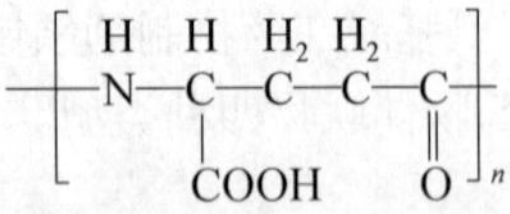

γ-PGA 是自然界中微生物发酵产生的水溶性多聚氨基酸，γ-PGA 在中国称为纳豆菌胶或多聚谷氨酸、聚谷氨酸。γ-PGA 的合成有微生物合成、化学合成和提取法。

（1）微生物合成法。微生物合成 γ-PGA 包括微生物培养和 γ-PGA 提取两个步骤：γ-PGA 的微生物培养目前主要采用地衣杆菌和枯草芽孢杆菌发酵法；通过地衣杆菌和枯草芽孢杆菌发酵法产生的 γ-PGA 发酵液可经有机溶剂沉淀、化学沉淀或膜分离方法提取得到精制的 γ-PGA。

（2）化学合成法。化学合成的 γ-PGA 包括基团保护、反应物活化、偶联和脱保护等步骤。同样地，N-羧基内酸酐（NCA）法是制备 γ-PGA 最常用的方法：首先将谷氨酸与苯甲醇反应形成苄酯，保护一个羧基,再与光气反应得到 N-羧酸酐 NCA,引发 NCA 自聚、去掉保护基,即得到 γ-PGA,反应机制如图 5-1:

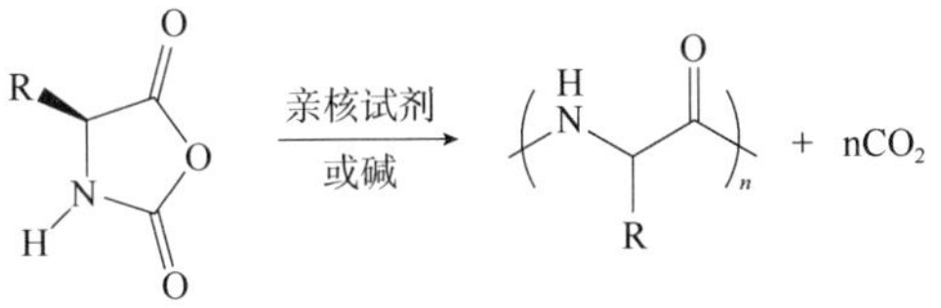

图 5-1 γ-PGA 的化学合成

(3)提取法。日本早期生产 γ-PGA 大多是从日本的传统食品纳豆中提取的,但是纳豆中 γ-PGA 含量较低,且提取工艺繁杂,难以大规模生产。

1. 性状与性质

γ-PGA 为白色或类白色粉末或颗粒。其结构为以左、右旋光性的谷氨酸为单元体,以 γ-位上的硫胺键聚合而成同质多肽,聚合度为 1000~15 000。

2. 应用特点

γ-PGA 具有优良的水溶性、超强的吸附性和生物可降解性,降解产物为无毒的谷氨酸,是一种优良的高分子材料。

3. 应用实例

水飞蓟宾纳米粒

【处方组成】 水溶性壳聚糖 8 mg,γ-PGA 0.25 mg,水飞蓟宾 0.5 mg,去离子水 2 mL,无水乙醇 1 mL。

【制法】 将水溶性壳聚糖和 γ-PGA 分别溶解于去离子水中,将水飞蓟宾溶于乙醇中,然后将 γ-PGA 溶液和水飞蓟宾溶液混合,搅拌,最后将水溶性壳聚糖溶液加到上述 γ-PGA 和水飞蓟宾混合溶液中,即得。

【注解】 水飞蓟宾是菊科植物水飞蓟的果实经提取精制而得的混合物,在保肝方面具有显著的临床疗效。但这些成分水溶性和脂溶性均较低,导致口服吸收不佳,生物利用度低,影响了其临床疗效。制备得到的水飞蓟宾纳米粒以水溶性壳聚糖和 γ-PGA 为载体,水飞蓟宾载入上述纳米粒后,与原料药相比,可以显著增加药物在水中的溶解度,并提高其抗菌活性。

(三)聚天冬氨酸

英文名:Polyaspartic Acid。英文缩写:PASP。

结构式:

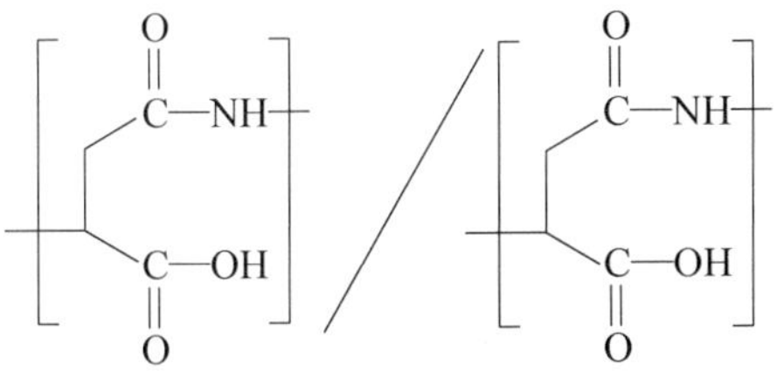

α 构型　　　β 构型

PASP 是一种氨基酸聚合物,蜗牛和软体动物壳中均含有 PASP。PASP 是一种带有羧酸侧链的聚合氨基酸,是天冬氨酸单体的氨基和羧基缩水而成的聚合物,有 α 和 β 两种构型。天然的聚氨基酸中聚天冬氨酸片段都是以 α 型形式存在的，而合成的聚天冬氨酸中大部分是 α 和 β 两种构型的混合物。热缩聚得到的聚天冬氨酸，因其结构主链上的肽键易受微生物、真菌等作用而断裂，最终降解产物是对环境无害的水和二氧化碳。制备 PASP 的方法主要有两种，一种是合成聚氨基酸常用的 NCA 法；另一种方法是琥珀酰亚胺中间体碱解法。其中琥珀酰亚胺中间体碱解法是目前合成 PASP 的主要方法。

1. 性状与性质

PASP 为黄色或浅黄色固体颗粒，易溶于水，化学性质稳定，在室温条件下不易分解和水解，但可被强氧化剂氧化。

2. 应用特点

PASP 可用作药物载体材料，如作为凝胶材料等。多数情况下，各种均聚氨基酸往往在一些方面存在缺陷，在其中引入第二甚至第三组分，通过共聚、分部聚合等得到嵌段、无规等各种共聚物，以改善其性质。

3. 应用实例

载喜树碱两亲性接枝聚天冬氨酸胶束

【处方组成】　喜树碱 4.2 mg，接枝聚天冬氨酸 32.5 mg，甲醇 8 mL，二氯甲烷 5 mL，蒸馏水 10 mL。

【制法】　取处方量接枝聚天冬氨酸和喜树碱溶于甲醇和二氯甲烷的混合溶剂中，并加至不断搅拌的蒸馏水中，挥发有机溶剂，离心，冷冻干燥，即得。

【注解】　研究以聚天冬氨酸为载体，采用溶剂挥发法制备喜树碱载药胶束，可以提高喜树碱的水溶性，增强其抗癌疗效。

二、假性聚氨基酸

假性聚氨基酸（pesudo-poly amino acids）是由天然氨基酸之间通过非酰胺键相连组成的聚合物。这种经主键调整的聚氨基酸与天然氨基酸相比具有如下优点：①溶解性提高；②聚氨基酸的降解通过酰胺键（即肽键）的酶解来实现。由于不同个体之间酶解的差异较大，因而很难控制它在体内的降解速度，假性聚氨基酸为天然氨基酸通过非酰胺键结合在一起的聚合物，这种经过主键调整的假性聚氨基酸与聚氨基酸相比，性能得到改善。例如，从 N-酰基保护的羟脯氨酸制备的聚 N-酰基羟脯氨酸和 N-酰氨酸二肽取代双酚 A 的产物为亚氨基碳酸酯-酰胺聚合物。

三、氨基酸共聚物

氨基酸共聚物（amino acid copolymer）是聚合物主链由非单一氨基酸或非氨基酸单元组成的聚合物。作为一种新型生物降解高分子材料，氨基酸共聚物可以通过向聚合物材料中引入第二组分以改善高分子材料的性能，如可通过控制共聚物分子量、共聚单体种类及配比等调控聚合物材料的降解速度和周期，同时不同结构的共聚物把不同材料的优点结合起来，能赋予新材料特殊的性质。

目前对于聚氨基酸的改性主要有以下几种：①与聚醚结合形成聚氨基酸-聚醚共聚物；②与壳聚糖结合形成聚氨基酸-壳聚糖共聚物；③与聚酯结合形成聚氨基酸-聚酯共聚物；④不同种类的氨基酸单体共聚得到氨基酸共聚物；⑤聚氨基酸-药物偶联物。

（一）聚氨基酸-聚醚嵌段共聚物

聚氨基酸-聚醚嵌段共聚物主要是聚氨基酸与 PEG 类化合物形成的嵌段共聚物。合成这类共聚物首先是将 PEG 的端羟基通过一定的化学方法转化成具有较高活性的端氨基，即将 PEG 转变成氨基聚乙二醇（PEG-NH$_2$），然后以 PEG-NH$_2$ 作为大分子引发剂引发氨基酸环内酸酐开环聚合得到嵌段共聚物。

1. 性状与性质

不同聚氨基酸与 PEG 形成的化合物性状与性质不同。

2. 应用特点

PEG 具有柔韧的亲水性长链结构，可被生物降解。利用 PEG 亲水性强，分子链柔性，能够包裹在聚合物胶束、脂质体或纳米粒等的表面，从而使微粒给药制剂避开单核吞噬细胞的吞噬，达到长循环效果。利用聚氨基酸所带电荷及残基亲水性的不同，与 PEG 偶联，达到提高载药量、缓释、降低毒性或制备成 pH 敏感型载体的目的。

3. 应用实例

紫杉醇聚合物胶束或 7-乙基-10-羟基喜树碱胶束

【处方组成】 紫杉醇或 7-乙基-10-羟基喜树碱（SN-38），PEG-聚天冬氨酸共聚物（NK105）

【制法】 配制 NK105 与紫杉醇或 7-乙基-10-羟基喜树碱的乙腈溶液，利用旋转蒸发仪去除乙腈，得聚合物膜，真空放置过夜，除去痕量溶剂，加入去离子水，在室温下溶解聚合物膜，过滤膜后，即得。

【注解】 NK105 为 PEG-聚天冬氨酸共聚物，通过疏水作用物理包裹紫杉醇，可以提高注射后血浆药物浓度在体内的维持时间，增加紫杉醇的溶解度，在体内达到对病变部位靶向定位的目的。

（二）聚氨基酸-壳聚糖共聚物

壳聚糖是由自然界广泛存在的几丁质经过脱乙酰作用得到的阳离子聚多糖，而氨基酸表现为两性离子，在生理条件下不同氨基酸可表现为阳离子型或阴离子型，选择合适氨基酸能与壳聚糖通过静电作用形成分子间聚合物。

1. 性状与性质

不同聚氨基酸与壳聚糖形成的化合物性状与性质不同。

2. 应用特点

天然高分子物质壳聚糖具有生物相容性高、可生物降解、抗菌性等优点，还能促进创伤愈合，因此被广泛应用于生物医药和组织工程领域。通过将聚氨基酸和壳聚糖进行复合可获得性能优良的组织工程材料。

3. 应用实例

壳聚糖/γ-PGA/姜黄素纳米颗粒

【处方组成】 泊洛沙姆 188 0.08 mg，γ-PGA 0.80 mg，壳聚糖 12 mg，姜黄素 0.032 mg，75%乙醇溶液 0.4 mL，去离子水 5.6 mL。

【制法】 将泊洛沙姆 188 与 γ-PGA 以适量去离子水溶解，将姜黄素溶于 75%乙醇溶液，并加至上述 γ-PGA/泊洛沙姆 188 混合溶液中，均质；将壳聚糖水溶液加入 γ-PGAg/泊洛沙姆 188/姜黄素混合溶液中，搅拌，离心，即得。

【注解】 采用 γ-PGA 和壳聚糖作为载体材料，制备得到的姜黄素纳米粒在仿生皮肤组织模型中表现出较好的控释效果，可以明显促进新胶原的再生和组织重建。

（三）聚氨基酸-聚酯共聚物

聚氨基酸-聚乳酸共聚物是目前研究较多的聚氨基酸-聚酯类共聚物。

1. 性状与性质

本品具有优良生物相容性和可降解性。

2. 应用特点

本品经 FDA 批准可用作医用手术缝合线和注射用微胶囊、微球及埋植剂等。

3. 应用实例

紫杉醇 pH 敏感嵌段共聚物胶束

【处方组成】 pH 敏感聚合物聚组氨酸-聚乳酸-聚乙二醇（PHis-PLA-mPEG）10 mg，四氢呋喃 3 mL，紫杉醇 4 mg，蒸馏水 10 mL。

【制法】 取处方量的紫杉醇和 PHis-PLA-mPEG 溶于四氢呋喃中，并加至水相中，挥发除去有机溶剂，离心，除去未包裹的游离紫杉醇，即得。

【注解】 采用 PHis-PLA-mPEG 制备的紫杉醇胶束在弱酸性条件下，药物释放行为明显加快。

（四）不同种类的氨基酸共聚物

有些氨基酸共聚物是通过两种或多种氨基酸单体共聚得到的，其代谢产物为氨基酸，可被人体吸收，安全无毒，且没有引进 PEG、壳聚糖、乳酸等聚合物链段，结构简单，合成方法成熟。

自然界中氨基酸来源丰富，价格低廉，且不同氨基酸中含有不同种类的官能团（如羧基、氨基等），作为药物载体应用时可作为活性点与药物结合，达到载药目的。多数氨基酸共聚物能在一定的条件下形成粒径一定的胶束、囊泡等，对药物分子有很好的物理包裹作用。

由于良好的生物相容性和可降解性，多组分氨基酸共聚物作为药物或其他活性物质载体的应用，也取得了一定进展。但氨基酸聚合物有些缺陷仍难以克服，如聚合度过高时的溶解度差的问题、不同氨基酸的荷电问题等。

（五）聚氨基酸-药物偶联物

聚氨基酸-药物偶联物是由聚氨基酸含有的活性氨基或羧基通过共价键与药物结合而形成偶联物。

1. 性状与性质

不同聚氨基酸与不同药物形成的化合物性状与性质不同。

2. 应用特点

聚氨基酸-药物偶联物能够在体内特定酸性环境及酶的作用下，化学键断裂释放药物，达到缓释、靶向的作用。同时由于聚氨基酸的保护作用，能够提高药物的稳定性，降低药物的毒性。

3. 应用实例

聚（L-γ-谷氨酰胺-L-羧甲半胱氨酸）-紫杉醇纳米粒

【处方组成】 聚谷氨羧甲半胱氨酸 1 g，紫杉醇 472 mg，N,N-二甲基十二烷基酰胺 50 mL，1-乙基-（3-二甲基氨基丙基）碳酰二亚胺盐酸盐 0.86 g，4-二甲基氨基吡啶 126 mg，0.2 mol/L HCl

溶液 150 mL，0.5 mol/L NaHCO$_3$ 溶液 150 mL，去离子水 4 L。

【制法】 将羧甲半胱氨酸（L-谷氨酸）溶于 N，N-二甲基十二烷基酰胺中，加入 1-乙基-（3-二甲基氨基丙基）碳酰二亚胺盐酸盐和 4-二甲基氨基吡啶。加入紫杉醇，室温反应，并加至 0.2 mol/L HCl 溶液中，离心，沉淀溶解在 NaHCO$_3$ 溶液中，透析，分 4 次加入去离子水，滤过透析袋中剩余溶液，冷冻干燥，即得。

【注解】 通过将羧甲半胱氨酸引入聚（L-谷氨酸）-紫杉醇（PGA-PTX）共轭物的每个谷氨酸侧链，制得水溶性聚合物药物偶联物聚（L-γ-谷氨酰胺-L-羧甲半胱氨酸）-紫杉醇（PGSC-PTX）纳米粒，该纳米粒具有明显的细胞毒性，并且生物安全性良好，可用于静脉注射。

高分子聚合物常见的有脂肪族聚酯、聚原酸酯、聚氨基酸等，但聚酯类是目前唯一被美国 FDA 批准用于生物医学领域的一类生物降解材料。聚氨基酸类药用辅料的研究中，药物控制释放是当今的热门领域之一。以生物可降解的聚氨基酸类作为载体的药物控释系统，可以通过人为改变材料的特性，调节药物的释放速度。另外，植入人体的聚氨基酸类药物载体，在药物释放完全后，可以在体内完全降解，不需要手术取出，可减轻患者的痛苦。然而，目前对聚氨基酸类药用辅料还缺乏相应的安全性评价，其作为药用辅料的标准还不完善。

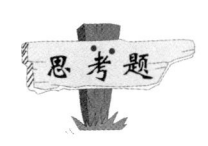

思考题

1. 简述聚乳酸的性状、性质及应用特点。
2. 简述新型可生物降解中药制药用辅料的种类。
3. 简述聚酸酐的合成方法及影响聚酸酐降解速率的因素。
4. 有何方法可以解决大多数脂肪族聚酯类辅料疏水性强的问题？

参 考 文 献

李琦，范忠泽，王炎. 2009. 去甲斑蝥素-海藻酸/聚酸酐微球的制备及表征研究[J]. 中成药，31（12）：1837-1841.

吴俊，严新，邵荣，等. 2013. 阿霉素-姜黄素聚氰基丙烯酸正丁酯复方纳米粒的研制及逆转 MCF-7/ADR 细胞多药耐药的研究[J]. 中国生物工程杂志，33（5）：35-43.

于美丽，杜智，郭宏玥. 2011. 全反式维甲酸-聚酸酐长效缓释剂研制及其可行性[J]. 中国组织工程研究，15（8）：1389-1391.

Ben-Shabat S, Abuganima E, Raziel A, et al. 2003. Biodegradable polycaprolactone-polyanhydrides blends[J]. J Polym Sci A Polym Chem, 41（23）: 3781-3787.

Faria M, Dealmeida F, Serrao M, et al. 2005. Use of cyanoacrylate in skin closure for ovariohysterectomy in a population control programme[J]. J Feline Med Surg, 7（2）: 71-75.

Georgi Y. 2012. Poly（alkyl cyanoacrylate）nanoparticles as drug carriers 33 years later[J]. Bulgarian Journal of Chemistry, 1: 61-73.

Ghadi R, Muntimadugu E, Domb A J, et al. 2017. 5-Synthetic biodegradable medical polymer: Polyanhydrides[J]. Science & Principles of Biodegradable & Bioresorbable Medical Polymers: 153-188.

Göpferich A, Tessmar J. 2002. Polyanhydride degradation and erosion[J]. Adv Drug Deliv Rev, 54（7）: 911-931.

Kumar N, Langer R S, Domb A J. 2002. Polyanhydrides: An overview[J]. Adv Drug Deliv Rev, 54（7）: 889-910.

Vauthier C, Dubernet C, Fattal E, et al. 2003. Poly（alkylcyanoacrylates）as biodegradable materials for biomedical applications[J]. Adv Drug Deliv Rev, 55（4）: 519-548.

Wypych G. 2012. Handbook of Polymers[M]. Toronto: ChemTec Publishing.

第六章　功能化辅料在中药制药中的应用

> **学习要点**
> ※水凝胶的性质、常用材料、制备及其在口服、直肠、眼部、表皮和皮下等给药途径中的应用。
> ※聚合物纳米载体的性质、制备及其作用特点。
> ※水凝胶和聚合物纳米载体的分类，水凝胶中药物的释放机制。
> ※高分子前药常用材料及材料与药物的键合方法。
> ※缓控释制剂中常用的水凝胶材料。
> ※聚合物纳米载体的材料及其在中药中的应用。
> ※高分子前药的分类和应用。

党的二十大报告中提出了"加快实施创新驱动发展战略"，制药辅料的创新发展正朝向功能化辅料迈进，并已被越来越多地应用到中药制药领域，为中药制剂水平的提升发挥了重要作用。功能化辅料在中药制药中常见的应用包括水凝胶类缓控释系统、聚合物类纳米递送系统与高分子前药等。水凝胶（hydrogel 或 aquagel）是一种由亲水性高分子链通过化学或物理交联形成的具有三维空间网状结构的典型材料。它具有溶胀性、环境敏感性，以及触变性、生物黏附性等性质，应用于口服、直肠、眼部、表皮和皮下等给药途径时，可以表现出优良的性能。聚合物类纳米递药系统是基于聚合物形成的纳米尺度范围的小粒（小球、小囊）、囊泡或胶束等结构的药物载体。它具有较小而可控的纳米粒子尺寸和大比表面积的特性。应用于中药制剂中可呈现优良的性能，主要包括增溶疏水性药物，提高药物的稳定性，保护药物活性，调控药物释放速率，提高药物递送的靶向性及与细胞和组织的生物相容性等，从而提高疗效和减少不良反应。高分子前药是指药物经过化学结构修饰后得到的在体外无活性或活性较小的化合物，在体内代谢释放出母体生物活性物质的高分子化合物。它可以增强药物在体内、体外的稳定性，增加药物的靶向性，提高药物的生物利用度、降低药物不良反应和提高治疗效果，主要应用包括延长药物作用持续时间、控制药物释放、靶向治疗肿瘤等。

第一节　水凝胶类缓控释递药系统

一、水凝胶概述

水凝胶是拥有三维交联网络结构的亲水性聚合物经水溶胀形成的一种材料形态，聚合物网络中有亲水的基团或区域，对水有高亲和力，可容纳大量的水分在结构内部，聚合物单体之间呈现适度的物理或化学交联。水凝胶最早出现于1960年，当时只有捷克的 Wichterle O. 和 Lim D. 研制的聚羟乙基丙烯酸甲酯[poly（2-hydroxyethyl methacrylate）]一种材料，简称PHEMA，自此以后，各种合成的水凝胶材料不断涌现。水凝胶根据交联方式可分为化学交联凝胶和物理交联凝胶。化学交联凝胶中大分子之间以共价键交联，形状不易发生改变，又称为热固水凝胶或刚性凝胶。物理交联凝胶中大分子之间以非共价键交联形成无序三维立体网络结构，由于非共价键是可逆的，物理凝胶可受溶剂或温度影响，又称为热塑水凝胶或弹性凝胶。

水凝胶根据制备方法和物理化学特性来分类，列于表6-1。

表6-1　水凝胶不同分类系统类别

分类依据	类别
来源	天然与合成
溶胀度	低溶胀度、中溶胀度、高溶胀度、超高吸水性
孔隙特性	无孔、多微孔、大孔
交联方式	化学（或共价结合）、物理（或非共价结合）
生物可降解性	降解、非降解
侧基离子电荷	中性、阴离子、阳离子、两性离子
单体构成	均聚物、二元共聚物、多元共聚物、互穿聚合物

均聚物水凝胶是指由一种亲水性单体均聚物形成的交联网络。二元共聚物水凝胶是由两种单体共聚物交联形成的，其中一种单体必须具有亲水性，满足溶胀的需求。多元共聚物水凝胶是由三种或三种以上单体共聚物交联而成。互穿聚合物水凝胶则指两种或多种各自交联和相互穿透的聚合物网络组成的高分子共混物形成的水凝胶。

可降解水凝胶近几年的应用越来越广泛，其基体材料主要包括天然高分子和合成高分子。天然高分子是由生物体内提取或自然环境中直接得到的一类大分子，具有良好的生物相容性和可降解性，但一般不具备足够的机械性能和加工性能，某些蛋白类材料还会在体内引起异体免疫反应，因而在医学中应用更多的是经过化学改性的衍生物或与其他材料的复合物。

用于制备水凝胶的天然高分子材料主要为多聚糖或蛋白类材料。多聚糖材料主要包括甲壳质、壳聚糖、海藻酸盐、透明质酸、肝素、硫酸软骨素、改性纤维素、琼脂、淀粉及葡聚糖衍生物等。蛋白类材料主要包括胶原、明胶、血纤蛋白和蚕丝蛋白。合成材料中研究最多的是聚乙二醇，另外常见的有聚氧化乙烯、聚反丁烯二酸丙二醇酯、聚乳酸和聚己内酯等（表6-2）。

表6-2　药剂领域常用的合成水凝胶材料

单体/聚合物名称	缩写	英文名称
羟乙基甲基丙烯酸酯	HEMA	hydroxyethyl methacrylate
N-（2-羟丙基）甲基丙烯酸酯	HPMA	N-（2-hydroxypropyl）methacrylate
N-乙烯基-2-吡咯烷酮	NVP	N-vinyl-2-pyrrolidone
N-异丙基丙烯酰胺	NIPAAm	N-isopropyl acrylamide
乙酸乙烯酯	VAc	vinyl acetate
丙烯酸	AA	acrylic acid
甲基丙烯酸	MAA	methacrylic acid
聚乙二醇丙烯酸酯	PEGA/PEGMA	polyethyleneglycolacrylate/methacrylate
聚乙二醇甲基丙烯酸酯	PEGMA	poly（ethylene glycol）（n）monomethacrylate

续表

单体/聚合物名称	缩写	英文名称
聚乙二醇双丙烯酸酯	PEGDA/PEGDMA	polyethylene glycoldiacylate/dimethacrylate
聚乙二醇双甲基丙烯酸酯	MA-PEG-MA	poly（ethylene glycol）dimethacrylate
聚 N,N-二甲基丙烯酰胺	PDMAAm	poly（N,N-dimethyl acrylamide）
聚丙烯酸	PAA	polyacrylic acid
聚氧化乙烯	PEO	polyethylene oxide
聚氧化丙烯	PPO	polypropylene oxide
聚 N,N-二乙基丙烯酰胺	PDEAAm	poly（N,N-diethylacrylamide）

二、水凝胶的性质

水凝胶的一些物理化学性质，如溶胀性、环境敏感性及生物黏附性等，与其在药物制剂中的应用密切相关。

（一）溶胀性

溶胀性是指凝胶吸收液体后自身体积明显增大的性质，是弹性凝胶的重要特性。凝胶的溶胀分为两个重要阶段：第一阶段是溶剂分子渗入凝胶中与高分子相互作用形成溶剂化层，此过程较快，伴有放热效应和体积收缩现象（凝胶增加的体积不如吸收的液体体积大）；第二阶段是液体分子继续渗入，凝胶体积显著增加。溶剂由于渗透压的作用移动直到平衡为止。对低分子量的亲水性聚合物来说，平衡态是溶液，而对高分子量或交联聚合物来说，平衡态可能是水溶胀的凝胶。干的亲水性聚合物，可以从一个玻璃态的固体转变为黏弹态的凝胶，并进一步经溶胀过程形成溶液。

溶胀程度可用溶胀度（swelling capacity，R_s）表征，是指一定温度下，单位重量或体积的凝胶所能吸收液体的极限量，有时也称为含水率。通常由测量它们的吸水或水性液体的能力来衡量。

$$R_s = \frac{W_s - W_d}{W_d} \quad \text{或} \quad R_s = \frac{V_s - V_d}{V_d}$$

式中，W_s 和 W_d 是溶胀水凝胶与未溶胀水凝胶的重量；V_s 和 V_d 是溶胀水凝胶与未溶胀水凝胶的体积。制剂领域中，溶胀度多采用溶胀体积的变化来测量。

水凝胶的溶胀度是考量水凝胶的重要性能指标，受诸多因素影响，与制备凝胶的单体组成、凝胶的交联密度和环境因素如温度、pH、离子强度等密切相关，其中交联密度和溶胀特性呈相反性关联。交联密度的增加可提高水凝胶的机械强度，但溶胀特性又会随之降低。溶胀度对于水凝胶的力学性能、吸水性能、药物释放的速率都有一定的影响。

干的水凝胶称为干凝胶（xerogel）或干胶（dry gel）。如通过冷冻干燥或用有机溶剂提取，所得脱水凝胶称为气凝胶（aerogel）或海绵体（sponge），除去水分时聚合物网络结构保持不变。

（二）环境敏感性

环境敏感水凝胶又称智能水凝胶或刺激响应水凝胶，是指自身能感知外界环境（如温度、pH、光、电、压力等）微小的变化或刺激，并能产生相应的物理结构和化学性质变化的一类高分子水凝胶。根据响应环境变化类型不同，可分为温敏水凝胶、pH 敏感水凝胶、电场响应水凝胶、盐敏水凝胶、光敏水凝胶、形状记忆水凝胶等。如图 6-1 所示，由于环境的改变，敏感水凝胶中的药物分子可通过凝胶网络的扩张或收缩而释放。下文详细介绍温敏水凝胶、pH 敏感水凝胶。

1. 温敏（热敏）水凝胶

温敏水凝胶的胶凝过程与温度相关，其体积随温度变化而改变，可分为两类，一类是随温度升高，水凝胶分子链亲水性增加，水合作用分子链伸展，水凝胶体积增加，又称为低温收缩型水凝胶（热熔性凝胶）；另一类是随温度升高，水凝胶分子链亲水性减弱，发生蜷曲，体积收缩，又称为高温收缩型水凝胶（热胶凝性凝胶）。体积发生变化的临界转变温度称为最低临界溶解温度（lower critical solution temperature，LCST）或相变温度。高分子链中既有疏水基又有亲水基，通常高分子链中含有的疏水基团越多，LCST 越低，实践中常通过调整疏水基和亲水基之间的比例或与不同单体聚合来改变 LCST。当温度较低时，亲水基团与水之间的氢键占主导，在水中呈良好的水化状态，随着温度的升高，氢键的作用力减弱，疏水基团间相互作用力增强，水凝胶脱水收缩。

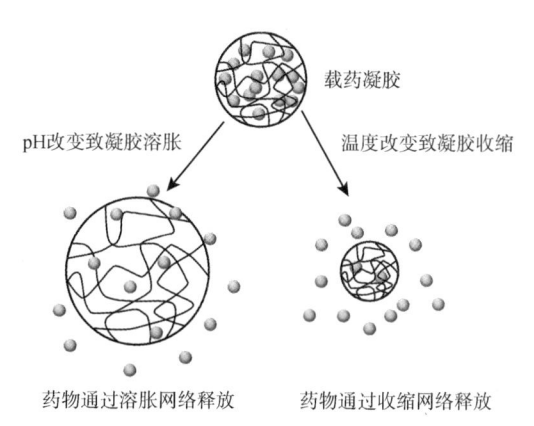

图 6-1 药物通过环境敏感水凝胶释放图

（1）低温收缩型水凝胶（热熔性凝胶）：某些水凝胶，具有高温时溶胀，低温时收缩的热敏特点，如明胶和聚乙烯醇，明胶溶液随温度降低而凝胶化，分子结构呈现为氢键交联的三螺旋结构。聚乙烯醇在 70℃ 以上时可制备聚乙烯醇浓溶液，冷至室温以下时，结晶形成透明的凝胶。通过反复冷冻-熔化可使其凝胶强度增加。

（2）高温收缩型水凝胶：在温度低于 LCST 时，凝胶溶胀，药物扩散释放，释放速度与凝胶的溶胀程度及药物扩散孔道的弯曲率有关；当温度高于 LCST 时，凝胶外层收缩形成致密的表面层，阻止凝胶内的药物向外扩散。例如，甲基纤维素、羟丙基甲基纤维素，仅在冷水中可溶，生成黏性溶液，随着温度升高，溶液黏度增大或形成凝胶。目前应用较多的聚丙烯酰胺系列也是温度响应型的高分子凝胶，如表 6-3 所示。聚丙烯酰胺系列凝胶具有低温溶胀、高温收缩的性质，其原因归于氮原子上的孤对电子与水分子形成氢键，低温下氢键稳定，可形成交联网结构的水凝胶，高温时氢键突然断裂，水分子被挤出，体积突然减小。其他应用较多的如聚氧乙烯（PEO）-聚氧丙烯（PPO）嵌段共聚物（泊洛沙姆 407）、聚 N,N-二乙基丙烯酰胺（PDEAAm）和聚 N,N-二甲基丙烯酰胺（PDMAAm）与聚丙烯酸（PAA）形成的互穿网络聚合物（Interpenetrating network copolymers，IPNs）、N-异丙基丙烯酰胺（NIPAAm）与甲基丙烯酸丁酯（BMA）共聚物水凝胶等，这类水凝胶的释药行为对外界温度的变化具有开-关响应。在 NIPAAm 中加入疏水性的共聚单体 BMA 可以增加凝胶的机械强度，用这种水凝胶包载吲哚美辛，可使其在低温时释药，高温时停止释药。因为温度降低，凝胶表面发生快速收缩，表面形成了致密的、不易透过的凝胶层屏障。

表 6-3 聚丙烯酰胺类结构和体积转变温度（T）

结构				
聚合物	R_1	R_2	R_3	T（℃）
聚 N,N-二甲基丙烯酰胺	—H	—CH$_3$	—CH$_3$	19.8

续表

结构			$\left[\mathrm{CH}_2\underset{\underset{\underset{R_2\ R_3}{\mid}}{\overset{\mid}{\mathrm{N}}}}{\overset{\overset{R_1}{\mid}}{\underset{\mid}{\mathrm{C}}}}\right]$	
聚合物	R_1	R_2	R_3	T(℃)
聚 N-丙基丙烯酰胺	—H	—H	—CH₂CH₂CH₃	21.5
聚 N-甲基-N-异丙基丙烯酰胺	—H	—CH₃	—CH(CH₃)₂	22.3
聚 N-丙基甲基丙烯酰胺	—CH₃	—H	—CH₂CH₂CH₃	28.0
聚 N-异丙基丙烯酰胺	—H	—H	—CH(CH₃)₂	30.9
聚 N,N-二乙基丙烯酰胺	—H	—CH₂CH₃	—CH₂—CH₃	32.0
聚 N-异丙基甲基丙烯酰胺	—CH₃	—H	—CH(CH₃)₂	44.0
聚 N-乙基甲基丙烯酰胺	—CH₃	—H	—CH₂—CH₃	50.0
聚 N-甲基-N-乙基丙烯酰胺	—H	—CH₃	—CH₂—CH₃	56.0
聚 N-乙基丙烯酰胺	—H	—H	—CH₂—CH₃	72.0

温敏水凝胶作为原位（in situ）成形的药物传递装置应用广泛，如注射缓释产品、黏膜给药制剂（直肠、阴道、眼、鼻腔等部位）等。温敏凝胶还可以装于带孔的硬胶囊中，其开关释药模式可以通过温敏凝胶的可逆性体积变化来解释。由于释药行为受到水凝胶尺寸的影响，药物的释放速率与载药聚合物的挤压速率成正比，因此也称为挤压式水凝胶装置。除温度外，凝胶还可以对其他的外界刺激产生响应，如 pH 等。实验表明，当温度为 40℃时，NIPAAm-丙烯酸共聚物水凝胶表面收缩，体积变化较大，将对乙酰氨基酚快速挤出；当温度降至 30℃时，凝胶溶胀，堵塞胶囊的释药孔，药物停止释放。此外，还可以将温敏性水凝胶置于硬质骨架内部或接枝在硬质膜表面。例如，可以将 PNIPAAm 水凝胶微粒分散在交联明胶骨架中制成复合膜，通过温度改变 PNIPAAm 水凝胶微粒在膜中微通道的溶胀状态，从而影响模型药物的释放。

有些温敏凝胶，如 NIPAAm、Pluronic F-127 及其衍生物，由于存在毒性、致癌性、致畸性的可能致使其临床应用受到一定限制。近年来，许多新型的三嵌段共聚物因无毒、可生物降解且易形成温敏型水凝胶而得到了广泛关注。如 PAA-PEG-PAA 材料可在温和条件下交联形成凝胶，具有可降解性的聚 L-乳酸（PLLA）或聚己内酯（PCL）长链引入 PEG，获得可降解的两亲性嵌段共聚物，包括 PLGA-PEG-PLGA、PEG-PLLA-PEG 和 PCL-PEG-PCL 等。

2. pH 敏感水凝胶

pH 敏感水凝胶的溶胀与收缩随环境 pH 的变化而发生突变。pH 敏感性聚合物的分子中均含有酸根阴离子（如羧酸根离子、磺酸根离子）或碱根阳离子（如铵根离子）侧链，当环境的 pH 发生变化时能够接受或给出质子。阴离子型和阳离子型 pH 敏感水凝胶平衡溶胀度与 pH 的关系如图 6-2 所示。阴离子型水凝胶平衡溶胀度随 pH 增大而增大；阳离子型水凝胶则随 pH 增大而降低；在 pK_a 附近，平衡溶胀度发生突变，突变 pH 范围取决于聚合物的结构及聚合物与溶剂的相互作用。

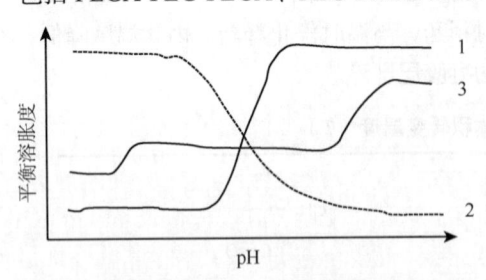

图 6-2 阴离子型与阳离子型 pH 敏感水凝胶平衡溶胀度与 pH 的关系

1. 阴离子型 pH 敏感水凝胶；2. 阳离子型 pH 敏感水凝胶；3. 有两种可解离基团的阴离子型 pH 敏感水凝胶

举例来说，阴离子型聚电解质聚丙烯酸（PAA）在较高 pH 时离子化，在高 pH 时溶解度或溶胀率增大。实践中常将丙烯酸与其他单体共聚形成共聚物水凝胶以改善聚丙烯酸水凝胶的性能，如 pH 敏感的乙烯基吡咯烷酮-丙烯酸共聚物（PVP-PAA）及温度/pH 双敏感的 N-异丙基丙烯酰胺-丙烯酸共聚物（PNIPAM-PAA）。阳离子型聚电解质聚 N, N'-二乙基胺乙基甲基丙烯酸酯在低 pH 环境下电离，溶解度增大。pH 对水凝胶溶胀度的影响比较复杂，取决于具体的聚合物。蛋白质类高分子凝胶，介质的 pH 在其等电点附近时溶胀度最小。当温敏水凝胶聚合物单体与 pH 敏感水凝胶聚合物单体共聚时可获得温度/pH 双重敏感的水凝胶，如聚-N-烷基丙烯酰胺类单体与丙烯酸或甲基丙烯酸类单体的接枝、嵌段共聚或互穿聚合物。如聚丙烯酸-聚 N-异丙基丙烯酰胺互穿聚合物，在酸性条件下，随温度的上升，此聚合物凝胶的溶胀率逐渐增大，而在弱碱性条件下，温度低于 LCST 时，溶胀率随温度升高而增大，当温度达到 LCST 时，凝胶溶胀率急剧下降。又如将 PEG 接枝到聚甲基丙烯酸（PPA）上制成的水凝胶有特殊的 pH 敏感性。在低 pH 环境下，PPA-PEG 中羧基的酸性质子与 PEG 中的醚氧键间形成氢键，使水凝胶收缩。而在高 pH 环境下，PPA 上的羧基离子化，氢键作用减弱，凝胶溶胀。

pH 敏感水凝胶还经常用于口服给药的控释系统中。胃的 pH＜3，而口腔、小肠的 pH 接近中性，其差别足以使聚电解质水凝胶产生 pH 依赖行为。对于聚阳离子水凝胶，其在中性 pH 环境下溶胀度最小，因此释药量少。这种性质可用于防止味道不好的药物在口腔环境中释放。例如，用甲基丙烯酸甲酯和甲基丙烯酸-N, N'-二甲氨基乙酯（DMAEM）共聚物制备咖啡因水凝胶，在中性 pH 环境下不释放药物，而在 pH 在 3～5 时，DMAEM 离子化，药物呈零级释放。聚阴离子（如 PAA）与芳香偶氮交联剂交联制得的水凝胶，可以用于结肠定位给药系统。这种水凝胶在胃中的溶胀率小，药物几乎不释放；在肠道中，随 pH 的升高，羧基逐渐电离，溶胀率增加；只有在结肠中，与水凝胶交联的芳香偶氮可被结肠中的微生物菌从产生的偶氮还原酶降解，从而释放药物，过程如图 6-3 所示。

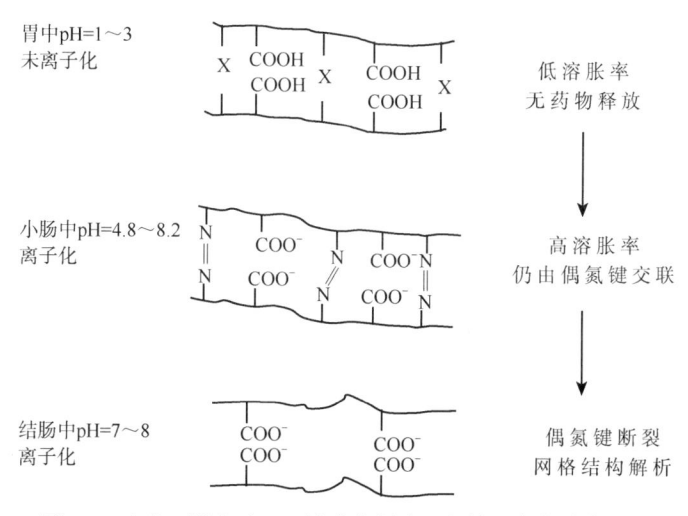

图 6-3 生物可降解和 pH 敏感水凝胶口服结肠定位给药系统

pH 敏感水凝胶可以被包到胶囊或硅酮基质中来调节药物的释放。在挤压式水凝胶体系中，溶胀-收缩受到 pH 的影响，从而影响药物的释放，其机制与温敏型挤压水凝胶相似。在硅酮基质体系中，加入由 PAA 和 PEO 形成的半互穿网络聚合物结构的水凝胶颗粒，几个不同水溶性和分配性质的模型药物的释放模式均与此结构溶胀的 pH 依赖性有关。在 pH 为 1.2 时，网络的溶胀率低，药物的释放有限；当 pH 为 6.8 时，网络离子化，溶胀率增高，药物释放。

合成的 pH 敏感性聚合物固有的局限性在于其不具有生物降解性，使用后需从体内取出，适用于口服给药，如植入给药系统则需开发可生物降解性的 pH 敏感性多肽、蛋白质和多糖。

（三）生物黏附性

生物黏附是指天然或合成的水凝胶具有能黏附到软组织（如胃肠道、黏膜、腔道）或皮肤表面的能力。具有黏附性的水凝胶，大多是亲水性的高分子，其分子量大于 10 万，分子间可形成互穿与分子链的缠绕。药物在这类水凝胶中，可延长吸收部位的接触时间和滞留时间，并在人体的特殊部位具有定位释放作用。

黏膜位于各种体腔（如胃肠道和呼吸道等）的腔壁，黏液在黏膜表面是以凝胶层的形态存在。黏蛋白型糖蛋白是黏液凝胶中最主要的成分。黏液层的厚度根据黏膜表面的不同而不同，如胃部的黏液层厚度是 50~450 μm，而口腔的黏液层厚度是 0.7 μm，黏液的主要功能是保护黏膜、润滑黏膜。

在水凝胶系统中，凝胶通过分子间相互作用（互穿作用和微弱的化学结合）和生物黏膜表面结合，故黏膜层影响黏膜黏附性，进而影响水凝胶药物制剂在使用位置的黏附时间。此外，在胃肠道黏膜上，由于酶的降解作用（如胃蛋白酶、溶酶体酶、胰酶等）、微生物降解、酸降解、食物摩擦、机械脱落等原因，多数水凝胶黏附性较差，因此一般选用作用点多、分子量大、浓度高、反应性基团较多的强黏附作用的聚合物。

三、水凝胶中药物的释放

水凝胶中药物的释放一般通过测定药物累积释放率随时间变化的曲线来进行评价，了解药物由水凝胶的扩散过程有助于我们预测药物释放规律。水凝胶具有液体和固体两方面的性质，溶胀的水凝胶可以作为扩散介质。对于溶胀性高的多孔性的水凝胶，孔隙的大小远大于药物分子大小，药物分子易于透过，释放过程大多符合菲克（Fick）扩散定律。对于溶胀性低的结构致密的水凝胶，凝胶边吸水边释放药物，药物的扩散系数受网络结构的立体屏蔽作用和水动力学的阻力影响，扩散路径增长。

含药物水凝胶包括骨架型或储库型的水凝胶。如图 6-4，（a）为药物被聚合物的水凝胶薄膜所包裹，位于核心的水凝胶可形成渗透压，控制药物释放，又称为储库型水凝胶。(b)为以高度交联结构的水凝胶为基质的整体系统，又称为骨架型水凝胶。

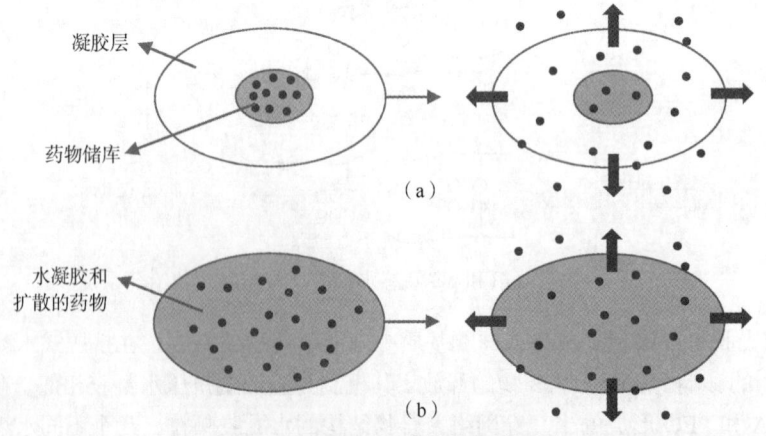

图 6-4 水凝胶系统中药物释放图示
（a）为储库型系统；（b）为骨架型系统

为了分析药物释放机制，常将实验数据应用四种经典的方程进行模拟：0 级模型：$\frac{M_t}{M_\infty} = kt$；1 级模型：$\frac{M_t}{M_\infty} = 1 - e^{-kt}$；Higuchi 模型：$\frac{M_t}{M_\infty} = k\sqrt{t}$；Peppas 模型：$\frac{M_t}{M_\infty} = kt^n$。

式中，M_t 和 M_∞ 分别是时间 t 和达到平衡时药物的释放量，k 是常数，n 是释放参数。

四、水凝胶的制备

制备高分子水凝胶的起始原料可以是单体（水溶性或油溶性单体）、聚合物（天然或合成聚合物）、单体和聚合物的混合物。水凝胶的形成，采用适当的物理或化学方法，将前驱物或高分子单体在较短的时间内交联固化成为三维材料。交联固化机制会影响水凝胶的稳定性及活性物质在凝胶中的状态。水凝胶交联机制及基本材料见表 6-4。

表 6-4　水凝胶交联机制及基本材料

交联类型	交联机制	基体材料
物理交联	离子交联	海藻酸钠、羟丙基瓜耳胶
	碱基配对（氢键作用）	壳聚糖、聚乙二醇；海藻酸钠
	氢键形成微晶	淀粉
	热致相转变	明胶、琼脂糖、N-聚异丙基丙烯酰胺 PNIPAAm、普朗尼克 Pluronic（PEO-PPO-PEO）、PLGA-PEG-PLGA、PEG-PLLA-PEG
化学交联	共轭或偶联反应（Schiff base 反应、Diels-Alder 加成反应等）	海藻酸、透明质酸、硫酸软骨素（用二氨基十二烷交联制备水凝胶）、戊二醛交联壳聚糖、羟乙基纤维素、羟丙基纤维素、羟丙甲基纤维素、卡波姆

化学凝胶通常有两种方法来制备，单体交联聚合和共聚物交联聚合，见图 6-5。单体交联聚合即在交联剂存在的情况下，单体经自由基均聚或共聚而制得高分子水凝胶材料。在交联聚合的反应过程中，可以通过加入或改变引发剂、螯合剂、链转移剂等来控制聚合动力学过程，以及获得高分子水凝胶材料的一些特性。单体交联聚合常用的单体主要有丙烯酸、丙烯酰胺类、乙酸乙烯酯、甲基丙烯酸羟乙酯、丙烯酸羟乙酯、乙烯吡咯烷酮等。共聚物交联聚合如水溶性高分子聚乙烯醇、聚丙烯酰胺、聚丙烯酸、聚 N-甲基吡咯烷酮等可通过适度交联，制得高分子水凝胶材料，交联剂必须是能与水溶性高分子功能基反应的多官能团化合物或多价金属离子。水凝胶的机械强度一般较差，为了改善机械强度，可以将水凝胶接枝到具有一定强度的载体上。如以硝酸铈铵作引发剂，用淀粉接枝丙烯腈，是接枝共聚制备高分子水凝胶材料最经典的例子。

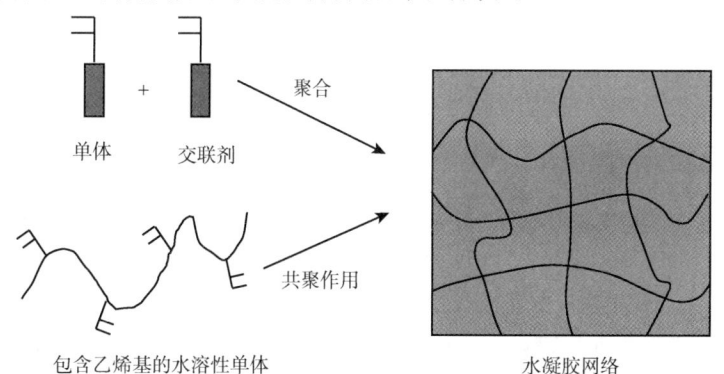

图 6-5　化学凝胶的形成原理示意图

化学交联法主要包括共轭反应或偶联反应等。化学交联是指在光、热、高能辐射、机械力、超声波等媒介下和交联剂的作用下，大分子链通过化学键联结起来，形成网状或结构高分子的过程。通过化学交联合成的水凝胶是由化学键交联形成的三维网络聚合物，是永久性的，又称为真凝胶。

物理交联是通过物理作用力如离子交联作用、氢键作用、热致相转变等形成水凝胶，这种水凝胶是非永久性的，通过加热可使其转变为溶液，故又称为可逆水凝胶。物理水凝胶可避免化学水凝胶中有毒交联剂的使用，具有低毒甚至无毒，易生物降解的优点，另外可原位形成凝胶，较化学凝胶在药学领域有更多的应用。

离子交联法是指带电荷的聚合物与带有相反电荷的多价离子或聚合物作用，通过离子键合作用形成水凝胶。某些天然多糖及其衍生物是高分子聚电解质，在加入无机金属离子或适当条件下，会引发交联形成凝胶，某些金属离子只有在特定 pH 条件、离子强度和聚合物浓度下与某一聚合物形成凝胶。利用 Ca^{2+} 交联海藻酸钠的凝胶化特性，可制备海藻酸钠微凝胶材料，微凝胶中药物释放的机制一般为物理扩散。包埋药物后，通过口服或者植入方式进入机体内，通过控制微凝胶中包埋药物的量及药物扩散进入介质的速度来达到控释的效果。特别适于蛋白类药物，可最大程度保持药物的生物活性。

热致相转变法主要是指聚合物溶液通过温度的改变形成凝胶，大多数聚合物降低温度有利于形成凝胶，也有些聚合物通过加热升温形成凝胶。前述的温敏水凝胶即属此类。其共同特征都有亲/疏水基团的共存，疏水基团包括甲基、乙基、丙基、异丙基等。甲基纤维素、羟丙基甲基纤维素或某些 PEO-PPO-PEO 三嵌段共聚物，仅在冷水中可溶，生成黏性溶液。随着温度升高至一定值时，形成凝胶，典型代表为聚异丙基丙烯酰胺（PNIPAAm）。温度高于 LCST，PNIPAAm 链卷曲而聚集，在水中沉淀而导致凝胶。聚合物分子链间疏水性相互作用增强，产生凝胶化，此现象又称为热胶凝性。当温度变化时，聚合物的分子会互相缠结形成交联网络结构，可调节交联点的温度接近体温，从而适应体内环境。

大多数聚糖可形成物理凝胶，物理凝胶一般机械强度不大，在实际应用中还需结合化学交联增加其机械强度，改善凝胶性能。阿拉伯胶、黄原胶、普鲁蓝易溶于水；印度胶也具有水溶性；刺槐豆胶在冷水中部分水化，加热会完全水化。这些聚糖本身难以形成凝胶，但不同聚糖混合可形成凝胶。瓜耳胶在热水或冷水中都可形成高度黏稠的溶液。瓜耳胶中加入琼脂会形成对热和 pH 稳定的极强的刚性凝胶。软骨素、硫酸软骨素、硫酸皮肤素、硫酸角质素和肝素具有水溶性。海藻酸盐、角叉胶、果胶也溶于水，在其水溶液中加入合适的无机盐，会形成凝胶。透明质酸仅在浓度小于 1 g/L 时以分子状态存在于溶液中；当浓度大于 1 g/L 时，透明质酸在水中可形成三维网络结构。

五、水凝胶的应用

基于水凝胶的药物制剂可应用于口服、直肠、眼部、表皮和皮下给药等。

（一）口腔给药

口腔给药可用于局部治疗多种口腔疾病，如牙周病、口腔炎、真菌和细菌感染及口腔癌症。口腔中唾液流动，不断冲洗口腔黏膜，含药的水凝胶须具有长时间黏附性以实现局部药物传递。例如，已上市的氟氯奈德 Aftach 生物口腔黏附片由双层结构组成，一层由羟丙基纤维素和聚丙烯酸组成的生物黏附层，另一层为乳糖非生物黏附背衬层。又如以羧乙烯聚合物（Hiviswako 103）为主制备的雌二醇（E2）水凝胶软膏，可用于颊部，药物缓释以治疗骨质疏松。

（二）胃肠道给药

水凝胶口服给药后，可将药物递送到四个主要部位：口腔、胃、小肠和结肠。除小肠吸收外，结肠部位因其蛋白水解酶活性较小肠低，常作为口服蛋白多肽药物的吸收部位。已设计了一些结肠特异性的水凝胶递药载体，主要是各种多糖的物理或化学交联，如葡聚糖、酰胺化的果胶、瓜尔胶、菊糖及偶氮交联的聚丙烯酸。它们可以在结肠高度溶胀或者能够被结肠酶或结肠菌群降解，从而显示出结肠特异性的释药行为。

（三）直肠给药

水凝胶直肠给药主要用于直肠部位疾病的局部治疗，如痔疮。传统栓剂的释药行为存在不可控的现象，药物可能会向上移动至结肠，不易在直肠有效部位滞留。采用水凝胶基质设计成生物黏附制剂，一定程度上可改善这种状况。例如，木糖葡聚糖的溶液-凝胶转变温度为 22～27℃，体温下为凝胶态，室温下为液态，用家兔进行体内试验，含吲哚美辛的木糖葡聚糖凝胶在直肠给药，与市售吲哚美辛栓剂相比，血药浓度-时间曲线显示出更好的控释特点，生物利用度相似。另外，水溶性的食用纤维、西黄蓍胶和豆角胶等制备的水凝胶可以显著降低基质对直肠的刺激性。

（四）眼部给药

由于眼睛的自身保护机制，如流泪、眨眼反射、角膜渗透性等，很多药物不能到达眼内。传统的滴眼液只有很小部分可被吸收，生物利用度低。混悬液或眼用软膏，可以在眼内滞留，但由于药物固体或剂型半固体的性质常会带来不适感。水凝胶可明显降低使用中的不适感。原位凝胶给药时为液体，给药后形成凝胶，可长时间滞留于眼部，是一种理想的眼部药物传递系统。Cohen 等用古洛糖醛酸含量较高的海藻酸盐制得了一种含毛果芸香碱的原位凝胶系统用于眼部给药，该系统使毛果芸香碱降低眼内压的作用延长至 10 h，与硝酸毛果芸香碱溶液的 3 h 相比，药物疗效显著增加。

（五）透皮给药与皮下给药

与传统的软膏剂、贴剂相比，由于含水量很高，溶胀的水凝胶与皮肤接触后感觉更清爽舒适，目前已经有多种水凝胶基质的载体用于经皮给药。例如，用牛血清白蛋白（BSA）和 PEG 反应得到的水凝胶，由于其含水量高于96%，可以释放亲水性和亲脂性的药物，可作为理想的控释载体用于创伤敷料中。水凝胶作为皮下给药的应用主要用于可植入治疗剂，皮下植入外源性物质可能会产生身体的不良反应，如炎性反应、致癌作用和免疫原性反应。因此，用于植入的材料必须具有生物相容性。可生物降解凝胶最适宜用于抗癌药物、戒毒药物的皮下给药。

随着水凝胶在药物制剂中被越来越多地应用，也出现更多新的方式增强水凝胶的性能，如明胶微球填充水凝胶，水凝胶为亲水性网络结构，内部具有多孔性，溶剂易于渗透和置换，若直接在水凝胶内包埋水溶性药物或细胞生长因子等，将会快速释放到外环境，不具有缓释作用，难以达到实际治疗效果。微球载体材料具有药物缓释效应，对包埋其中的药物能起到一定的保护作用。但是，如果将载药微球直接注射入体内，微球易在体内游走，很难堆积成形，即施药位置不固定，难以达到预期效果。如果将微球包埋于水凝胶中，一方面赋予微球可注射性，另一方面发挥微球材料对药物的保护、缓释效果。同时，将微球加入水凝胶中，可使微球填充于水凝胶的孔隙以及孔隙壁上，对凝胶基体起到增强作用，提高凝胶的力学性能。

六、应用于缓控释制剂中的常见水凝胶材料

(一)羟乙纤维素

羟乙纤维素(HEC)可作为亲水凝胶骨架材料用于控制药物的释放。HEC 还可作为胃内滞留系统的膨胀材料,将 HEC 和羧甲基壳聚糖(CMCS)通过戊二醛交联制成 CMCS/HEC 凝胶,当 CMCS 与 HEC 的比例为 1∶1 时,在胃酸环境中,该凝胶的最大溶胀度可达 4.2,可有效地避免药物被幽门排除,延缓药物在胃中滞留时间,使制剂具有良好的胃定位性能。

(二)羟丙纤维素

羟丙纤维素(HPC)是骨架片、胃内漂浮片等缓控释片剂的主要辅料之一。HPC 与药物混合压片,口服后与胃液接触,产生的水化作用使片剂表面形成水凝胶,通过黏附在胃黏膜上来控制药物的释放。将 HPC 与 EC 制成混合骨架材料也可控制药物的溶出和释放,通过凝胶的溶解和药物分子在凝胶空隙的扩散,达到缓慢释放药物的目的。

(三)羟丙甲纤维素

羟丙甲纤维素(HPMC)的凝胶化温度视型号不同而异,其水溶液加热时,最初黏度下降,随加热时间增加,黏度上升,形成白色浑浊液而凝胶化,甲氧基取代度越小,凝胶化温度越高,如 HPMC2208 为 80℃,HPMC2906 为 65℃,HPMC2910 为 60℃。高黏度的 HPMC 可以作为药物亲水凝胶骨架材料,用量为 10%~80%时,可延缓药物的释放,随着骨架片中 HPMC 用量的增加,片剂表面亲水能力也逐渐增加,凝胶层形成的速度和程度加快,凝胶层的黏度和厚度增加,导致药物的扩散速率减慢。

应用实例:

左金胃漂浮缓释片

【处方组成】 左金浸膏 250 mg,HPMC 80 mg,PEG 6000 20 mg,十六醇 90 mg,碱式碳酸镁 50 mg,微晶纤维素 10 mg。

【制法】 将方中各组分粉碎,过 100 目筛,混合均匀,以全粉末直接压片。

【注解】 左金胃漂浮缓释片由左金丸剂改良而来。左金丸在临床上对消化系统疾病,尤其是胃溃疡、胃炎、幽门梗阻等有良好的治疗作用,但受人体胃排空影响,在胃内停留时间短,难以起到持久的治疗效果。左金胃漂浮缓释片对胃肠道疾病可形成持久的治疗作用,且减少服用次数和剂量,提高药物生物利用度和患者依从性。方中 HPMC 为缓释制剂中常用的水凝胶骨架材料,遇水能迅速膨胀,形成亲水凝胶,片剂体积增大,降低药物在胃的排空速度。同时,降低药物在胃液中的释放速度。HPMC 的黏度有高低之分,高黏度的 HPMC 常用于制备漂浮骨架片,其药物从 HPMC 凝胶中释放的机制主要是在凝胶层扩散或凝胶层溶蚀。左金胃漂浮缓释片在人工胃液中的累积释放时间可持续 12 h。PEG 6000 易溶于水,调节药物释放速度;十六醇和碱式碳酸镁为助漂浮材料,十六醇质轻,碳酸镁遇胃酸产气,气泡藏匿在制剂骨架中以减轻密度,有助于漂浮;微晶纤维素为干燥黏合剂。

(四)壳聚糖

壳聚糖可与盐酸、乙酸结合形成离子型聚合物而溶于水形成凝胶,常作为缓释制剂的骨架材料。

例如，以壳聚糖、卡波姆、枸橼酸为复合骨架材料制备银杏叶缓释片，持续释药时间为 12 h，累积释放率达 80.11%。壳聚糖还可以作为制备微囊、微球的材料，以交联壳聚糖为载体制备壳聚糖-绞股蓝总苷缓释微球，体外持续 12 h 释药。

应用实例：

芦丁缓释片

【处方组成】 芦丁细粉 60 g，壳聚糖 3.6 g，阿拉伯胶 3.6 g，淀粉 250 g，淀粉浆适量，十二烷基硫酸钠 1.75 g，硬脂酸镁 2 g，共制成 1000 片。

【制法】 芦丁细粉加入十二烷基硫酸钠溶液中，再与淀粉混匀；阿拉伯胶细粉、壳聚糖乙酸液加入淀粉浆中。将上述两者混合制软材，制粒，干燥，加硬脂酸镁，压片。

【注解】 芦丁临床主要用于高血压的辅助治疗，普通片剂每日服 3~4 次，血药浓度不稳定，芦丁缓释片可减少给药次数，维持稳定的血药浓度。壳聚糖可在酸性介质中溶胀形成黏稠凝胶状态，阻碍药物快速释放，阿拉伯胶遇水可形成酸性的黏稠液体，两者合用，可利于壳聚糖凝胶发挥缓释作用。

（五）果胶

果胶（pectin）主要成分为多聚 D-半乳糖醛酸甲酯，由 α-半乳糖醛酸中的 C_1 和 C_4 通过 α-1, 4-苷键连接而形成的直链高分子，在果胶的多聚半乳糖醛酸的长链结构中，部分羧基通常被甲酯化，如果彻底甲酯化，则甲氧基含量约为 $\overline{M_r}$ 的 16.3%，商品果胶一般将甲氧基含量≥7%称为高酯果胶，甲氧基含量<7%称为低酯果胶。果胶在特定条件下会形成凝胶，高酯果胶和低酯果胶的凝胶机制和成胶条件是不同的。高酯果胶形成凝胶需要糖和酸，其胶凝作用涉及多种分子间的相互作用，在溶液中立体结构以氢键和部分甲酯基团的疏水作用形成凝胶。可用作释放阻滞剂，增加缓释制剂系统的稠度，药物释放速度可因果胶形成的凝胶屏障而被延缓，通过调节果胶的用量可实现对药物释放速率的调控。

（六）海藻酸钠

海藻酸钠在钙离子、钡离子等金属离子的引发下即能形成凝胶。其凝胶化过程主要是古洛糖醛酸上的钠离子与二价阳离子交换的过程，二价阳离子可与古洛糖醛酸螯合后形成凝胶网状结构。离子加入的快慢会影响凝胶的均匀性。以海藻酸钠为缓释制剂的骨架材料受介质的 pH 影响较大，在偏酸性介质条件下，海藻酸钠能形成难溶型凝胶骨架，缓慢释放药物，酸性越强，释药速度越慢，介质 pH 由中性逐渐至碱性时，海藻酸钠凝胶骨架的溶解速率加快，药物的释药速率也随之加快。海藻酸钠的 $\overline{M_r}$ 与释药速度之间有良好的线性关系，$\overline{M_r}$ 越大，黏度越大，释药速率越小。选择不同 $\overline{M_r}$ 的海藻酸钠或以不同比例混合，可使药物在介质中达到所需的缓释效果。

海藻酸钠常与其他材料共混后作为缓控释材料，以海藻酸钙与 CMC-Na 的共混材料制成的中药水提物缓释微球，包封率高，无突释现象，缓释效果好。

海藻酸钠与壳聚糖可形成共混缓控释材料，壳聚糖分子链上的伯氨基正离子与海藻酸钠分子链上的羧酸根负离子，通过静电作用吸引形成聚电解质复合物。这种聚电解质复合物制得的微囊，可提高微囊的稳定性和载药量，调节药物释放率，还可通过控制两者的 $\overline{M_r}$、pH、浓度、离子强度等因素来制备具有不同控释效果的微囊。

（七）卡波姆

卡波姆可在较低浓度下形成高黏度的凝胶，制备水凝胶骨架型口服缓控释制剂。卡波姆的种类及用量可影响药物释放，卡波姆 947P 的缓释作用强于卡波姆 934P，含 10%卡波姆 947P 的片剂与含 30%卡波姆 934P 的释放速率相近，以乳糖和不同含量的卡波姆 974P 制备茶碱缓释片，在保持片重不变的情况下，增加卡波姆的用量，药物的释放速度下降。环境的 pH 影响卡波姆水凝胶骨架型制剂的释药性能，卡波姆具有较弱的酸性，当用碱中和时，在水、醇和甘油中逐渐溶解，黏度迅速增大，低浓度时形成澄清溶液，浓度较大时形成具有一定强度和弹性的半透明状凝胶。卡波姆完全水化时，其内部的渗透压可使结构破裂，降低凝胶密度，但仍能保持完整性，药物以均匀的速率通过凝胶层向外扩散，释药呈零级或近于零级动力学过程；卡波姆用量较小时，具有一般阻滞剂的功能。卡波姆与碱性药物如麻黄碱、小檗碱、阿托品、普鲁卡因、利多卡因、卡波卡因等中和成盐而发生凝胶化，使药物缓慢释放，延长疗效，适合制备液体缓释制剂，如滴眼剂、滴鼻剂等，同时可掩盖不良气味。

应用实例：

葛根素缓释小丸

【处方组成】 葛根素 25 g，卡波姆 974P 4 g，氯化钙 1 g，微晶纤维素 65 g，吐温-80 5 g。

【制法】 取葛根素、卡波姆 974P、氯化钙、微晶纤维素，过 80 目筛，混合均匀，加吐温-80，再加适量润湿剂制软材；采用挤出滚圆法制备小丸，干燥筛分，即得。

【注解】 葛根素水溶性和脂溶性均较差，口服吸收效果也不好。采用缓释微丸技术可减少给药次数，提高其生物利用度。卡波姆 974P 具有良好的溶胀性和凝胶特性，在本处方中作为水凝胶骨架材料，口服给药后，在胃肠介质中形成水凝胶层以控制药物释放；微晶纤维素为填充剂，吐温-80 可改善亲水性，氯化钙可降低黏度而促进分散均匀，利于制剂成形。葛根素缓释微丸在 12 h 内可持续、缓慢释药，无突释，释药平稳而完全，具有较好的缓释效果。

硝酸毛果芸香碱滴眼剂

【处方组成】 硝酸毛果芸香碱 10 g，磷酸氢二钠（无水）4.63 g，磷酸二氢钠（无水）4.37 g，卡波姆 940 0.05 g，氢氧化钠溶液 4.3 g，注射用水适量，共制成 1000 mL。

【制法】 将硝酸毛果芸香碱用注射用水溶解，加入卡波姆 940 使其分散，并用氢氧化钠溶液中和，得混合物 I；另将磷酸氢二钠、磷酸二氢钠和硝酸苯汞用注射用水溶解，与混合物 I 混匀，即得。

【注解】 硝酸毛果芸香碱为拟胆碱药，其普通滴眼剂在眼角膜滞留时间较短，需要频繁给药。本处方中卡波姆为增黏剂，氢氧化钠用于碱化卡波姆，生成可溶性凝胶型钠盐，使药物缓释而达到延效和增效作用；与普通滴眼液相比，含有卡波姆 940 的硝酸毛果芸香碱滴眼液缩瞳作用时间延长了 3 倍。磷酸氢二钠、磷酸二氢钠构成磷酸缓冲体系，调节制剂的 pH。

（八）泊洛沙姆

泊洛沙姆 407 是近年来研究较为深入的温度敏感型原位凝胶聚合物，其水溶液（质量分数大于 15%）低温时是自由流动的液体，体温时形成澄明凝胶，可用于眼、鼻腔、直肠、阴道等黏膜给药系统以定位释药。例如，以泊洛沙姆 407/泊洛沙姆 188 为主要材料制备的凝胶栓剂，37℃很快发生胶凝，牢固黏附在直肠黏膜，滞留时间长达 6 h 以上，可显著提高药物的疗效。

应用实例:

清开灵眼用温敏凝胶

【处方组成】 胆酸 13 g,珍珠母(粉)200 g,猪去氧胆酸 15 g,栀子 100 g,水牛角(粉)100 g,板蓝根 800 g,黄芩苷 20 g,金银花 80 g;泊洛沙姆 407(P407)1 g,注射用水适量共制成 1000 g。

【制法】 取处方量栀子、板蓝根、金银花等中药饮片,采用清开灵注射剂的工艺制备药液,加入泊洛沙姆 407,冷藏过夜,使溶解,与透明质酸溶液混匀,即得。

【注解】 清开灵制剂为安宫牛黄丸剂改良而成,具有清热解毒,化痰通络,镇静安神、醒神开窍等功效。泊洛沙姆 407 为温敏性凝胶材料,其在低温下(4℃)为液体,温度升高时(如体温下)迅速胶凝,故本制剂与眼睛接触后立刻转变为凝胶,延长药物滞留于角膜的时间,提高药效。

第二节 聚合物类纳米递药系统

一、概 述

纳米载体在 20 世纪 60 年代开始应用于新型给药系统,其粒子尺寸被界定为 1~1000 nm,有时也被界定为 1~200 nm。其中,聚合物纳米递药系统是基于聚合物形成的符合上述尺寸要求的小粒(小球、小囊)、囊泡或胶束等结构的药物载体,目前已有 40 多年的研究历史,多个基于生物可降解聚合物的纳米药物已被批准上市或进入临床试验的不同阶段,国内也有数个品种(如多西他赛聚合物胶束与紫杉醇聚合物胶束)处于申请临床研究阶段。中药对多种疾病,特别是一些疑难杂症(如肿瘤、艾滋病等),有良好的疗效,但其在临床上的应用受到了药物本身性质或传统剂型(如汤剂、丸剂、膏剂等)的严重限制。例如,较多中药药物成分因难溶于水或水溶性太强而难以被人体吸收;若没有载体保护,多数蛋白类药物容易因变性而失去药效;一些抗癌中药不良反应严重,如果不制成肿瘤靶向制剂很难在临床应用。而选择合适的聚合物纳米粒作为载体,制成靶向/控释制剂是解决上述问题的有效手段。

聚合物类纳米递药系统具有较小而可控的纳米粒子尺寸和大比表面积的特性,应用于中药制剂中可呈现优良的性能,主要包括增溶疏水性药物,提高不稳定药物(如蛋白类药物)的稳定性,保护药物活性,调控药物释放速率,提高药物递送的靶向性及与细胞和组织的生物相容性等,从而提高疗效和减少不良反应,应用前景广阔。

二、聚合物类纳米载体的材料、制备及作用特点

聚合物纳米载体的类型主要包括无规线团链(如聚合物-蛋白偶联体形成的无规线团链)、自组装胶束和囊泡、纳米凝胶、层层组装囊泡、纳米胶囊、树枝状聚合物纳米粒子及具有多孔核的杂化纳米粒等,如图 6-6 所示。不同纳米载体构成材料各不相同,其制备方法及对药物的包载特点也各不相同,且载体在机体的作用特点也各不相同。

无规线团链　　囊泡　　自组装胶束　　纳米凝胶　　层层组装囊泡

纳米胶囊　　树枝状聚合物纳米粒子　　具有多孔核的杂化纳米粒

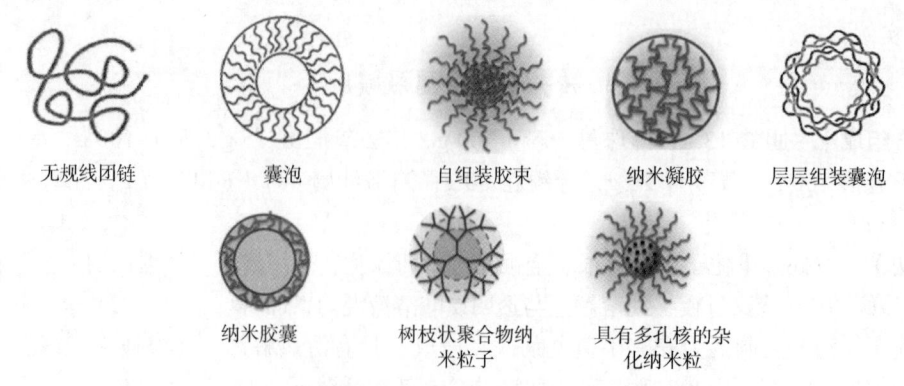

图 6-6　用于负载和递送药物的聚合物纳米载体示意图

（一）聚合物骨架型纳米粒

聚合物骨架型纳米粒所用的聚合物材料种类较多，考虑到生物相容性与生物可降解性，常用的材料有脂肪族聚酯型材料，如聚乳酸（PLA）、聚乙交酯丙交酯共聚物（PLGA）、聚己内酯（PCL）、聚 β-羟丁酯（PHB）和聚氨基酸等。常采用的制备方法为分散法，即利用分散工艺将原料聚合物材料制备负载药物的纳米粒。根据分散工艺的不同，具体分散方法包括溶剂蒸发法（solvent evaporation method）、自发乳化 P 溶剂扩散法（spontaneous emulsion P solvent diffusion method）和超临界流体法（supercritical fluid method）。溶剂蒸发法是将聚合物和药物一起溶于适当有机溶剂（如二氯甲烷、三氯甲烷或乙酸乙酯等）中，再将其加到水（含有乳化剂）中进行乳化，然后通过适当方式（如加温、减压或连续搅拌等）蒸发除去有机溶剂，最后得到聚合物骨架纳米粒子的水分散体系，如图 6-7 所示。该方法的缺陷是中间过程中形成的乳剂不稳定，乳滴容易合并，导致聚合物粒子粒径变大。改进的方法是在乳剂形成后直接采用喷雾干燥瞬间除去有机溶剂，例如，Pohlmann 等利用溶剂蒸发法制备 PLA 和 PCL 纳米粒时，为了避免 O/W 乳剂不稳定的影响，采用喷雾干燥法得到了稳定性较好的载药粒子（纳米粒附着于二氧化硅微粒）。

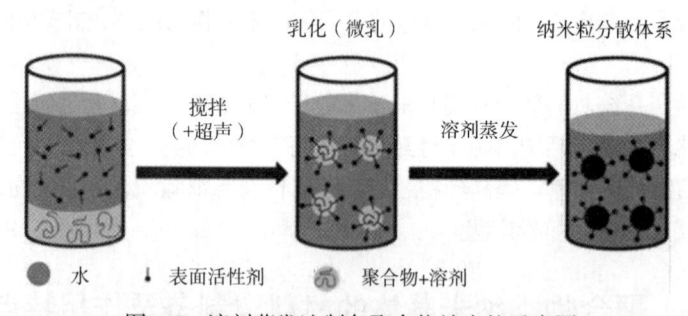

乳化（微乳）　　　　纳米粒分散体系

搅拌（+超声）　　　　溶剂蒸发

● 水　　↓ 表面活性剂　　● 聚合物+溶剂

图 6-7　溶剂蒸发法制备聚合物纳米粒示意图

聚酯类纳米粒的亲脂性导致其易被网状内皮质系统（RES）识别并吞噬，从而使其在肝、脾等器官中快速被清除。然而，在某些疾病的治疗中需要延长纳米粒在血液循环系统中的存留时间，常用的策略是在此类纳米粒表面包裹如壳聚糖等亲水性物质，或聚合物分子上接枝如 PEG 等亲水链段，使纳米粒逃避 RES 的识别，故相应的纳米粒被称为"隐形"纳米粒。例如，Panagi 等报道了用溶剂蒸发法制备载疏水性药物的 PLGA 纳米粒和 PLGA-mPEG（PLGA 与甲基化聚乙二醇的嵌段共聚物）纳米粒，发现后者的血液循环时间比前者长得多。

（二）聚合物-亲水性聚合物类药物偶联体

聚合物（如 PEG 等）直接与蛋白类或多糖类等亲水性聚合物药物共价结合形成偶联体，偶联体可在水中形成纳米无规线团链。蛋白类药物经 PEG 修饰可明显改善其临床治疗，很多治疗用蛋白酶、激素、细胞因子与生长因子的 PEG 化产品已通过 FDA 认证并上市。

PEG 化后的蛋白分子尺寸会明显增加（20～40 nm），这不仅可以明显降低蛋白被肾脏滤过的比例，而且也能提高蛋白的亲水性与稳定性，避免聚集。此外，柔顺性较大的 PEG 链能在蛋白分子表面与水分子通过氢键作用形成水化层，有利于阻挡血浆蛋白的吸附与蛋白酶的识别和酶解，同时，可以屏蔽蛋白的抗原与免疫原表位及受体介导的 RES 摄取。因此，利用 PEG 链修饰可以增加蛋白体内循环时间。此外，表面聚合物修饰还可用于蛋白的细胞内递送。例如，Yamada 等通过在蛋白表面接枝聚乙烯亚胺（PEI）得到了荷正电的大分子以进行胞内蛋白递送。他们利用该法向纤维原细胞内递送了多种蛋白类药物，如核糖核酸酶（RNase）、增强绿色荧光蛋白（EGFP）与 IgG 等，并保留了蛋白的活性。PEI-EGFP 在注入小鼠体内 8 h 后依然能观察到该修饰蛋白被细胞内吞，而未修饰的 EGFP 却未见入胞。

蛋白类药物的 PEG 化通常是通过带有反应官能团的 PEG 衍生物和蛋白质结构中的基团（如半胱氨酸的巯基、赖氨酸的伯氨、谷氨酸或天冬氨酸上的羧基）反应来实现。常见的 PEG 的羟基活化基团有对甲苯磺酰基、甲烷磺酰基与卤素等，保护基团有三甲基苯基、2-（氯甲基）萘与苄基等。常见的 PEG 衍生物有聚乙二醇单甲醚（mPEG）、聚乙二醇二甲醚（NHD）、聚乙二醇二甲基丙烯酸酯、聚乙二醇二丙烯酸酯等。

PEG 衍生物的分类及特点如下。

1. 按活化方式的分类

按照活化方式的不同分为同端基 PEG 衍生物和异端基 PEG 衍生物。

（1）同端基 PEG 衍生物：将 PEG 两端的羟基用同一种基团同时取代，得到同端基 PEG，但由于 PEG 两端同时活化不仅要消耗较多的活化试剂，而且在化学修饰过程中容易发生蛋白交联，有些情况下还不得不加入其他化合物来阻止或抑制交联反应的发生，所以同端基 PEG 目前已经很少使用。

（2）异端基 PEG 衍生物：将 PEG 两端的羟基用不同的基团取代，得到异端基 PEG，如果两端的取代基团均为活性基团，则称为异端双功能基 PEG，如果两个取代基团中一个为不活泼或者惰性基团，另外一个为活泼基团，则称为异端单功能基 PEG。异端双功能基 PEG 较难合成，并且在用于化学修饰时也会像同端基 PEG 那样发生不期望的交联反应，因此实际应用也较少。相比之下，异端单功能基 PEG 由于容易合成，很少或不发生交联反应而得到了广泛的应用。通常采用一端羟基被甲基封闭，不能参与反应的单甲氧基聚乙二醇（mPEG）进行活化，通用分子式为 $CH_3O\text{-}(CH_2\text{-}CH_2O)_n\text{-}CH_2\text{-}CH_2\text{-}OH$。

2. 按端基的电性分类

根据端基电性的不同，PEG 衍生物可以分为亲电和亲核两大类。

（1）亲电类 PEG 衍生物：亲电类 PEG 衍生物比较常用，种类也很多，如聚乙二醇-琥珀酰亚胺琥珀酸酯（PEG succinimidyl succinate，PEG-SS）、甲氧基-聚乙二醇-苯并三唑碳酸酯（methoxy-PEG benzotriazolecarbonate，mPEG-BTC）、聚乙二醇-琥珀酰亚胺丙酸酯（PEG succinimidyl propionate，PEG-SPA）、二聚乙二醇-琥珀酰亚胺酯（PEG2 succinimide，PEG2-NHS）、聚乙二醇醛基衍生物（PEG aldehydes，PEG-ALDs）、N,N'-羰基二咪唑聚乙二醇（PEG oxycarbonyl imidazole，CDI-PEG）等。

（2）亲核类 PEG 衍生物：亲核类 PEG 衍生物有聚乙二醇胺类衍生物（PEG-O-CH$_2$CH$_2$-NH$_2$，PEG-NH$_2$）、马来酰亚胺聚乙二醇（PEG maleimide，PEG-MAL）等。

3. 按发展历史分类

根据发展历史可分为第一代、第二代和第三代聚乙二醇衍生物。

（1）第一代 PEG 衍生物：PEG 衍生物的活化官能团选择主要取决于蛋白表面游离的具有反应活性的基团类型。蛋白表面的反应性基团多呈亲核性，亲核活性从大到小顺序：巯基＞α-氨基＞ε-氨基＞羧基＞羟基。羧基与羟基较难活化，而巯基和氨基的亲核活性较高，理应是最佳反应位点，但巯基通常处于蛋白质的二硫键和活性位点上，修饰巯基易导致蛋白失活。故第一代 PEG 衍生物主要是针对氨基进行随机修饰的低分子量的 mPEG（＜20 000 Da），包括聚乙二醇-二氯三嗪衍生物（PEG dichlorotriazine）、聚乙二醇-三氟乙基磺酸酯（PEG tresylate）、聚乙二醇-琥珀酰亚胺琥珀酸酯（PEG-SS）、聚乙二醇-琥珀酰亚胺碳酸酯（PEG-SC）等，主要通过酰化反应修饰药物分子。第一代 PEG 修饰药物通常表现出不稳定性、较大的毒性和免疫原性，生物活性、药动学的性质与原型药物没有本质的改变。

（2）第二代 PEG 衍生物：第二代 PEG 衍生物中，如醛、酯、酰胺等更有效的官能团也可作为反应活性基团，也不再局限于低分子量的 PEG 衍生物（可大于 20 000 Da）。蛋白表面的赖氨酸残基较多，这使得第一代 PEG 修饰产物不均一，且修饰剂有可能覆盖蛋白的活性位点，影响蛋白活性。故第二代 PEG 衍生物开始着眼于特异性、功能性的化学修饰，如对 N 端或巯基的定点修饰及可控制释放或异双功能的 PEG 衍生物。常用的修饰剂有 PEG-SPA、PEG-BTC、PEG2-NHS、PEG-ALDs、PEG-MAL 等。

（3）第三代 PEG 衍生物：发展到第三代 PEG 衍生物时，具有分支结构的 PEG 衍生物（包括树形 PEG、Y 形 PEG 及梳形 PEG 等）被证明比线形结构的 PEG 衍生物表现出更优越的特性：能使修饰后的蛋白药物具有更高的稳定性、更长的半衰期和更低的免疫原性。梳形 PEG 衍生物则具有更低的黏度和器官积累。Vugmeyster 等在不同类型修饰剂对肿瘤坏死因子（TNF）纳米抗体抗肿瘤活性影响的研究中，分别使用分子量为 40 000 的线形、Y 形（2 个 20 000 链）和树形（4 个 10 000 链）的 PEG-MAL 对其定点修饰。结果表明，3 种不同的 PEG-MAL 修饰产物在生理条件下均可稳定存在，体外活性相当，然而具有分支结构的 PEG 修饰物在大鼠体内的半衰期最长。

（三）自组装胶束和囊泡

1. 载体材料

常用的载体材料有 PLA-mPEG、PLGA-mPEG、PCL-mPEG 与泊洛沙姆等。

（1）mPEG-PL（G）A 的合成与特点：将所用溶剂二氯甲烷、四氢呋喃、二甲基甲酰胺和二甲基亚砜等进行除水处理，制备无水反应溶剂。通过在无水无氧的反应条件下利用乳酸低温脱水缩合、高温裂解环化合成丙交酯，利用 mPEG 的单羟基对丙交酯和乙交酯在乳酸锌的催化下进行开环聚合，通过本体聚合反应得到目标产物 mPEG-PLA 和 mPEG-PLGA。

PL（G）A 及其共聚物具有生物相容性、低生物毒性和低免疫原性，并且这些聚酯共聚物能够通过调节聚合物的分子量（聚合度）、结构单元比例和修饰官能团来改变它们的物理化学和机械性能。PLA 和 PLGA 等聚合物已经被 FDA 批准用于临床治疗中的手术缝合线、植入螺钉、骨科植入物和能够实现持续药物释放的药物递送系统。3D 打印的出现为扩大 PLA 在生物医学领域的各种应用提供了可能性，PLA 也被广泛应用于组织工程中的可降解细胞外附着基质。另外，PLA 可以作为药物载体,如聚合物纳米粒、胶束和树枝状聚合物等,用于包载一般具有疏水性质的化疗抗癌药物,可以达到提高药物水溶解性和避免全身毒性的目的。

(2) mPEG-PCL 的合成与特性:通过阴离子聚合的方法可以合成疏水链段、亲水链段比例不同的 mPEG-PCL,得到各种两亲性分子。mPEG-PCL 两嵌段共聚物是用辛酸亚锡 Sn(Oct)$_2$ 为催化剂,mPEG 为引发剂通过阴离子聚合的方法合成的。将一定量的 mPEG 和 ε-己内酯(ε-CL)混合在一个圆底的长颈聚合管中并且与真空泵连接。将其加热到 90℃然后冷却至室温,再向其中加入相对于 ε-CL 物质的量比为 0.1% 的 Sn(Oct)$_2$,用液氮将聚合管冷却 10 min,再用真空油泵抽大约 40 min,直至长颈聚合管恢复室温,在连接着真空油泵的情况下,将其封管,后置于 130℃的温度下,聚合 48 h。聚合管冷却至室温后用 CH$_2$Cl$_2$ 溶解,用旋转蒸发仪浓缩,在冰浴条件下于乙醚中沉淀 3 次,除去 Sn(Oct)$_2$。得到白色固体在 40℃真空干燥箱干燥过夜,得到产物即 mPEG-PCL 两嵌段共聚物。

生物可降解性聚酯 PCL 作为疏水性高分子具有优良的载药特性,但其结晶性强,降解速度慢,仅靠调节分子量调节降解速度有一定局限性。而且 PCL 纳米粒易被蛋白质吸附和网状内皮细胞识别并捕捉,在体内循环时间短。因此对 PCL 纳米粒表面进行亲水修饰十分必要。PEG 具有独特的生物相容性,能溶于水和有机溶剂,无毒及无抗原性和免疫原性等优点,在生物医药得到了广泛的应用。通过嵌段的形式,将亲水的 PEG 分子片段,以化学键的形式键接于 PCL,改善了聚合物的亲水性和降解性能,继而延长纳米粒在体内的循环时间。

2. 载体的制备与作用特点

某些天然两亲性分子(如磷脂分子)能够在水中自组装形成类似于细胞的囊泡结构。类似地,亲脂性链和亲水性链适当链长比例的嵌段聚合物能在水中发生自组装而得到核壳结构的纳米胶束,属于一种"自上而下"工艺。具体制备方法包括薄膜水化-分散法、共溶剂蒸发法与复乳法等。形成的胶束中疏水链朝内,而亲水链朝外,疏水性药物能溶解于胶束的疏水核区,在增溶状态下被转运,而亲水性链段则分布在疏水核区周围形成亲水层,保护核区增溶药物免受降解;此外,纳米胶束因外层亲水层的保护还能逃避 RES 的识别与捕获,从而延长纳米胶束在血液中的存留时间,提高药物对某些疾病治疗的有效性。

两亲性嵌段共聚物在水溶液中发生自组装时可以借助多种分子间作用力。一种情况是当水溶液中聚合物的浓度大于临界胶束溶度时,借助分子中疏水链段的疏水作用两亲性聚合物分子自组装成聚集体。聚集体的形态与结构通常是由两亲性聚合物中亲水和疏水链段的比例决定。形成聚集体的分子堆积行为受堆积参数的影响,堆积参数的计算公式如下:

$$P = \frac{v}{l_c \times a}$$

式中,P 为堆积参数,v 为疏水链段堆积后的体积,l_c 为疏水链段堆积后的纵向长度,a 为亲水链段对应的有效面积。按上式计算得到的 P 可以推测自组装聚集体的最终形态是球形($P \leq 1/3$)、柱状($1/3 \leq P \leq 1/2$)还是囊泡($1/2 \leq P \leq 1$),如图 6-8。

除了借助两亲性嵌段聚合物分子间疏水链段的疏水作用产生聚集体,还可以通过分子间的氢键、静电等弱相互作用自组装产生聚集体。

嵌段共聚物在水中自组装形成的纳米胶束或囊泡可用于包载并递送药物与活性生物大分子,尤其是包载蛋白、多糖等生物大分子具有重要意义,但是难度也很大。例如,Akashi 等利用生物可降解聚合物聚谷氨酸(γ-PGA)递送蛋白。他们在 γ-PGA 侧链的羧基上键合疏水性氨基酸衍生物(如

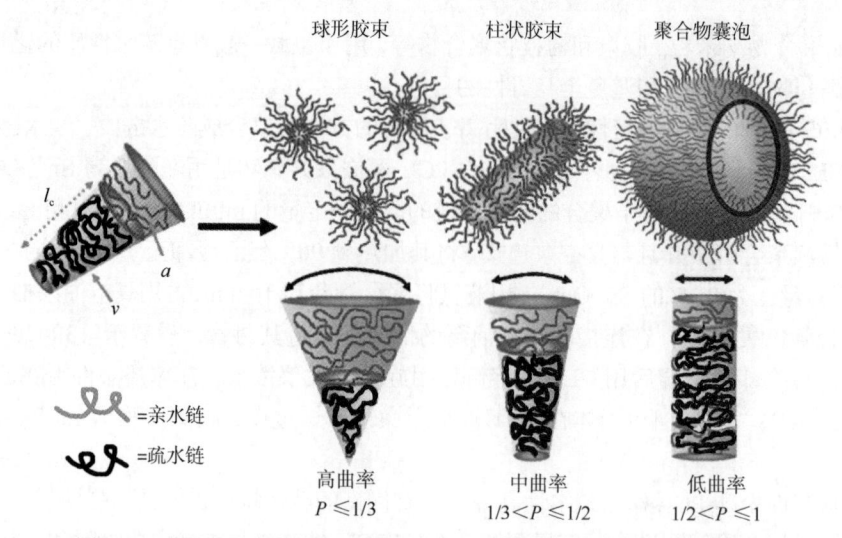

图 6-8 不同堆积参数的两亲性嵌段共聚物形成聚集体结构的示意图

苯丙氨酸乙酯或色氨酸甲酯），进而用得到的两亲性聚合物与卵白蛋白（OVA）在水中复合得到了 200 nm 的纳米粒。所得纳米粒鼻腔给药后体内能检测到抗原特异性的免疫反应。蛋白质大部分是亲水性荷电大分子，一般不通过疏水作用被包载，但可以通过静电作用被包载于聚合物胶束中。然而，多数蛋白较低的荷电密度使之与聚合物形成的复合物在生理环境下稳定性较差。通过化学修饰对蛋白进行改性，提高蛋白的荷电密度，可以解决复合物稳定性差的问题。例如，Kataoka 等制备了一种大小约 50 nm 的聚离子核壳型复合胶束（PIC），该胶束借助嵌段共聚物中的聚阳离子部分与带负电的蛋白质静电吸引作用复合形成，如图 6-9。在该项研究中，原本荷正电的蛋白细胞色素 c（CytC）通过修饰上酸性条件下可断裂的顺式乌头酸酐以改变蛋白电性，同时提高蛋白的荷电密度。这样形成的胶束在 pH 7.4 下很稳定，但在 pH 5.5 条件下由于乌头酸从蛋白表面水解离去而引起 CytC 电荷反转，进而使胶束解体，释放出 CytC，而 CytC 的活性没有因为氨基被修饰过而降低。后来他们又通过同样的方法成功负载生物活性抗体 IgG 并递送至胞内。

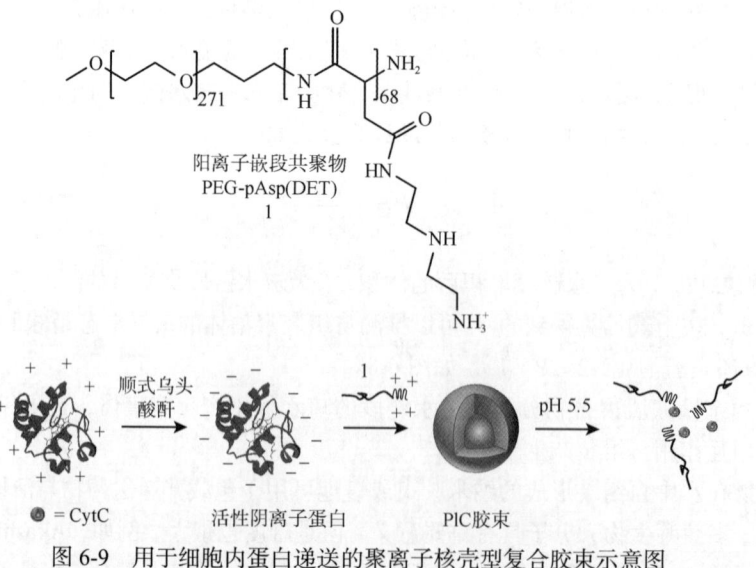

图 6-9 用于细胞内蛋白递送的聚离子核壳型复合胶束示意图

除了利用疏水与静电作用包载蛋白质，也可以采用多重机制制备稳定包载蛋白的纳米粒。例如，Liu 等利用静电相吸与超分子识别双重作用构建了结构稳定的超分子自组装纳米粒用于转录蛋白的胞内递送。他们首先利用特异识别作用将转录蛋白（TF）与短链 DNA 片段复合，这种带负电的复合物与带正电的聚乙烯亚胺/聚酰胺胺（PEI/PAMAM）通过静电及金刚烷/环糊精（Ad/CD）的分子识别作用复合得到超分子纳米粒。这种通过双重作用自组装得到的纳米粒在生理条件下极其稳定，并能高效地将蛋白递送至胞内。

自组装聚合物胶束利用弱相互作用把蛋白包载于胶束核区，而自组装囊泡却能利用内水相包载蛋白，故这种与脂质体类似的囊泡能明显提高对蛋白的包载率。例如，Kataoka 等利用自组装聚离子复合囊泡包载肌红蛋白（Mb），这种复合囊泡是由两种带相反电荷的嵌段共聚物自组装而得，在组装过程中蛋白被包载于囊泡内相。由于囊泡内相是由亲水聚离子交联形成，它可以允许亲水性小分子与氧气透过，但是大分子比如胰蛋白酶却不能通过，这样既可以保护囊泡内的蛋白活性，又可以在氧气存在下催化分子反应，并且这个过程可以反复多次进行。

（四）纳米凝胶

纳米凝胶是以物理或化学交联过程制得的纳米尺寸的聚合物网络亲水凝胶。在药物递送中呈现较多优点，如载药量高，稳定性强，具有环境刺激响应性，故纳米凝胶是具有良好前景的药物载体。纳米凝胶制备的方法主要有两种：①聚合物之间通过物理交联自组装；②在均相或是在纳米尺度非均相环境中单体聚合。

聚合物物理交联自组装通常借助亲水性聚合物链段上的疏水作用、静电作用或氢键作用相互连接而聚集，而由于聚合物整体依然为亲水性，可以用于包载蛋白质类药物。例如，Akiyoshi 等利用胆固醇修饰的普鲁兰多糖（cholesterol-bearing pullulan，CHP）制备 CHP 纳米凝胶（非离子型纳米凝胶），并进行了系统的包载蛋白的考察。制备这种纳米凝胶需要把胆固醇基/糖基比例控制在一个较窄的范围（1/40～1/100），载体粒径一般在 30～40 nm。如图 6-10，当在 CHP 纳米凝胶上修饰氨基使之带正电之后，形成阳离子型 CHP（cCHP）纳米凝胶，能有效地包载疫苗抗原并在体内高效诱导产生抗体。

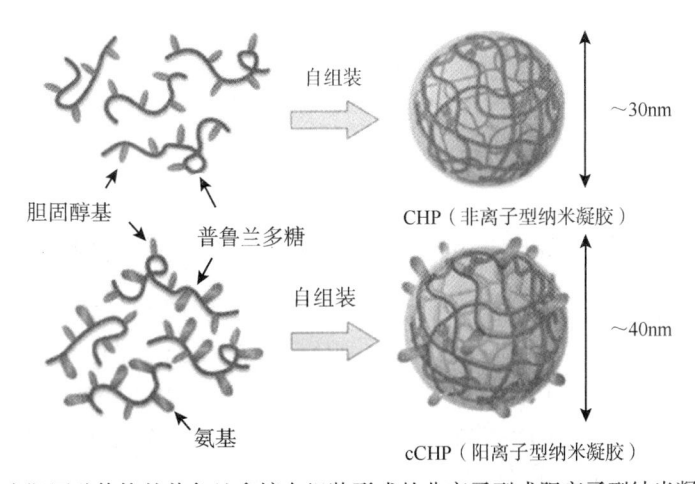

图 6-10　由胆固醇修饰的普鲁兰多糖自组装形成的非离子型或阳离子型纳米凝胶示意图

在非均相体系中通过单体聚合制备纳米凝胶通常是通过乳液聚合实现的。这种纳米凝胶由于其化学共价键交联结构而非常稳定。单体和交联剂的反相油包水微乳液聚合可用于制备稳定纳米凝胶。例如，Frechet 等报道了许多用乳液聚合包载蛋白质的工作。他们使用丙烯酰胺作为单体和可酸性降解的亲水交联剂，获得粒径为 200～500 nm 的纳米凝胶，并包载 OVA 蛋白。该凝胶通过反相微乳技术制得，其中水相（单体、交联剂、蛋白质）通过超声分散在油相中（正己烷和表面活性剂、吐温-80 和司盘-80）。加入引发剂后，蛋白质周围发生聚合反应，形成水溶性纳米颗粒，可用于蛋白质疫苗的递送。

虽然乳液聚合可以高效地包载蛋白质，但是过程复杂，并且由于在制备过程中加入有机溶剂与表面活性剂，蛋白质容易失活。为了解决这个问题，Park 等在用 PLGA 微球包载溶解酵素之前，先在蛋白质表面修饰 PEG，修饰后的溶解酵素在包载时可减少聚集，并在包被时保持蛋白质活性。

纳米凝胶在均相水体系中蛋白质分子表面进行的原位聚合类似于界面聚合，这点不同于乳液聚合。例如，有一种纳米凝胶可通过在水中的均相聚合作用包覆单个蛋白质。该蛋白质表面首先共价键合可自由基聚合的双键，然后加入单体和交联剂以引发共聚反应，在蛋白质表面形成聚合物网络壳以包载蛋白质，如图 6-11。通过与聚合物的共价键连接，大大增强了蛋白质的稳定性。例如，辣根过氧化物酶（HRP）通常在 65℃的水溶液中 1 h 内失活，而单蛋白纳米凝胶包覆的蛋白质可保留超过 80%的活性。此外，蛋白质抵抗蛋白酶降解的能力也大大提高。在此基础上，研究表明该技术具有广泛的蛋白质递送前景，包括蛋白质的细胞内递送、蛋白质刺激响应性控制释放、蛋白质体内循环时间延长与多种蛋白质共递送等。

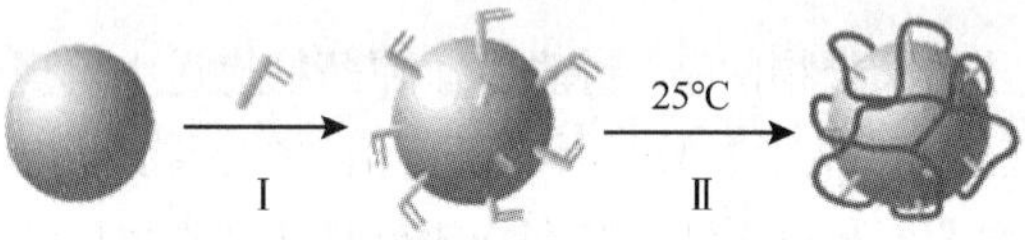

图 6-11 在纳米凝胶中包覆单个蛋白质分子示意图

（五）层层组装囊泡

层层组装（LBL）技术可以用于制备聚合物多层囊泡，并实现对药物的包载与递送。该技术首先使用电性相反的聚合物在可刻蚀的纳米球模板上连续交替吸附组装成聚合物层，然后移除模板，即得到聚合物空心囊泡。若用于包载蛋白类药物，通常将药物由三聚氰胺甲醛树脂（MF）包载或预扩散到介孔纳米二氧化硅球或碳酸钙纳米球模板中。通过层层组装技术包载蛋白通常能很好地保留蛋白活性，并具有较大的载药量，因此被广泛用于蛋白特别是疫苗的递送研究。例如，Rose 等报道了使用层层组装方法制备纳米囊泡，用于包载寡聚多肽疫苗（KP9）。采用的两种聚电解质分别是可生物降解的巯基聚甲基丙烯酸（PMA$_{SH}$）与聚吡咯烷酮（PVPON）。巯基修饰的 KP9 蛋白首先通过二硫键结合到 PMA$_{SH}$ 上，然后被吸附到氨基修饰的硅球上，然后 PMA$_{SH}$ 与 PVPON 交替组装，移去模板后得到空心囊泡。胞内递送后，检测到大量细胞转变为对 KP9 特异性识别的 CD8 T 细胞，表明疫苗被成功递送到细胞中。

（六）药物分子与聚合物共价链接，以前药形式形成载药纳米粒子

通过化学键键合把药物分子连接至聚合物分子上形成聚合物前药，再自组装得到纳米粒子。例如，Nakanishi 等将抗癌药多柔比星键合到由单体乙二醇与天冬氨酸聚合得到的嵌段共聚物（PEG-PAs）分子中的羧基上，利用多柔比星的疏水性形成聚合物胶束的疏水核，进而包载大量的游离多柔比星，形成粒径只有约 40 nm 的结构紧密的载药纳米粒子，被包载的多柔比星的抗癌活性明显强于未包载的游离药物。Yoo 等报道了将多柔比星键合到 PEG-PLGA 嵌段共聚物上后自组装形成胶束，释放度考察结果表明，多柔比星的释放速率比用 PEG-PLGA 嵌段共聚物以物理方法包载的多柔比星的释放要缓慢平稳，且呈现了对 Hep G2 肿瘤细胞更强的杀伤力。此外，一些药物因溶解度小而难以被包载到聚合物胶束的疏水核区，解决的有效手段是将药物分子与惰性脂溶性化合物键

合。例如，Forrest 等将难溶性抗癌药物格尔德霉素（geldanamycin）与脂肪酸键接成前药后，用 PEG-b-PCL 胶束增溶获得了质量浓度大于 2 mg/mL 的水溶液，并对 MCF-7 乳腺癌细胞呈现了良好的疗效。

三、聚合物类纳米载体在中药中的应用

按功能化辅料特点和作用的不同，聚合物纳米粒子作为中药药物载体的应用主要包括以下几个方面。

（一）增溶疏水性药物与提高药物稳定性

许多常用的中药，如抗肿瘤药物喜树碱、紫杉醇等，因其疏水性而难以被机体吸收利用，故解决这类药物的水溶性是其制剂的关键。例如，临床上目前常用的紫杉醇制剂主要利用聚氧乙烯蓖麻油和乙醇增加溶解度，但由于前者存在神经毒性、肾毒性和免疫原性等不良反应，严重地限制了紫杉醇的临床使用；此外紫杉醇制剂需冷藏，造成储存、运输与使用上的诸多不便。而聚合物纳米粒子增溶疏水药物有其独特的优势，故用两亲性聚合物胶束增溶疏水性中药成分引起了研究者广泛的兴趣。例如，有人考察了以数种两亲性聚酯嵌段聚合物（PEO-PLA、PLA-mPEG 与 PCL-mPEG 等）胶束负载并增溶紫杉醇，其中，PEO-PLA 胶束制剂药物浓度高达 50 mg/mL。

在亲脂性纳米粒表面包裹亲水性物质如 PEG、壳聚糖等能降低酶对载体的降解作用，提高药物在体内的稳定性，尤其是保护蛋白类药物的活性。例如，Tobío 等报道了给小鼠口服以 PLA-mPEG 纳米粒负载的蛋白药物后，发现 PLA-mPEG 纳米粒能显著提高蛋白药物的活性。同样，那些从植物中提取的抗肿瘤蛋白药物（如抗肝癌用的蓖麻毒蛋白）也可通过用聚合物纳米粒包裹来提高其活性。

目前，还有较多利用聚合物纳米粒增溶中药脂溶性成分和保护中药某些成分活性的报道，如包裹抗肝癌中药成分斑蝥素、草乌酯型生物碱、鸭胆子油、唐松草新碱等，以及其他抗肿瘤药秋水仙碱、高三尖杉酯碱、紫杉醇等。

应用实例：

10-羟基喜树碱自组装水凝胶纳米粒

【处方组成】 10-羟基喜树碱 10 mg，生育酚琥珀酸酯疏水改性普鲁兰多糖衍生物（PUTC）10 mg。

【制法】 取处方量 α-生育酚琥珀酸酯和普鲁兰多糖在 4-二甲氨基吡啶（DMAP）与 1-（3-二甲氨基丙基）-3-乙基碳二亚胺盐酸盐（EDC）的催化下合成的 PUTC 与 10-羟基喜树碱，用透析与超声相结合的方法制备载药纳米粒。

【注解】 10-羟基喜树碱广泛用于胃癌、白血病、肺癌、肝癌、脑癌等的治疗，但其水溶性很差，严重妨碍了在临床的使用效果，而纳米药物载体可以实现疏水药物的传递。PUTC 自组装载药纳米粒对 10-羟基喜树碱具有很好的缓释作用，且载体具有 pH 敏感性，pH 越低时载药纳米粒对药物的释放速率越快。

蟾毒灵聚氰基丙烯酸正丁酯纳米粒

【处方组成】 蟾毒灵 3 mg，α-氰基丙烯酸正丁酯（α-BCA）50 μL，普朗尼克 F68 适量。

【制法】 称取处方量蟾毒灵，溶于含有普朗尼克 F68 的乙醇体系中，缓慢加入 α-BCA 单体，用醇中聚合法制备，即得。

【注解】 蟾毒灵从蟾蜍的耳后腺和皮肤分泌物中提取分离得到，具有较强的抗肿瘤作用。但因其毒性大，口服半衰期短及治疗窗窄等特点而限制了其在临床上的广泛应用。α-BCA 在醇中可以聚合成聚氰基丙烯酸正丁酯（PBCA），进而自发组装形成纳米粒，能避免药物在酸性介质中的降解，可有效地包载中药单体蟾毒灵，也是一种具有良好生物相容性的生物可降解材料。

（二）靶向效应，提高中药抗癌药物的选择性，减少药物不良反应

抗癌药物，包括中药抗癌药物，大部分具有较大的细胞毒性，故肿瘤治疗中面临的最大问题是如何提高药物对肿瘤组织的识别与选择作用，并减少药物在正常组织中的分布，即提高药物递送的肿瘤靶向性。因此研制具有靶向作用的抗癌药物或抗癌药物载体在肿瘤药物治疗的增效减毒中有重要意义。由于肿瘤组织部位中较高通透性的新生毛细血管内皮、不完善的淋巴系统回流及纳米粒较小的尺寸，静脉注射的纳米粒容易透过毛细血管并在肿瘤部位聚集而获得被动靶向效应，即增强渗透和滞留（EPR）效应。已有研究报道了将水不溶性的中药雄黄等制成粒径在 50～80 nm 的纳米粒时，其抗肿瘤效果明显增强，故有望开发成一类高效低毒的新抗癌药物。

除了以上利用肿瘤组织中特殊的血管、淋巴管结构特点实现纳米载体的被动靶向递送，为了更高效地靶向递送药物至肿瘤病变组织，还可以通过改良聚合物化学结构或在聚合物纳米粒中包裹磁性纳米粒子及在聚合物纳米粒的外壳上接枝具有靶向识别功能的基团，实现主动靶向递送。主要包括以下几种聚合物纳米载体。

1. 温度敏感型聚合物纳米载体

通过对聚合物结构的设计，可得到温度敏感型的纳米粒，主要包括两种类型。一类在环境温度低于最低临界溶液温度（lower critical solution temperature，LCST）时呈良好的流动状态，而在高于 LCST 时则发生转相，成为不流动的固态，故可以通过适当提高肿瘤组织温度，使纳米粒转相、固化并栓塞在肿瘤组织的毛细血管内，进而切断肿瘤组织的营养供应达到抑制肿瘤的目的，或者通过纳米粒的栓塞使负载的抗癌药物在肿瘤部位富集。例如，用聚 N-异丙基丙烯酰胺-聚乳酸共聚物可以制备温度敏感型胶束药物载体，具有主动靶向递药特性。另一类温度敏感型聚合物纳米粒则在环境温度升高时结构由紧密变得疏松，药物释放速率明显加快，通常肿瘤组织的温度高于正常组织，从而使这类载药聚合物纳米粒将大部分药物释放于肿瘤组织，有利于提高对肿瘤的疗效，减小对正常组织的毒性。

2. pH 敏感型聚合物纳米载体

利用一些含有对氢离子敏感的基团（如氨基）的聚合物分子，可以制备药物释放速率受体内环境 pH 调节的聚合物纳米粒。这些 pH 敏感的聚合物载体通常在酸性条件下药物释放速率加大，如负载多柔比星的 mPEG-b-PCL 胶束在 pH 5.0 时的释药速率远快于 pH 7.4 时的速率，同样地，用 mPEG-PBLA 胶束负载多柔比星时发现这些胶束在酸性条件下释放速率增大。由于肿瘤组织的 pH 通常比正常组织低，故载体在酸性条件下释药速率增大的特性对肿瘤治疗是有利的。

3. 磁控靶向聚合物纳米载体

聚合物纳米载体在载药的同时包裹磁性纳米粒子，机体给药后在外加磁场作用下可选择性地到达目标位置或组织，实现磁控靶向递送。例如，利用含有聚 N-异丙基丙烯酰胺嵌段的聚合物组装成的胶束包裹磁性纳米粒子，从而制得具有磁性和温敏双重靶向效应的药物载体。将中药砒霜制成明胶包裹的粒径在 80～140 nm 的磁性纳米球，该新型给药系统可通过局部注射或动脉导管途径治疗实体瘤，解决了目前常用剂型注射液不适宜治疗实体瘤的问题。此外，磁性纳米球还具有磁导向功能，有望开发成可磁感应控温加热治疗的纳米递药系统，增强砒霜对肿瘤的杀伤作用并减少其对正

常组织的毒性。

4. 肿瘤靶向配体修饰的聚合物纳米载体

聚合物纳米载体的表面上连接对肿瘤细胞有识别作用的配体，如抗体、抗体片段、叶酸，或对肿瘤组织新生血管内皮细胞具有靶向性的 cRGD 三肽序列，可以实现药物的肿瘤靶向递送。肿瘤细胞分裂增生非常快，故对细胞分裂需要的营养物质叶酸需求旺盛，因此连有叶酸的药物或载体有显著的肿瘤细胞靶向性。例如，Mansouri 等通过接枝叶酸的壳聚糖与 DNA 复合获得的纳米粒子具有针对肿瘤的靶向性。Park 等研究了连接叶酸的 PCL-mPEG 共聚物胶束负载紫杉醇发现，药物针对肿瘤细胞的选择性与细胞毒性大大提高。在聚合物纳米载体上连接肿瘤细胞的靶向配合基，如单克隆抗体能精确地把药物导向肿瘤细胞，被形象地称为"生物导弹"。Steinhauser 等研究了用 PEG 修饰的人血清蛋白连接单克隆抗体赫赛汀（herceptins）作为纳米粒径的药物载体，发现载体特异性靶向于表皮生长因子 2（HER2）过分表达的癌细胞。此外还可以在纳米载体的表面连接维生素 H、功能性糖基、多肽等作为针对肿瘤细胞的靶向配体。Liang 等在聚谷氨酸与聚乳酸的嵌段共聚物（γ-PGA-PLA）上接枝半乳糖酰胺制备了负载紫杉醇的纳米载体，有很好的针对肝癌细胞（Hep G2）靶向性。Nasongkla 等报道了把环三肽序列 cRGD 连接在负载多柔比星的 PEG-PCL 胶束亲水外壳上作为导向肿瘤细胞的靶向基团，靶向机制是恶性实体肿瘤的生血管内皮细胞常过度生成玻连蛋白的受体 $\alpha_v\beta_3$（integrin $\alpha_v\beta_3$），三肽序列 RGD 能有效黏附在 $\alpha_v\beta_3$ 受体上，而肿瘤的新生血管内皮细胞的 $\alpha_v\beta_3$ 受体被带有 RGD 序列的多肽和抗体阻断后将引发细胞程序化凋亡。

在中药中一些能够帮助其他药物到达某一病变部位的药物，被称为引经药，如白芷引诸药治疗头痛。有人猜测是白芷中的成分促使其他中药通过血脑屏障，到达头颅发挥治疗作用。假若将纳米粒表面用白芷中的成分适当修饰，则修饰过的纳米载体有可能输送抗肿瘤药物通过血脑屏障，到达中枢神经系统而起到对脑瘤的治疗效果。

应用实例：

紫杉醇金属聚合物纳米粒

【处方组成】 紫杉醇炔酸盐（PTX-A），钌络合物炔酸盐（Ru-A），聚乙二醇甲基醚（MPEG），三羟甲基丙烷咪唑碳酸酯（TMPIC），4-羟基哌啶-1-羧酸叔丁酯。

【制备】 通过 TMPIC 与 4-羟基哌啶-1-羧酸叔丁酯的酯交换反应合成环状碳酸酯单体（TMCP-Boc）。以 MPEG 为引发剂，单体开环聚合成嵌段共聚物 MPEG-b-PTMCP-Boc，加入三氟乙酸酯脱去 Boc 基团。MPEG-b-PTMCP 共聚物与 Ru-A 和 PTX-A 通过自发的炔-胺 click 反应生成金属聚合物（Poly（Ru/PTX）），向 Poly（Ru/PTX）的四氢叶酸溶液中加水即生成自组装体，最后透析除去有机溶剂即得 Poly（Ru/PTX）纳米粒。

【注解】 该聚合物主链是由 MPEG 和哌啶功能化 PTMCP 组成的可生物降解、生物相容的嵌段共聚物。Ru 络合物和 PTX 都是疏水的，而 MPEG 是高度亲水的，聚合物表现出明显的两亲性特征，这有助于纳米颗粒在水溶液中的自组装，以 MPEG 为外壳，以 Ru 络合物和 PTX 功能化聚碳酸酯为疏水内核。该聚合物纳米颗粒可以用于联合化疗-光动力学治疗，同时最大限度地减少了体内脱靶位点的药物泄漏。

秋水仙碱 PLGA 纳米粒

【处方组成】 秋水仙碱（Col）2 mg，PLGA7525（M_W 15 000）20 mg，1%聚乙烯醇（PVA，M_W 22 000）水溶液 10 mL。

【制备】 精密称取一定量的 Col 和 PLGA7525，用适量丙酮溶解后，在中等强度磁力搅拌和室温条件下，注入 PVA 水溶液中，采用减压旋转蒸发或室温磁力搅拌的办法除去丙酮，即得 Col-PLGA-NP 的胶体溶液。

【注解】 秋水仙碱是从百合科植物丽江山慈菇的球茎中提取得到的一种生物碱，常用于治疗关节疼痛和痛风，研究发现它可抑制某些癌细胞的有丝分裂，使其分裂停止，从而在临床用于治疗乳腺癌、食管癌、胃癌、肺癌等。PLGA 因具有良好的生物降解性及无毒的特点可以合成可生物降解型材料，较天然大分子物质具有更优良的生物相容性和更低的免疫原性，通过改变可降解单体的比例和聚合反应条件可以调节聚合物在体内的降解行为，以提高疗效，降低不良反应。

（三）聚合物纳米粒应用于抗肿瘤中药的展望

中药治疗肿瘤有悠久的历史，我国从中药中先后筛选和研制了系列抗癌药物，如紫杉醇、喜树碱、长春碱、三尖杉酯碱等。然而用传统制剂很难解决许多植物类抗肿瘤药物的水溶性低的问题，此外如何实现抗肿瘤药物的长循环及提高它们对肿瘤部位的靶向选择、减少药物在正常组织的分布，从而提高疗效降低不良反应是摆在中药研究者面前崭新的课题。中药新剂型和新技术的研究是中药现代化的核心内容，也是中药国际化的关键。近年来国内对中药及中药提取物靶向制剂的研究已取得了较大的发展。研究已逐渐由被动靶向朝主动靶向发展，由传统的脂质体、纳米粒向修饰的脂质体、纳米粒及前体药物发展。例如，黄园等报道了以中药草乌抗肝癌有效成分——醚溶性生物碱为原料制备了平均粒径为 153 nm 的肝靶向白蛋白纳米粒。在目前仿制国外新药受到限制，而中国新药研发能力又不可能在近期内获得突破的情况下，加强在肿瘤药物控释制剂、老药改造和"生物导弹"方面的创新研制是一条切合实际、行之有效的重要途径。中药要不断借助现代科技手段（包括药学、材料学、生物学技术等），开展多学科合作，应用新技术，开发中药新剂型，如我国对脂质体的研究就比较成功，在世界上首创了中药脂质体投产上市。由于聚合物纳米粒比脂质体有更稳定的物理性能，价格便宜得多，而且通常毒性更低，作为中药载体将展现更大的应用前景。

近年来对纳米粒的多糖表面修饰得到普遍关注，其主要优点在于它们具有较多的活性基团，通过共价键键合的大分子具有许多独特的物理化学特性，所形成的纳米粒或胶束具有较好的稳定性，而且能产生良好的靶向性等。而许多多糖本身就是对肿瘤具有很好疗效的中药，如香菇多糖、虫草多糖、黄芪多糖、猪苓多糖等就对肝癌等多种肿瘤有较好的疗效。因此，对于中药纳米粒而言，对其进行多糖表面修饰将是一个很有前途的研究方向。

第三节 高分子前药

一、概　述

19 世纪 70 年代，Ringsdorf 首次提出"高分子前药"的概念。高分子前药是指利用化学键将小分子药物同高分子载体材料连接而形成的，在体外无药理活性或活性较低，但在病变组织中化学键能发生环境响应性断裂，进而解离出药物分子以发挥药效和功能的高分子化合物，根据"纳米药物"的定义，其属于"高分子纳米药"一种。之后随着药学、生物材料学及现代医学的发展，高分子前药不断涌现，展现出蓬勃的生命力和广阔的发展前景，键合的药物也从传统的小分子药物扩展至新兴的基因药物、重组多肽、蛋白等，因此高分子前药的研究受到了医药学领域专业人士的关注和重视。

传统的小分子药物制剂由于存在一定的缺陷而限制了其临床应用。例如，大多数药物半衰期短，难以持续维持在有效浓度范围，需频繁给药；对病变细胞靶向性差，易损伤正常组织细胞，不良反应明显；易产生耐药性等。搭载高分子链后形成的高分子前药一定程度上纠正了这些不足。高分子前药与原药相比具有更好的稳定性并能延长的体内循环时间，不易产生耐药性；其缓释控释的特性能够缓解药物初始突释的现象；优化药物在体内的分布，提高药物的靶向选择性和疗效，减少不良反应。高分子前药丰富了药物剂型，开拓了药剂学的新领域，为临床治疗找到了新的突破口。

根据药物在体内的代谢动力学及载体与药物的特性，Ringsdorf 提出了悬挂型高分子前药模型。该模型主要由增溶性基团、靶向基团、药物分子、可断裂连接基团及高分子聚合物主链五部分组成，如图 6-12 所示。其中药物分子为小分子活性基团；增溶基团可以显著改善药物的水溶性或脂溶性，从而提高药物生物利用度；靶向基团主导定向运输药物至特定病灶部位，改善药物的体内分布和细胞摄取；可断裂连接基团暂时将药物分子与高分子链接形成具有一定稳定性的前体药物，进入机体后通过水解、离子交换、酶促反应致使药物分子游离而发挥药效，并且减小了立体空间位阻对酶催化释放药物的限制，控制药物分子从结合物中释放的位点和速度；高分子载体材料本身无药理活性，但能够改变药物分子的粒径尺度，提高药物在血液循环中的稳定性，使小分子药物缓慢释放，避免了血药浓度剧烈变化。此外，正常的血管内皮细胞相互之间紧密排列，高分子结合物难以透过，而病变组织的血管内皮细胞往往排列稀疏，高分子前药易于透过，从而实现了药物的被动靶向作用。根据高分子前药模型，Ringsdorf 认为高分子前药主要是通过细胞内吞作用进入细胞内部，在细胞质内发生小分子药物解离以产生药理作用。高分子药物由于粒径大不能自由穿透细胞，因此在细胞间的穿越需要遵循特定的细胞摄粒机制，通过调整高分子前药聚合物主链的结构和分子量调控细胞摄粒作用，促使药物在具有高细胞摄粒作用的细胞中蓄积，实现药物的被动靶向。Ringsdorf 的模型虽然简易，却很大程度上解释了聚合物-药物偶联物的性质及模型中各组件的相互关系，推进了高分子前药的发展。此后，随着分子生物学和药代动力学的发展，所获取的高分子前药的相关认知不断深入和丰富，高分子载体药物的结构模型设计也不断优化而更加符合具体要求。

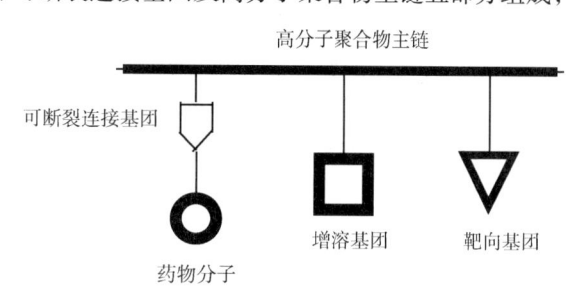

图 6-12 高分子前药 Ringsdorf 模型

二、高分子前药载体材料

根据原药的结构和前药设计的目的，合理选择高分子载体材料是成功合成高分子前药的关键。高分子聚合物作为药物载体时，需要满足下列要求：①具有合适的官能团供与药物共价结合；②具有良好的生物相容性，首选无毒、非免疫原性；③生物可降解性或分子量低于肾排泄限度；④可获得性，载体材料来源广泛，容易获得且便于加工；⑤良好的载药能力和机械性能；⑥在体内表现出较长的停留时间以便运输药物到达靶标部位。高分子载体材料根据来源可分为天然材料和合成材料。

（一）天然高分子载体材料

1. 壳聚糖

壳聚糖与药物偶联后能够改变药动学特征，表现出缓释、长效、增溶、靶向等特性，因此具有开发为药物高分子载体材料的巨大潜力。

2. 葡聚糖

葡聚糖（CPT）又称右旋糖酐，是以葡萄糖分子构成的葡聚糖链，其广泛存在于植物、微生物中，是细胞壁的重要组成部分。葡聚糖是水溶性糖类，是一种具有生物惰性环的大分子化合物，环上有多个活泼羟基，被用来与小分子药物直接或通过连接基团连接，能够以化学改造的方式用作高分子前药的载体材料。葡聚糖与药物偶联后，前药胶束释放药物的速率提高，在具有同等的肿瘤抑制效果的情况下对组织器官不良反应减少，生物相容性改善。

3. 透明质酸

透明质酸（hyaluronic acid，HA）是由 D-葡萄糖醛酸-N-乙酰氨基葡萄糖双糖重复单元所构成的酸性黏多糖，具有良好的生物相容性和可生物降解性。HA 还可与肿瘤细胞表面的 CD44、RHAMM 等受体发生特异性结合，具有肿瘤细胞亲和性和辅助抗肿瘤作用。因此应用 HA 偶联抗肿瘤药物的高分子前药具备明显的抗肿瘤优势。

4. 白蛋白

与合成的聚合物不同，白蛋白实现长循环不仅是因为物质的量较大，其表面的特异性受体能够介导白蛋白从代谢通路中的回收。白蛋白可以通过共价或非共价方式同药物结合。非共价结合的方法是改造药物分子使其含有如碘苯丁酸、脂质、肉豆蔻酸、胆固醇等结合基团。白蛋白作为药物载体的一个缺陷是一个白蛋白只能运输一个药物分子。对于少数对其靶标具有高度亲和力的药物，如利拉鲁肽内的活性成分 GLP-1，低有效载荷能够满足有效治疗药物浓度。但是对于起效浓度较高的药物，白蛋白所负载的药物量则无法达到引发治疗反应所需的药物浓度。而修饰白蛋白以提高药物负荷数量的策略，会导致白蛋白循环效率和血液滞留时间大幅下降。可行的策略是先合成药物共聚物，每个聚合物可以携带多个药物分子，再与白蛋白结合，可以获得药物高负载的缀合物，同时避免了白蛋白的过度修饰，这种药物高负载的荷白蛋白递送载体满足了活性偏低的小分子药物的需要。

5. 多肽

多肽在生物材料和药物中的应用已获得广泛认可，利用基因工程对其进行遗传编码可以控制序列组成和精确分子量，又比合成的聚合物具有更高的生物相容性和生物降解性，因此关于多肽的细胞实验和临床前实验存在广泛报道。其中，弹性蛋白样多肽（ELP）是一种热响应多肽，基于 ELP 的一级结构，在特定热或 pH 条件刺激下可以形成聚集体（水凝胶或胶束），利用该性能，给药后在体外局部施加温度，ELP 响应热刺激而产生相变并向靶部位聚集。丝状多肽是另一种基因工程多肽，但是它在常用的宿主大肠杆菌中的表达水平很低，然而利用其他高表达水平的替代宿主，如酵母、昆虫细胞或转基因植物作为宿主，又会影响蛋白质纯度。因此丝状多肽不像弹性蛋白样多肽那样使用广泛，为了使丝状多肽更适用于药物递送，通常将其与弹性蛋白样多肽结合。经过多年的筛选和优化，最广泛用于与抗癌活性小分子药物结合的肽序列是 GFLG，因为该序列能被癌细胞中高表达的组织蛋白酶 B 降解。

（二）合成高分子载体材料

1. 水溶性高分子载体

（1）PEG：PEG 中的羟基易于与肽、蛋白质或其他药物共价结合，无毒、无免疫原性，具有良好的水溶性和生物相容性，其水化层有保护载体的作用，是运用最广泛的高分子聚合物载体之一。近年来，研究较多的是将 PEG 以酯键或酰胺键的形式共价结合于蛋白质药物分子表面的氨基酸残基上，得到 PEG 修饰的蛋白质。由于 PEG 的存在可以防止肽的抗原表位暴露从而降低免疫原性，同时也避免了网状内皮系统对蛋白质的识别与吞噬作用，因此改善了蛋白质体的循环时间和生物利用度。此外，有研究显示 PEG 修饰难溶性小分子药物的增溶效果显著，且 PGE 分子量大小对前药的载药量和水溶性具有决定性作用，PEG 分子量越小水溶性越大，增溶效果越明显。以不同聚合度的 PEG 为水溶性骨架枝接紫杉醇制备不同结构的紫杉醇前药，与原药相比，即使水溶性最小的 PEG 20 K 系列，其在水中的溶解度也在 125 mg/mL 以上，是紫杉醇原药的 20 000 倍。

PEG 载体材料结合位点少，一条 PEG 链只能连接一个药物分子，需要通过连接氨基酸、有机酸衍生物等小分子合成 PEG 基树枝状大分子和嵌段共聚物以弥补不足。Greenwald 等选用丁二酸酐与 PEG 反应引入较为活泼的羧基，再用 N-羟基琥珀酰亚胺进一步活化生成活性酯，PEG 端基活化后以氨基酸为连接基团进一步修饰。研究表明用酯键和酰胺键连接药物和载体后，前药的水溶性大大提高，体外急性毒性实验也表明其不良反应较紫杉醇原药大幅度减弱。李金亮通过此法，合成了含有两个羧基的官能团化聚乙二醇衍生物（PEG-DA-AA），测定衍生物中负载的紫杉醇含量，最高可达 22%。

（2）聚氨基酸：聚氨基酸分子结构中存在多处活性羧基和氨基，易进行结构修饰，且因此在医药载体材料领域具有广泛的应用。目前较为广泛使用的聚氨基酸材料有聚谷氨酸、聚天冬氨酸、聚赖氨酸等。聚氨基酸通常与药物直接或间接偶联，或与其他载体材料形成两亲性共聚物后再与药物偶联，从而达到靶向、控释目的。目前也有采用缩聚和 α-氨基酸 N-羧基环内酸酐（NCA）开环聚合等方法，制备由多种天然氨基酸组成的两亲性嵌段共聚物，用于负载天然小分子药物，进而获得纳米载药胶束，具有较高的载药量和较好的生物相容性。

（3）聚酰胺-胺：聚酰胺-胺类树枝状大分子（PAMAM）是近年来纳米载体材料中的研究热点之一。相较于其他常用的高分子载体材料，PAMAM 具有分子结构精确、分子量可控、无免疫原性、流体性能良好等特点；PAMAM 分子具有内腔结构，能显著改善所包载药物的溶解度和分散性；分子表面具有大量活性官能团（如—NH$_2$、—COOH 等），易于结构修饰。然而，同时表面带正电的氨基易与带负电荷的细胞膜发生静电相互作用而产生毒性，因此 PAMAM 分子作为高分子载体材料还需要对分子末端活性基团进行相应的修饰，以提高药物安全性。

（4）聚 N-（2-羟丙基）甲基丙烯酰胺：聚 N-（2-羟丙基）甲基丙烯酰胺（HPMA）无毒，易溶于水，生物相容性好。典型的小分子药物的分子量低于 30 kDa，血浆半衰期短，与聚合物结合成高分子前药可增加分子量，延长在血液中的循环时间，因此通常使用分子量在 30 kDa 以上的 HPMA 制备前药。但由于较大分子量的聚合物可能在组织中蓄积，如当其所降解碎片的分子量超过肾排泄限的上限值，则可能因难以排出而产生毒性。

2. 两亲性高分子载体

两亲性嵌段共聚物可以在水溶液中自组装成纳米胶束，具有亲水性的外壳和疏水性的内核，适合携带不同性质的药物，并且增加药物的溶解度和负载量。两亲性高分子所形成的胶束具有与自然界中的脂蛋白和病毒类似的结构，粒径一般在 200 nm 以内。亲水性外壳还具备"隐形"的特点，使胶束不易被网状内皮系统识别和吞噬，可有效阻止蛋白质和细胞的吸附，因而能在血液中长时间循环并保持胶束结构的稳定。另外，对胶束进行结构修饰还可以使胶束表面带上靶向基团从而在体内实现主动靶向作用。目前所用两亲性高分子载体多为人工合成的材料，亲水段通常为 PEG，疏水段多为聚酯、聚氨基酸等。最常用的载药两亲高分子如聚乙二醇-聚乳酸（PEG-b-PLA）或聚乙二醇-聚己内酯（PEG-b-PCL）。

聚苯乙烯-马来酸（SMA）是由苯乙烯和马来酸交替组成的共聚物。SMA 会形成具有疏水性苯乙烯核心和亲水性马来酸外层的胶束，可以实现挂接小分子药物的释药速率可控和载体的表面修饰，因此常被用于组织靶向递药。

丙交酯乙交酯共聚物（PLGA）是 FDA 批准的可生物降解和生物相容的聚合物。PLGA 可以通过连接基团与药物结合形成前药，可以提高原药的体外稳定性，进入体内后随着 PLGA 的生物降解而释放药物。

三、高分子前药的合成

键合不同结构的活性药物分子对高分子聚合物的结构、电荷、聚合度、官能团等有不同的要求，键合偶联前可以对聚合物载体先进行结构修饰；根据病灶部位环境和药物设计需求，前药构建中可以接入不同的靶向基团、连接键。

（一）高分子和药物的键合

1. 直接偶联

将低分子药物连接到高分子载体材上的方法主要有共聚、嵌段和接枝等。药物与高分子之间通常以体内可降解的酯键或酰胺键相连，在合成前药之前对药物分子或者高分子进行羧基化或者酰基化的末端修饰。羧基化的高分子载体容易与多肽和蛋白质药物结合，而羧基化的小分子药物利于接枝到高分子材料上。

2. 间接偶联

大多数高分子聚合物都会因为共轭而引起空间位阻，如多糖链上未被取代的羟基会引起空间位阻，蛋白质大分子也会存在较大的空间位阻，活性药物与高分子偶联时，共价键会受到空间阻碍和分子内张力的影响而不稳定。所以在设计这类载体的前药时，需要在载体和药物之间引入一个连接基团，不仅增加了药物和聚合物骨架之间的物理距离，来降低空间位阻的影响，而且为药物的连接提供了活性基团，增加了前药的稳定性。另外，通过引入酶解、pH、水解及还原敏感的连接基团，借助体液和酶的作用，能够实现药物环境响应型释放。酶解响应的典型例子是肽链和偶氮键。根据药物释放部位的特定酶种类，可以设计相应的氨基酸肽链作为连接基团，而通过调整肽链的长度可以控制药物释放的速度。利用偶氮类化合物广泛存在于人体结肠部位的特性，偶氮键连接基团被应用于结肠靶向的前药设计中，在结肠特有的偶氮还原酶的作用下偶氮键会被还原成氨基。高分子前药通常设计用于细胞内给药，而胞内运输会经历 pH 的变化，从血液中的 pH 7.4 到早期内涵体的 pH 6.0，再下降至晚期内涵体的 pH 5.0。一类 pH 敏感的连接基团就是利用这种梯度 pH 作为药物释放的触发因素。例如，亚胺、腙、缩醛、酸酐和原酸酯，在中性环境中比在酸性环境下有更高的稳定性，而在弱酸性条件下解离释放药物，这一特性常被用于抗肿瘤前药在肿瘤微酸性环境中靶向释药。另一类 pH 敏感的连接基团恰好相反，如乙醇酸，在碱性环境中易水解，而在酸性环境不发生反应，这一特性减少了药物在酸性环境的释放。水解反应敏感的连接基团包含酰胺键、胺键或酯键，受体内酶或 pH 的影响而解离，实现功能性释药。含有二硫键的连接基团具有还原反应敏感的特点，进入细胞后容易在胞液中被还原裂解而释放药物。抗肿瘤高分子前药中，二硫键作为氧化还原响应递药系统的理想触发器，被谷胱甘肽还原时药物从缀合物中释放出来。

（二）功能性基团的引入

聚合物的物理化学性质如溶解度和电荷，可以通过在聚合物上连接非活性基团，如增溶性基团等，来进行改变。靶向基团作为常见的靶向配体用于帮助药物选择性地递送至目标部位，使高分子药物具有良好的生物相容性，有利于维持靶部位的有效药物浓度，减少给药频率和不良反应，同时不破坏药物的活性和作用。例如，神经节苷脂作为一种选择性结合微生物的受体，可以被用作抗菌药物递送载体的靶向基团，有助于将抗菌药物导向细菌富集的炎症感染部位。能用作抗肿瘤药物的靶向基团较为广泛，包括叶酸、抗体、透明质酸、多不饱和脂肪酸与肽等。

叶酸属于维生素 B 族，参与生物合成核苷酸碱基，因此对新细胞的形成十分重要。细胞膜表面存在两种叶酸受体，它们在正常组织中表达较低，主要存在于各种上皮细胞表面，在几种肿瘤特别是在卵巢癌和子宫内膜癌中过度表达。研究中用放射性标记叶酸，结果发现与肿瘤细胞结合的叶酸比正常上皮细胞或成纤维细胞多出 20 倍。因此，叶酸被广泛用作肿瘤靶向配体。叶酸与高分子前药的结合可以说是相得益彰，因为叶酸受体在肾脏的上皮细胞中也有表达，虽然肾脏中的表达量远不及肿瘤细胞，但是任何对肾脏的损害都会导致副作用，然而当叶酸连接到大分子载体上充当靶向配体时，大分子不能到达肾脏中叶酸受体表达的区域，避免了低分子量的叶酸-药物结合物可能产生的肾毒性。

凭借一些特殊抗原在癌细胞表面过度表达的特点，通过使用对应的单克隆抗体选择性标记肿瘤细胞，可以区分恶性肿瘤组织与正常组织。因此单克隆抗体可用作肿瘤靶向递送药物载体的靶头，抗体与癌细胞上的抗原结合后，递药载体在受体介导的内吞作用下进入肿瘤细胞，随后释放出抗肿瘤药物。

肿瘤细胞倾向于摄取多不饱和脂肪酸，将其当作生化前体和能量来源。此外，多不饱和脂肪酸容易与细胞的脂质双分子层相融合，会导致膜结构和流动性的破坏，进而影响肿瘤细胞的化学敏感性，这也是多不饱和脂肪酸修饰高分子前药用于肿瘤靶向药物递送的一个优势。

基于肽的肿瘤相关受体靶向是肿瘤特异性药物递送的有效方式之一，因为通过筛选组合化学肽库可以发现一些与肿瘤有高度亲和力的肽序列。肽通常同时具有多种生理特性，如胃肠道肽具有类激素、神经递质和生长因子的作用。这些肽或者其截短类似物通常能靶向多个受体，具有良好的肿瘤识别特性，可以作为肿瘤靶向分子与高分子载体结合使用。例如，生长抑素是一种激素神经肽，有两种活性形式 SST-14 和 SST-28，生长抑素膜受体在肿瘤细胞中表达水平明显升高，并且与生长抑素具有很好的亲和力，因而生长抑素及其合成的类似物是抗肿瘤药递送系统中靶向基团的良好选择。醌氧化还原酶在癌细中过表达，因此通过在氟尿嘧啶前药末端接入醌氧化还原酶响应性触发基团，可以增加癌细胞中在醌氧化还原酶的还原活化下特异性释放的药物量。与游离的氟尿嘧啶相比，该前药具有更高的抗肿瘤活性和体内安全性。

四、高分子前药的应用

活性药物制备成高分子前药的优势通常包括增加疏水性药物的溶解度；通过延迟释放维持药物治疗水平；增加药物吸收与优化排泄和分布；提高药物靶向性；改善药代动力学特征；减少给药频率和避免副作用；通过调节油水分配系数等增加药物渗透性。因此，高分子前药被广泛用于药物设计中，当前的主要应用包括以下几方面。

（一）延长药物作用持续时间

药物血浆浓度是决定治疗靶点部位中药物含量的重要因素。一般来说，缓慢的肾脏清除或代谢抑制有助于药物到达远程靶点，虽然也可能导致毒性增加。许多常规使用的药物都是膜渗透性的，因为它们的作用位点通常在细胞内，但此类药物表现出快速的血浆清除率。通过将药物连接到聚合物上，可以获得更高的流体动力学体积，从而减缓肾排泄并延长血液循环时间。

（二）控制药物释放

大分子前药用作靶向药物递送系统（例如溶酶体或肿瘤药物递送）时，药物从大分子与药物的结合物中的释放十分重要。通过选择药物和聚合物载体之间特定的连接基团，大分子前药借助酶促或水解切割可实现智能化药物释放。我们已经知道大分子前药是通过内吞作用被摄取，大分子前药就会暴露于酸性 pH 的溶酶体下。同样在肿瘤组织或肿瘤微环境的 pH 与健康组织相比也呈现微酸性。利用这些部位酸性 pH 的特殊性，可以设计 pH 敏感的可断裂连接基团而实现响应释药。

将酶响应的可断裂连接基团引入到高分子前药的结构中，当前药进入溶酶体后，溶酶体水解酶会促使连接基团降解，从而使药物在细胞内释放。该类水解酶在肿瘤组织中常常过表达。而几种溶酶体蛋白酶，如组织蛋白酶 B、D 和金属蛋白酶，在肿瘤生长和转移的形成中起着非常重要的作用。利用这些酶的存在，可以实现选择性释药并破坏肿瘤细胞。

（三）靶向治疗肿瘤

常规的抗肿瘤药物通常存在以下缺陷：在体内呈现较大的肾清除率，作用持续时间短；缺乏细胞特异性，导致药物分布到正常细胞内而产生药物不良反应；水溶性差而阻碍了药物分布，从而增加了被巨噬细胞捕捉的机会；膜渗透性差，只有小部分药物可以进入癌细胞并与核 DNA 相互作用，限制药物疗效；存在全身系统性毒性，包括对肾脏、肝脏、骨髓、心脏等器官的毒性，降低患者的依从性；由于耐药性，影响长期治疗的有效性。这些缺陷限制了抗癌药物的临床治疗。通过将这些小分子抗肿瘤药物与高分子聚合物结合形成前药，可以改善抗肿瘤药物的溶解度和生物利用度，并且避免药物与正常细胞的相互作用，延长了药物的在体循环时间。高分子前药通常不能穿透正常的内皮细胞，从而避免了将药物递送至非靶向组织和器官；然而肿瘤组织的不完整的新生血管内皮细胞渗透性较大，便于血液中循环的高分子前药能够进入肿瘤组织，同时肿瘤部位低淋巴回流速率的特点延长了药物在肿瘤组织的停留时间，这种现象被称为 EPR 效应。因此高分子前药容易聚集在肿瘤部位，使其成为了肿瘤靶向递药的有力工具（图 6-13）。另外，特异性配体修饰改善了高分子前药进入细胞的速率，进一步提高了药物递送的靶向性。因此，将高分子前药应用于肿瘤治疗中，药物能够特异性地输送到肿瘤部位，药物毒性和副作用减少，而抗肿瘤疗效果得到改善。常用的化疗药物如紫杉醇、喜树碱、多柔比星和氟尿嘧啶，都被用来与高分子载体材料结合，设计成抗肿瘤前药。

用可被组织蛋白酶 B 降解的四肽（cathepsin B-cleavable tetrapeptide Gly-Phe-Leu-Gly）修饰聚酰胺-胺树枝状高分子（PAMAM），再与紫杉醇（PTX）结合，合成 PTX 前药（PTX prodrug conjugate，PGD）。在组织蛋白酶 B 高表达的乳腺癌小鼠模型中，PGD 表现出了优良的抗肿瘤活性。连续给药 2~3 周，PGD 治疗组的荷瘤小鼠肿瘤体积比游离原药组减小 34%~48%，前药的抗肿瘤活性显著提高。在酸性环境（pH 5.0）和膜不对称的条件下，前药的细胞渗透性增加，但随着 PTX 负载比的增加，渗透作用减弱。以 N-乙酰半胱氨酸（NAC）修饰透明质酸-紫杉醇结合物（NAC-HA-PTX），设计的 NAC-HA-PTX 高分子前药，附着于 NAC-HA-PTX 纳米颗粒的黏蛋白量是 HA-PTX 微粒的 1.98 倍，提示其可通过增强黏膜生物黏附能力而改善 PTX 的口服生物利用度。将 PTX 与 HA 及多肽（tLyP-1）链接，制备新型 tLyP-1-HA-PTX 聚合物，提高了药物的水溶性，可同时靶向 CD44 受体与 NRP1 受体高表达的肿瘤细胞。

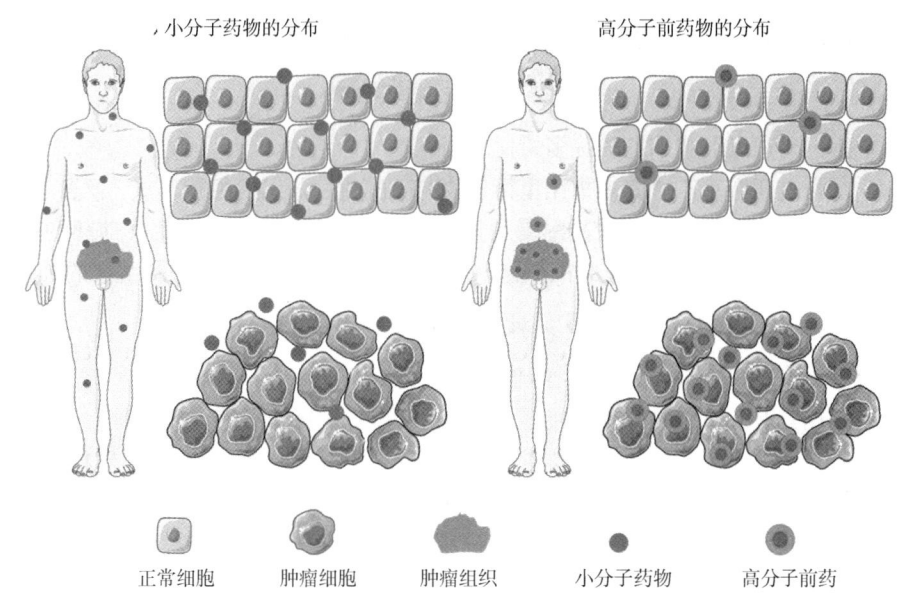

图 6-13　小分子药物不仅分布在肿瘤组织中，而且广泛分布在所有健康组织中，导致不良反应（左）；高分子前药通过 EPR 效应优先积累在肿瘤内，使健康组织免于毒性（右）

使用亲水性的单分散 PEG 作为连接基团，一端接叶酸靶向配体，一端通过可裂解的二硫化碳酸酯连接喜树碱（CPT）分子；叶酸受体高表达的人宫颈癌 KB 细胞对该药物共聚体的摄取增多，细胞毒性增强。选择可生物降解的聚磷酸酯和喜树碱合成含有二硫键的还原响应两亲性聚合物前药（PCPTSP-co-PEEP），借助还原反应特性，在肿瘤细胞有效释放药物以抑制其增殖，聚合物前药的体内肿瘤抑制率是相同浓度游离药物的 2 倍。基于二嵌段共聚物的多柔比星前药，含 PEG 的嵌段作为亲水壳，含 DOX 的嵌段作为疏水核，引入了酸敏感性亚胺键，可在 pH 引发下快速释放 DOX，相比游离药物，该前药抗肿瘤作用更强。

随着抗肿瘤研究的不断深入，化疗常常与其他新兴的治疗手段联合，如基因疗法和化疗结合治疗可以增强单一治疗手段的疗效。实现基因和药物共递送的常规策略是将核酸和药物分子分别以静电缩合和疏水性包封的方式包载进纳米载体，然而这种策略存在血液循环期间药物过早泄漏的问题，从而引起非靶点释药的副作用。将药物合成高分子前药后再与核酸静电缩合，形成一个前药递送系统是克服以上缺陷的优良途径。例如，利用半乳糖基化壳聚糖（GC）和 5-氟尿嘧啶乙酸（FUA）制备高分子前药壳聚糖-5-氟尿嘧（GC-FU），再与肝脏特异性 miRNA-122 静电结合组成大分子前药/基因共同递送系统。该给药系统能显著诱导 HepG2 肝癌细胞凋亡，抑制肝癌细胞的增殖、分化、迁移和侵袭，并下调 Bcl-2 和 ADAM17 在 HepG2 细胞中的表达，相比原药氟尿嘧啶，其显示出更低的毒性、更好的生物相容性和抗肿瘤作用。

（四）应用实例

喜树碱衍生物-羧甲基葡聚糖聚合物前药地莫替康

【处方组成】　10-（3-氨基-丙氧基）7-乙基-（20S）-喜树碱（T-2513）、羧甲基葡聚糖。

【制法】　T-2513 与羧甲基葡聚糖通过甘氨酰基链连接形成。

【注解】　地莫替康能够渗透进入肿瘤组织并在肿瘤部位蓄积，在肿瘤组织中高表达的组织蛋白酶 B 的作用下，连接键断裂释放出原药喜树碱衍生物 T-2513，T-2513 的代谢产物为多种喜树碱类似物且具有抑制肿瘤细胞增殖的作用，地莫替康耐受性良好，相比于原药，溶解度和肿瘤靶向性改善，抗肿瘤活性增强，延长了药物半衰期，降低了不良反应。

白蛋白-多柔比星缀合物

【处方组成】 马来酰亚胺苯乙酰腙多柔比星衍生物、白蛋白。

【制法】 马来酰亚胺苯乙酰腙多柔比星衍生物与硫醇化白蛋白偶相连而成。

【注解】 与原药相比，前药的最高耐受剂量至少是游离多柔比星的两倍，前药的肿瘤渗透性增强，在肿瘤酸性环境响应性释放出多柔比星，提高了抗肿瘤效果，抑制了肺组织的肿瘤转移。

聚乙二醇-多柔比星前药（PEG-DOX）

【处方组成】 PEG 80%（w/w），多柔比星 20%（w/w）。

【制法】 采用具有酸敏感的腙键连接多柔比星和 PEG，缀合得到两亲性前药。

【注解】 PEG 和多柔比星通过 pH 响应性腙键连接，自组装形成稳定的纳米粒，载药量高、分散性好，在肿瘤酸性环境下腙键断裂释放出多柔比星原药。PEG-DOX 显著增加了两种多药耐药细胞系（MCF-7/ADR 和 KBv200）中 DOX 的细胞摄取量，改善了 DOX 的血浆药动学，增加对多药耐药肿瘤的治疗效果。

多柔比星-聚 N-（2-羟丙基）甲基丙烯酰胺缀合物

【处方组成】 HPMA 96.1 mol%，多柔比星 3.9 mol%。

【制法】 多柔比星通过四肽基 Gly-Phe-Leu-Gly 连接到 HPMA 共聚物上组成。

【注解】 多柔比星和 HPMA 之间的连接键可以在肿瘤细胞内溶酶体组织蛋白酶作用下断裂，实现多柔比星的细胞内释放。相比于原药，耐受剂量增高，药物不良反应降低，肿瘤组织分布选择性好，抗肿瘤活性明显增强。

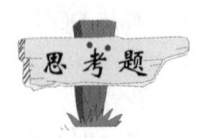

思考题

1. 什么是水凝胶、聚合物纳米载体和高分子前药？有何特征和性质？
2. 环境敏感型水凝胶有哪几种？请举例。
3. 简述低温收缩型热敏凝胶和高温收缩型热敏凝胶的胶凝机制及其区别。
4. 水凝胶型药物制剂除了可应用于口服、直肠、眼部、表皮和皮下给药之外还能用于什么途径给药？请举例。
5. 简述聚合物纳米载体的分类及其功能或作用。
6. 简述合成功能性高分子的方法，并举例。
7. 简述水凝胶、聚合物纳米载体和高分子前药的发展对制药的意义。

参 考 文 献

陈建海. 2002. 药用高分子材料与现代药剂[M]. 北京：科学出版社.
方亮. 2015. 药用高分子材料学[M]. 北京：中国医药科技出版社.
郭圣荣. 2004. 医药用生物降解性高分子材料学[M]. 北京：化学工业版社.
郭圣荣. 2009. 药用高分子材料学[M]. 北京：人民卫生出版社.
刘文. 2017. 药用高分子材料学[M]. 北京：中国中医药出版社.
谈华平. 2017. 医用可降解水凝胶材料[M]. 北京：科学出版社.
Aderibigbe B A. 2015. Polymeric Prodrugs Containing Metal-Based Anticancer Drugs[J]. J Inorg Organomet Polym Mater, 25（3）：339-353.
Dong Y, Du P, Pei M, et al. 2019. Design, postpolymerization conjugation and self-assembly of a di-block

copolymer-based prodrug for tumor intracellular acid-triggered DOX release[J]. J Mater Chem B, 7 (37): 5640-5647.

Etrych T, Kovar L, Strohalm J, et al. 2011. Biodegradable star HPMA polymer-drug conjugates: Biodegradability, distribution and anti-tumor efficacy[J]. J Control Release, 154 (3): 241-248.

Fang J, Nakamura H, Maeda H. 2011. The EPR effect: Unique features of tumor blood vessels for drug delivery, factors involved, and limitations and augmentation of the effect[J]. Adv Drug Deliv Rev, 63 (3): 136-151.

Greenwald R B. 2001. PEG drugs: an overview[J]. J Control Release, 74 (1-3): 159-171.

He X, Lin M, Lu T, et al. 2015. Molecular analysis of interactions between a PAMAM dendrimer-paclitaxel conjugate and a biomembrane[J]. Phys Chem Chem Phys, 17 (44): 29507-29517.

Henne W A, Kularatne S A, Hakenjos J, et al. 2013. Synthesis and activity of a folate targeted monodisperse PEG camptothecin conjugate[J]. Bioorg Med Chem Lett, 23 (21): 5810-5813.

Jin H, Sun M, Shi L, et al. 2018. Reduction-responsive amphiphilic polymeric prodrugs of camptothecin-polyphosphoester for cancer chemotherapy[J]. Biomater Sci, 6 (6): 1403-1413.

Jin X, Asghar S, Zhang M, et al. 2018. N-acetylcysteine modified hyaluronic acid-paclitaxel conjugate for efficient oral chemotherapy through mucosal bioadhesion ability[J]. Colloids Surf B Biointerfaces, 172: 655-664.

Kopecek J, Kopeckova P. 2010. HPMA copolymers: origins, early developments, present, and future[J]. Adv Drug Deliv Rev, 62 (2): 122-149.

Mao X, Si J, Huang Q, et al. 2016. Self-Assembling Doxorubicin Prodrug Forming Nanoparticles and Effectively Reversing Drug Resistance In Vitro and In Vivo[J]. Adv Healthc Mater, 5 (19): 2517-2527.

Ning Q, Liu Y, Ye P, et al. 2019. Delivery of Liver-Specific miRNA-122 Using a Targeted Macromolecular Prodrug toward Synergistic Therapy for Hepatocellular Carcinoma[J]. ACS Appl Mater Interfaces, 11 (11): 10578-10588.

Satsangi A, Roy S S, Satsangi R K, et al. 2014. Design of a paclitaxel prodrug conjugate for active targeting of an enzyme upregulated in breast cancer cells[J]. Mol Pharm, 11 (6): 1906-1918.

Seymour L W, Ferry D R, Kerr D J, et al. 2009. Phase II studies of polymer-doxorubicin (PK1, FCE28068) in the treatment of breast, lung and colorectal cancer[J]. Int J Oncol, 34 (6): 1629-1636.

Sockolosky J T, Szoka F C. 2015. The neonatal Fc receptor, FcRn, as a target for drug delivery and therapy[J]. Adv Drug Deliv Rev, 91: 109-124.

Takakura Y, Mahato R I, Hashida M. 1998. Extravasation of macromolecules[J]. Adv Drug Deliv Rev, 34 (1): 93-108.

Tam Y T, Gao J, Kwon G S. 2016. Oligo (lactic acid) n-Paclitaxel Prodrugs for Poly (ethylene glycol)-block-poly (lactic acid) Micelles: Loading, Release, and Backbiting Conversion for Anticancer Activity[J]. J Am Chem Soc, 138 (28): 8674-8677.

Tam Y T, Shin D H, Chen K E, et al. 2019. Poly (ethylene glycol)-block-poly (d, l-lactic acid) micelles containing oligo (lactic acid) 8-paclitaxel prodrug: *In vivo* conversion and antitumor efficacy[J]. J Control Release, 298: 186-193.

Ulbrich K, Subr V. 2010. Structural and chemical aspects of HPMA copolymers as drug carriers[J]. Adv Drug Deliv Rev, 62 (2): 150-166.

Veltkamp S A, Witteveen E O, Capriati A, et al. 2008. Clinical and Pharmacologic Study of the Novel Prodrug Delimotecan (MEN 4901/T-0128) in Patients with Solid Tumors[J]. Clin Cancer Res, 14 (22): 7535-7544.

Wang W, Li M, Zhang Z, et al. 2017. Design, synthesis and evaluation of multi-functional tLyP-1-hyaluronic acid-paclitaxel conjugate endowed with broad anticancer scope[J]. Carbohydr Polym, 156: 97-107.

Yang J, Zhang R, Pan H, et al. 2017. Backbone Degradable N-(2-Hydroxypropyl) methacrylamide Copolymer Conjugates with Gemcitabine and Paclitaxel: Impact of Molecular Weight on Activity toward Human Ovarian Carcinoma Xenografts[J]. Mol Pharm, 14 (5): 1384-1394.

Zhang X, Li X, Li Z, et al. 2018. An NAD(P)H: Quinone Oxidoreductase 1 Responsive and Self-Immolative Prodrug of 5-Fluorouracil for Safe and Effective Cancer Therapy[J]. Org Lett, 20 (12): 3635-3638.

辅料中文索引

A

阿拉伯半乳聚糖　114

阿拉伯胶　110

阿司帕坦　136

氨基酸共聚物　194

B

白蛋白　114，224

白凡士林　70

白矾　63

白蜂蜡　70

白酒　56

白蜜　58

白糖　61

白陶土　92

L-半胱氨酸盐酸盐（盐酸半胱氨酸）　118

倍他环糊精　109

苯甲醇　130

冰糖　64

丙二醇　131

丙烯酸乙酯-甲基丙烯酸甲酯共聚物水分散体　148

丙烯酸酯压敏胶　177

薄荷脑　76

C

虫白蜡　71

醋酸羟丙甲纤维素琥珀酸酯　105

醋酸纤维素　95

D

大豆油　74

丹　62

胆固醇　72

低取代羟丙（基）纤维素　103

淀粉　105

淀粉水解寡糖　107

多肽　224

E

二甲硅油　169

二氧化硅　93

F

芳香族-脂肪族共聚酸酐　189

粉状纤维素　95

蜂蜡　60，63，68

蜂蜜　55，58，61，68

G

甘氨酸　123

甘露醇　78

甘油　75

共聚维酮　155

L-谷胱甘肽　123

硅化微晶纤维素　102

硅橡胶　171

硅橡胶压敏胶　178

硅藻土　66

果胶　113，209

H

海藻酸　112
海藻酸钠　113，209
红糖　61
糊精　108
黄凡士林　69
黄酒　57
黄原胶　112
活性端基聚酸酐　189
火硝　63

J

甲基纤维素　99
甲壳素　111
甲硫氨酸　119
假性聚氨基酸　194
交联聚丙烯酸钠　140
交联聚酸酐　189
交联聚维酮　154
交联羧甲（基）纤维素钠　99
胶原　116
精氨酸　121
酒类　54，56，57，64
枸橼酸（柠檬酸）　82
聚 N-（2-羟丙基）甲基丙烯酰胺　225
聚 α-氰基丙烯酸烷基酯类　190
聚氨基酸　225
聚氨基酸-聚醚嵌段共聚物　195
聚氨基酸-聚酯共聚物　196
聚氨基酸-壳聚糖共聚物　195
聚氨基酸-药物偶联物　196
聚丙烯酸、聚丙烯酸钠　139
聚丙烯酸树脂　142
γ-聚谷氨酸　192
聚丙烯酸水凝胶　141
聚己内酯　187
聚甲丙烯酸铵酯　147

ε-聚赖氨酸　191
聚羟基烷酸酯　186
聚乳酸　183
聚乳酸-乙醇酸共聚物　184
聚酸酐类　188
聚天冬氨酸　193
聚维酮　153
聚酰胺-胺　225
聚氧乙烯　161
聚氧乙烯蓖麻油衍生物　163
聚乙醇酸　185
聚乙二醇　157，224
聚乙烯醇　149
聚乙烯醇醋酸酞酸酯　151
聚异丁烯压敏胶　178
均聚氨基酸　191

K

卡波姆　146，210
壳聚糖　111，223
可可脂　86
可溶性淀粉　106

L

L-赖氨酸（盐酸赖氨酸）　120
离子交换树脂　173
亮氨酸　121
磷酸淀粉钠　108
卵磷脂　73
驴皮　64
氯化钾　137
氯酸盐　66

M

麻油　62
米醋　56，58
米糊　60
棉线　67
面糊　59，65，68

pH 敏感水凝胶　202
明矾　64
明胶　117
木粉　66
木糖醇　79
木屑　66

N

糯米粉　66

P

硼砂　86
硼酸　137
泊洛沙姆　165，210
葡聚糖　224

Q

铅粉　62
羟丙基倍他环糊精　109
羟丙基淀粉空心胶囊　107
羟丙（基）甲（基）纤维素邻苯二甲酸酯　103
羟丙（基）纤维素　101，208
羟丙甲纤维素　97，208
羟乙（基）纤维素　102，208
清酒　56
琼脂　87

R

热熔压敏胶　180
乳酸　83
乳糖　91

S

三氯叔丁醇　134
三乙醇胺　129
桑皮纸　68
色氨酸　122
色素　66
山梨酸　84
神曲末糊　59

十二烷基硫酸钠　133
石蜡　72
水　53，55，57
水凝胶　198
水凝胶型压敏胶　180
水银　63
丝线　67
松香　125
塑料　27
羧甲（基）淀粉钠　107
羧甲（基）纤维素钙　104
羧甲（基）纤维素钠　98

T

桃胶　66
天然橡胶　124
甜菊糖苷　80
透明质酸　224

W

微晶纤维素　94
温度敏感（热敏）水凝胶　201
无水碳酸钠　132

X

西黄蓍胶　88
纤维　27
纤维醋法酯　96
香草醛　81
香料　66
橡胶　27
硝酸钾　65
硝酸钠　65
L-缬氨酸（缬氨酸）　120
雄黄　63

Y

压敏胶　176
烟丝　65
烟用纸　68

羊毛脂　88
氧化锌　126
药汁　58
依地酸二钠　135
饴糖　62
乙基纤维素　100
乙基纤维素水分散体　101
乙基纤维素水分散体（B型）　102
异亮氨酸　122

油类　64，68
玉米朊　115
预胶化淀粉　106
预胶化羟丙基淀粉　106

Z

蔗糖　61，65，89
脂肪族聚酸酐　189
朱砂　63